高 等 医 药 院 校 教 材

中 医 伤 科 学

（供中医专业用）

主　　编　岑泽波
副 主 编　吴诚德
编　　委　张安桢
　　　　　诸方受
　　　　　阙再忠
助　　编　彭汉士

U0251321

上 海 科 学 技 术 出 版 社

图书在版编目（CIP）数据

中医伤科学／岑泽波主编. —上海：上海科学技术出版
社,1985.12（2023.2重印）
　高等医药院校教材. 供中医专业用
　ISBN 978 - 7 - 5323 - 0313 - 7

　Ⅰ. ①中… 　Ⅱ. ①岑… 　Ⅲ. ①中医伤科学一中医
学院一教材 　Ⅳ. ①R274

中国版本图书馆 CIP 数据核字（2012）第 040611 号

中医伤科学

　主编　岑泽波

上海世纪出版（集团）有限公司
上 海 科 学 技 术 出 版 社　出版、发行
（上海市闵行区号景路 159 弄 A 座 9F - 10F）
邮政编码 201101　　www.sstp.cn
常熟市华顺印刷有限公司印刷
开本 787×1092　1/16　印张 16.5
字数 402 000
1985 年 12 月第 1 版　2023 年 2 月第 37 次印刷
ISBN 978 - 7 - 5323 - 0313 - 7/R·87（K）
定价：38.00 元

前　　言

由国家组织编写并审定的高等中医院校教材从初版迄今已历二十余年。其间曾进行了几次修改再版,对系统整理中医药理论、稳定教学秩序和提高中医教学质量起到了很好的作用。但随着中医药学的不断发展,原有教材已不能满足并适应当前教学、临床、科研工作的需要。

为了提高教材质量,促进高等中医药教育事业的发展,卫生部于一九八二年十月在南京召开了全国高等中医院校中医药教材编审会议。首次成立了全国高等中医药教材编审委员会,组成32门学科教材编审小组。根据新修订的中医、中药、针灸各专业的教学计划修订了各科教学大纲。各学科编审小组根据新的教学大纲要求,认真地进行了新教材的编写。在各门教材的编写过程中,贯彻了一九八二年四月卫生部在衡阳召开的"全国中医医院和高等中医教育工作会议"的精神,汲取了前几版教材的长处,综合了各地中医院校教学人员的意见;力求使这套新教材保持中医理论的科学性、系统性和完整性;坚持理论联系实际的原则;正确处理继承和发扬的关系;在教材内容的深、广度方面,都从本课程的性质、任务出发,注意符合教学的实际需要和具有与本门学科发展相适应的科学水平;对本学科的基础理论、基本知识和基本技能进行了较全面的阐述;同时又尽量减少了各学科间教材内容不必要的重复和某些脱节。通过全体编写人员的努力和全国中医院校的支持,新教材已陆续编写完毕。

本套教材计有医古文、中国医学史、中医基础理论、中医诊断学、中药学、方剂学、内经讲义、伤寒论讲义、金匮要略讲义、温病学、中医各家学说、中医内科学、中医外科学、中医儿科学、中医妇科学、中医眼科学、中医耳鼻喉科学、中医伤科学、针灸学、经络学、腧穴学、刺灸学、针灸治疗学、针灸医籍选、各家针灸学说、推拿学、药用植物学、中药鉴定学、中药炮制学、中药药剂学、中药化学、中药药理学等三十二门。其中除少数教材是初次编写者外,多数是在原教材,特别是在二版教材的基础上充实、修改而编写成的。所以这套新教材也包含着前几版教材编写者的劳动成果在内。

教材是培养社会主义专门人才和传授知识的重要工具,教材质量的高低直接影响到人才的培养。要提高教材的质量,必须不断地予以锤炼和修改。本套教材不可避免地还存在着一些不足之处,因而殷切地希望各地中医药教学人员和广大读者在使用中进行检验并提出宝贵意见,为进一步修订作准备,使之成为科学性更强、教学效果更好的高等中医药教学用书,以期更好地适应我国社会主义四化建设和中医事业发展的需要。

全国高等中医药教材编审委员会

一九八三年十二月

编 写 说 明

  中医伤科学是运用祖国医学研究防治皮肉筋骨、脏腑经络损伤疾患的一门学科。本教材根据中央卫生部一九八二年南京会议所定的教学大纲进行编写。

  全书共计八章。概述中医伤科发展简史、损伤的分类和病因病机、辨证、治法;并讲解骨折、脱位、伤筋、损伤内证等,基本上概括了中医伤科学的专业范围。

  本书编定分工:伤科学发展简史、骨折(其中躯干骨折由福建中医学院张安桢执笔)由广州中医学院岑泽波、彭汉士执笔;损伤的分类和病因病机、辨证、治法由上海中医学院吴诚德执笔;脱位由张安桢执笔;伤筋由南京中医学院诸方受执笔;损伤内证由成都中医学院阚再忠执笔。书末"附方索引"由彭汉士汇编。本书编写时,先后邀请了黑龙江、长春、浙江、贵阳、陕西、云南等中医学院和《中国医学百科全书·中医骨伤科》分卷编委会全体委员参加审稿,中医研究院骨伤科研究所尚天裕名誉所长参加定稿会议,提供了不少宝贵意见,并由全国高等医药院校中医专业教材编委会副主任委员邓铁涛教授负责最后审阅,谨在此表示谢意。

  本书系试用教材,望各院校在使用过程中不断总结经验,提出宝贵意见,以便进一步修订提高。

目 录

1 伤科学发展简史 ………………………… 1
2 损伤的分类和病因病机 ………………… 8
　2·1 损伤的分类 ………………………… 8
　2·2 损伤的病因 ………………………… 9
　2·3 损伤的病机 ……………………… 11
3 辨证 …………………………………… 19
　3·1 望诊 ……………………………… 19
　3·2 问诊 ……………………………… 22
　3·3 闻诊 ……………………………… 23
　3·4 切诊 ……………………………… 24
4 治法 …………………………………… 30
　4·1 内治法 …………………………… 30
　4·2 外治法 …………………………… 32
　　［附］ 全身各部练功姿式举例 ……… 46
5 骨折 …………………………………… 58
　5·1 骨折概论 ………………………… 58
　　5·1·1 病因病理 …………………… 58
　　5·1·2 分类 ………………………… 60
　　5·1·3 诊断要点 …………………… 61
　　5·1·4 骨折的并发症 ……………… 62
　　5·1·5 骨折的愈合过程 …………… 65
　　5·1·6 骨折的临床愈合标准和骨性愈合标准 … 66
　　5·1·7 影响骨折愈合的因素 ……… 67
　　5·1·8 骨折的急救 ………………… 68
　　5·1·9 骨折的治疗 ………………… 69
　　5·1·10 骨折畸形愈合、迟缓愈合、不愈合
　　　　　 的处理原则 ………………… 83
　　　［附］ 全身主要骨胳古今名称对照表 … 84
　5·2 上肢骨折 ………………………… 85
　　5·2·1 锁骨骨折 …………………… 85
　　5·2·2 肱骨外科颈骨折 …………… 87
　　5·2·3 肱骨干骨折 ………………… 90
　　5·2·4 肱骨髁上骨折 ……………… 92
　　5·2·5 肱骨外髁骨折 ……………… 95
　　5·2·6 肱骨内上髁骨折 …………… 97
　　5·2·7 尺骨鹰嘴骨折 ……………… 99
　　5·2·8 桡骨头骨折 ………………… 99
　　5·2·9 尺骨上1/3骨折合并桡骨头脱位 … 100
　　5·2·10 桡、尺骨干双骨折 ………… 102

　　5·2·11 桡、尺骨干单骨折 ………… 105
　　5·2·12 桡骨下1/3骨折合并下桡尺关节脱位 … 106
　　5·2·13 桡骨下端骨折 …………… 108
　　5·2·14 腕舟骨骨折 ……………… 110
　　5·2·15 掌骨骨折 ………………… 111
　　5·2·16 指骨骨折 ………………… 113
　5·3 下肢骨折 ………………………… 114
　　5·3·1 股骨颈骨折 ………………… 114
　　5·3·2 股骨转子间骨折 …………… 118
　　5·3·3 股骨干骨折 ………………… 119
　　5·3·4 股骨髁上骨折 ……………… 123
　　5·3·5 股骨髁间骨折 ……………… 124
　　5·3·6 髌骨骨折 …………………… 124
　　5·3·7 胫骨髁骨折 ………………… 125
　　5·3·8 胫腓骨干骨折 ……………… 126
　　5·3·9 踝部骨折脱位 ……………… 129
　　5·3·10 距骨骨折 ………………… 133
　　5·3·11 跟骨骨折 ………………… 135
　　5·3·12 距骨骨折 ………………… 136
　　5·3·13 趾骨骨折 ………………… 138
　5·4 躯干骨折 ………………………… 138
　　5·4·1 胸骨骨折 …………………… 138
　　5·4·2 肋骨骨折 …………………… 139
　　5·4·3 脊柱骨折和脱位 …………… 143
　　5·4·4 外伤性截瘫 ………………… 149
　　5·4·5 骨盆骨折 …………………… 154
6 脱位 …………………………………… 159
　6·1 概论 ……………………………… 159
　　6·1·1 病因病理 …………………… 159
　　6·1·2 分类 ………………………… 159
　　6·1·3 诊断要点 …………………… 160
　　6·1·4 脱位的并发症 ……………… 160
　　6·1·5 辨证论治 …………………… 161
　6·2 颞颌关节脱位 …………………… 164
　6·3 肩关节脱位 ……………………… 165
　6·4 肘关节脱位 ……………………… 170
　6·5 小儿桡骨头半脱位 ……………… 173
　6·6 月骨脱位 ………………………… 173
　6·7 掌指关节及指间关节脱位 ……… 175

6·8　髋关节脱位 ……………… 176

6·9　髌骨脱位 …………………… 181

6·10　膝关节脱位 ………………… 182

6·11　跗跖关节脱位 ……………… 184

6·12　跖趾关节及趾间关节脱位 … 185

7　伤筋 ………………………… 187

7·1　伤筋概论 …………………… 187

　7·1·0·1　病因病理 …………… 187

　7·1·0·2　分类 ………………… 187

　7·1·0·3　诊断要点 …………… 188

　7·1·0·4　伤筋的并发症 ……… 188

　7·1·0·5　辨证论治 …………… 188

7·2　颈部伤筋 …………………… 190

　7·2·1　颈部扭挫伤 …………… 190

　7·2·2　失枕 …………………… 191

　7·2·3　颈椎病 ………………… 192

7·3　肩部伤筋 …………………… 193

　7·3·1　肩部扭挫伤 …………… 193

　7·3·2　肩关节周围炎 ………… 194

　7·3·3　冈上肌腱炎 …………… 196

7·4　肘部伤筋 …………………… 197

　7·4·1　肘部扭挫伤 …………… 197

　7·4·2　肱骨外上髁炎 ………… 198

7·5　腕部伤筋 …………………… 199

　7·5·1　腕部扭挫伤 …………… 199

　7·5·2　桡侧伸腕肌腱周围炎 … 199

　7·5·3　腕三角软骨损伤 ……… 200

　7·5·4　腱鞘囊肿 ……………… 200

　7·5·5　桡骨茎突腱鞘炎 ……… 201

　7·5·6　腕管综合征 …………… 202

7·6　手指伤筋 …………………… 203

　7·6·1　指间关节扭挫伤 ……… 203

　7·6·2　伸指、屈指肌腱断裂 … 204

　7·6·3　屈指肌腱腱鞘炎 ……… 204

7·7　髋部伤筋 …………………… 205

　7·7·1　髋部扭挫伤 …………… 205

　7·7·2　股骨头骨骺炎 ………… 205

7·8　膝部伤筋 …………………… 206

7·8·1　膝关节侧副韧带损伤 …………… 206

7·8·2　半月板损伤 …………………… 207

7·8·3　膝交叉韧带损伤 ……………… 208

7·8·4　膝关节外伤性滑膜炎 ………… 209

7·8·5　胫骨结节骨骺炎 ……………… 210

7·8·6　髌骨劳损 ……………………… 211

7·9　足踝部伤筋 …………………… 212

　7·9·1　踝关节扭挫伤 ……………… 212

　7·9·2　跟腱损伤 …………………… 213

　7·9·3　跟部滑囊炎 ………………… 213

　7·9·4　跟痛症 ……………………… 214

　7·9·5　跗管综合征 ………………… 214

　7·9·6　踇外翻 ……………………… 215

　7·9·7　平足症 ……………………… 216

7·10　腰部伤筋 …………………… 217

　7·10·1　腰部扭挫伤 ……………… 217

　7·10·2　腰部劳损 ………………… 219

　7·10·3　腰椎间盘突出症 ………… 220

　7·10·4　梨状肌综合征 …………… 225

　7·10·5　腰椎椎管狭窄症 ………… 225

8　损伤内证 ……………………… 227

8·1　损伤出血 …………………… 227

8·2　损伤疼痛 …………………… 228

8·3　伤后发热 …………………… 229

8·4　损伤昏厥 …………………… 231

8·5　损伤口渴 …………………… 231

8·6　损伤呕吐 …………………… 232

8·7　伤后癃闭 …………………… 233

8·8　伤后便秘 …………………… 233

8·9　损伤腹胀 …………………… 234

8·10　损伤喘咳 …………………… 235

8·11　痿软麻木 …………………… 236

8·12　耳目失聪 …………………… 237

8·13　伤后健忘 …………………… 237

8·14　心烦不寐 …………………… 238

8·15　损伤眩晕 …………………… 239

9　附方索引 …………………………… 240

1　伤科学发展简史

伤科学是研究防治皮肉、筋骨、气血、脏腑经络损伤疾患的科学。伤科学的范围随着不同时代的医学科学的发展及治疗病种的不同而略有差异。因此,历史上对本科有过折疡、金疡、金镞、接骨、正骨等不同称谓。中医伤科学历史悠久,它是在我国劳动人民长期与各种伤病作斗争中创造和发展起来的,并逐渐形成一门独立的学科。

中国是世界文明发达最早的国家之一。在距今 100 多万年前,我们的祖先就在伟大祖国的土地上生活着、劳动着。他们为了生存,便依靠着集体的智慧和力量,用原始的劳动工具(也是防御工具)、有限的劳动经验、简单的劳动协作,来对付自然界的种种灾难,抗击猛兽的频繁侵袭,以获取必要的食物,同时也相应地逐步积累了原始的医药知识。早期原始社会的人们大都住在洞穴或窝棚里,以避风寒暑湿,防备猛兽虫蛇,这是人类最早的预防外伤的措施。但人类在爬山、攀树、与毒蛇猛兽搏斗及部落之间发生战争时,又常常发生外伤。原始人就在损伤疼痛、肿胀处抚摸、按压,以减轻症状。经过长期的反复实践,摸索出一些能医治创伤疾病的方法和一些简单的理伤按摩手法;对伤口则用树叶、草茎等涂裹,在医疗活动的实践中还逐渐发现了一些止血、止痛、消肿、排脓的外用药物;又在烤火取暖中发明了熨法和灸法,这便是外治法的起源。

原始氏族公社时期,人们应用了较前精细的工具来进行生产,在医疗实践中,也发现了某些治病的工具,如砭石、荆棘刺等。《山海经·东山经》记载:“高氏之山,其上多玉,其下多箴石。”后世郭璞注解时认为,箴石“可以为砭针治痈肿者”。汉·许慎编著的《说文解字》说:“砭,以石刺病也。”夏代(约公元前 21 世纪～公元前 16 世纪)生产工具主要是石器,用以治病的针是石针、骨针。

商代(约公元前 16 世纪～公元前 1066 年)手工业生产已采用金属工具。从殷墟出土文物来看,不仅有刀、针、斧、镞、矢……等青铜器,更发现了炼铜遗址和铜范,说明商代已达到青铜器的全盛时期。青铜器的广泛使用,改进了医疗工具,砭石逐渐被金属的刀针所代替。这是我国针术的萌芽,也是伤科应用原始医疗工具的开始。商代后期我国汉字发展已经基本成熟,从甲骨卜辞和器物铭文的文字中,可看出当时已懂得用器官位置定病名,包括疾目、疾耳、疾齿、疾舌、疾胸、疾肘、疾手、疾胫、疾止等伤病。甲骨文中的疾字写作“𤕫”、“𤕰”,为人被矢伤及躯体状,用于表示外伤;疾骨中的骨字写作“𩑡”、“𦥑”、“𩨗”,字中的线条表示骨小梁的纹理或骨折线。醫(医的繁体字)字左上方的“医”,为从受箭伤的躯体里取出箭头纳于匚形器内,下方的“酉”,表明在商代以前已经开始使用酒剂来治疗伤病了。

周代(约公元前 1066 年～公元前 256 年)《周礼·卷九》把医生分为食医、疾医、疡医、兽医四类,其中疡医“掌肿疡、溃疡、金疡、折疡之祝药,劀杀之齐。凡疗疡以五毒攻之,以五气养之,以五药疗之,以五味节之。”这是我国现有最早的医学分科的文献记载。《礼记·月令孟秋》记载:“命理瞻伤、察创、视折、审断。”蔡邕注:“皮曰伤,肉曰创,骨曰折,骨肉皆绝曰断。”记录了当时疡医以创伤所作的诊查和分类,并采用内外治结合的方法治疗创伤骨折,采用祛腐生肌的药物处理感染伤口,懂得做一些病灶清除手术。

　　春秋战国至汉代(公元前722年～公元220年)是祖国医学隆盛的时期。这一时期,政治、经济、文化都有显著的发展,学术思想非常活跃,我国医学也有很大进步。在临证医学发展的基础上,从医药的临床实践提高到理论方面的划时代的总结,完成了祖国医学的经典著作——《内经》、《难经》、《神农本草经》和《伤寒杂病论》。这些经典著作,确立了中医学的理论体系,奠定了我国医药学发展的基础。《内经》比较系统、全面地阐述了人体解剖、生理、病理、诊断、治疗等基本理论。《灵枢·经水》指出:"若夫八尺之士,皮肉在此,外可度量切循而得之,其死可解剖而视之。"《灵枢·骨度》更通过体表测量人体骨胳的长短、大小、广狭,按头颅、躯干、四肢各部折量出一定的标准分寸。《灵枢·经筋》论述了附属于十二经脉的筋肉系统。解剖生理学的发展,促进了伤科学的发展。《素问·缪刺论》说:"人有所堕坠,恶血留内,……此上伤厥阴之脉,下伤少阴之络。"《灵枢·经脉》记载的"骨为干,脉为营,筋为刚,肉为墙",《内经》阐发的肝主筋、肾主骨、脾主肌肉、气伤痛、形伤肿等基础理论,一直指导着伤科临床医疗实践。《灵枢·痈疽》还记载了软组织、骨关节、全身血源性化脓性感染的病因病理、临床表现及辨证治疗规律,在治疗上亦已广泛采用针灸、熨贴、按摩和药物等治疗方法。对骨关节化脓性感染,主张采用内外兼治,即内服清热解毒药物和及时切开排脓引流、外敷药膏,并记载了化脓性关节炎切开引流的禁忌及指征:"……如坚石,勿石,石之者死,须其柔,乃石之者,生。"《素问·痿论》还分别论述了痿躄、脉痿、筋痿、肉痿、骨痿等肢体畸形的病因病理、辨证治疗。《素问·生气通天论》指出:"因于湿,首如裹,湿热不攘,大筋软短,小筋弛长,软短为拘,弛长为痿。"说明痿证引起肢体一部分筋肌松弛,另一部分筋肌痉挛缩短,继而可以引起关节畸形。此外,《吕氏春秋·季春纪》认为"流水不腐,户枢不蠹,动也;形气亦然。形不动则精不流,精不流则气郁。"主张采用运动锻炼的方法治疗足部"痿躄"(肢体筋脉弛缓,软弱无力、行动不便的疾病),为后世伤科动静结合的理论奠定了基础。公元前3世纪,名医仓公有两例完整的伤科病案记录,一为举重致伤,一为堕马致伤,病例中不但有主诉、病史,而且还记载了治疗经过。《神农本草经》记载王不留行、续断、泽兰、地榆、扁青等23种药品用于伤科内服或外敷,可见当时伤科已取得了一定的成就和发展。《左传》已有"折肱"、"折股"的记载。马王堆汉墓出土的、抄写于秦汉之际的帛书中的《五十二病方》记载了金伤、刃伤、外伤出血等多种外伤疾病,以及多种止痛、止血、防止创伤愈合后造成瘢痕、洗涤创伤感染伤口的治疗方法和方药,并记载了"痉者,伤,风入伤,身信(伸)而不能诎(屈)。"这是最早指出破伤风是创伤后的并发症的记载;《帛画导引图》就已绘有动作形象和文字注明应用导引练功疗法治疗骨关节疾病;《足臂十一脉灸经》和《阴阳脉死候》已有"折骨绝筋"和"折骨裂肤"的记载,对筋骨损伤及开放性骨折已有一定的认识;《阴阳十一脉灸经》记载的"肩以脱,臑以折",即肩关节脱位和肱骨骨折(图1－1)。

　　汉代著名的外伤科医家华佗既能用方药、针灸治病,又擅长手术。他使用麻沸汤麻醉,进行死骨剔除术、剖腹术等,还创立了五禽戏,指出体育疗法的作用和重要性。东汉末年,张机著《伤寒杂病论》,这是我国最早的临床医学巨著。他在《内经》、《难经》的理论基础上,以六经论伤寒,以脏腑论杂病,总结了汉代以前的医学成就。根据作者的临床经验,创立了理、法、方、药结合的辨证论治方法,并记载了牵臂法人工呼吸、胸外心脏按摩等复苏术。

　　魏晋～隋唐五代(公元220～960年)随着经济、文化的不断发展,医疗经验的丰富,医学理论的提高,医学的发展愈益趋向专科化,伤科在诊断和治疗技术方面都有显著的提高,并

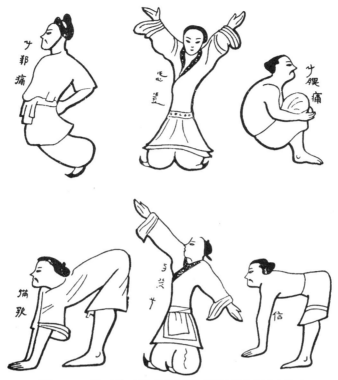

图 1-1 马王堆三号墓帛画导引图(部分图象)摹本

成为一门独立的学科。

晋代葛洪著《肘后救卒方》,记载了颞颌关节脱位口内整复方法,"令人两手牵其颐已,暂推之,急出大指,或咋伤也。"这是世界上最早的颞颌关节脱位整复方法,直至现在还普遍沿用。他还首先记载了使用夹板(竹简)固定骨折,指出固定后患肢勿令转动,避免骨折重新移位,同时夹缚松紧要适宜。他论述了对开放创口早期处理的重要性,对外伤性肠断裂,采用桑皮线进行肠缝合。他还记载了烧灼止血法,并首创了以口对口吹气法抢救卒死病人的复苏术。

南北朝时期,龚庆宣著《刘涓子鬼遗方》(公元 483 年)是我国现存最早的外伤科专书,对金疮和痈疽的诊治有较详尽的论述。收载的治疗金疮跌仆方计有 34 首之多。

隋代巢元方著《诸病源候论》探求诸病之源、九候之要,载例证候 1720 条,为我国第一部病理专书,该书已将伤科病列为专章,其中有"金疮病诸候"二十三论,"腕伤病诸候"九论,对骨折创伤及其并发症的病源和证候有较深入的论述,对骨折的处理提出了很多合理的治疗方法。该书对破伤风的症状描写得非常透彻,并指出这是创伤后的并发症。《金疮筋急相引痛不得屈伸候》和《金疮伤筋断骨候》记载了循环障碍、神经麻痹、运动障碍的症状,还指出软组织断裂伤、关节开放性损伤必须在受伤后立即进行缝合,折断的骨胳亦可用线缝合固定,这是有关骨折治疗施行内固定的最早记载。《金疮成痈肿候》强调伤口缝合须按一定的技术操作,"缝亦有法,当次阴阳,上下逆顺,急缓相望,阳者附阴,阴者附阳,膜理皮脉,复令复常。"也即要求皮肤、皮下组织、肌肉层次对齐,松紧适宜地缝合。否则,可使血液潴留而化脓,若已化脓则须清除碎骨,伤口不宜再缝,亦不宜再敷膏药。《箭镞金刃入肉及骨不出候》论述开放性骨折应在除去异物及碎骨后敷药,否则创口不易愈合,即使愈合也常后遗疼痛。《金疮久不瘥候》论述了伤口久不愈合,脓流不绝,是因伤口内有碎骨、坏死组织或异物存在,指出必须敞开伤口,取出异物,始能使伤口愈合。《金疮肠断候》又指出外伤性肠断裂突出腹外的处理方法,并介绍了"以生丝缕系绝其血脉"的结扎止血法。在内伤方面,已提出重视内损与伤五脏的处理。此外,该书将化脓性骨感染分为附骨痈肿(急性)和附骨疽(慢性)两类型,并加以明确论述。

唐代孙思邈著《备急千金要方》记载了颞颌关节脱位整复后采用蜡疗和热敷,以助关节功能的恢复,他还采用热敷和热熨治疗伤损瘀肿。王焘著《外台秘要》主张用毡做湿热敷,减少损伤肢节的疼痛。蔺道人著《仙授理伤续断秘方》是我国现存最早的一部伤科专书,它阐述骨折的治疗原则为复位、夹板固定、功能锻炼和药物治疗,指出复位前要先用手摸伤处,识别骨折移位情况,采用拔伸、捺正等方法;骨折复位后,将软垫加在肢体上,然后用适合肢体外形的杉树皮夹板固定;对动静结合的理论有更进一步的阐发,该书指出:"凡曲转,如手腕脚凹手指之类,要转动……时时为之方可。"对开放性骨折用的治疗方法比隋代又更进一步,采用经过煮沸消毒的水将污染的伤口和骨片冲洗干净,用快刀进行扩创,将断骨复位,然后用清洁的"绢片包之","不可见风着水"。该书还首次描述了髋关节脱位,并将髋关节脱位分为前脱位和后脱位两种类型,采用手牵足蹬法治疗髋关节后脱位;利用杠杆原理,采用"椅背复位法"整复肩关节脱位。该书还重点介绍了骨折损伤内外用药经验,书中载有 40 余方,用药的方法有洗、贴、掺、揩及内服法,并为伤科辨证、立法、处方用药奠定了良好的基础。

宋元时期(公元 960~1368 年)在隋唐五代医学的基础上,各家开展学术争鸣,加速了医学的向前发展,伤科也有显著的发展,整复方法有了较大的提高和进步。

宋代的医事制度分为九科,内有疮肿兼折疡科和金镞兼书禁科。《圣济总录》对腹破肠出的重伤亦有合理的处理方法。张杲在《医说》中介绍了采用脚踏转轴及以竹管搓滚舒筋的练功方法来促进骨折损伤后膝、踝等关节的功能迅速恢复,并采用切开复位治疗胫骨多段骨折。《小儿卫生总微论方》记载了小儿先天并指的截除术。《夷坚志·卷十九·邢氏补颐》记载了在颌部施行类似同种异体植骨术的病例。《洗冤集录》是我国第一部很有价值的法医学专书,其中也记载了不少检查外伤的方法。

元代在医制十三科中,除了金疮肿科之外,又成立了正骨科。危亦林著的《世医得效方》在伤科学上有伟大的成就,他继承了唐代蔺道人等的伤科经验,系统地整理了元代以前的伤科成就,并有很多创新和发展,使骨折和关节脱位的处理原则和方法更臻完善。他认为"攧扑损伤,骨肉疼痛,整顿不得,先用麻药服,待其不识痛处,方可下手。"麻药用量按病人年龄、体质及出血情况而定,再按照病人麻醉程度逐渐增加或减少,"已倒便住药,切不可过多。"危亦林是世界上采用悬吊复位法治疗脊柱骨折的第一人,该书指出:"凡锉脊骨不可用手整顿,须用软绳从脚吊起,坠下身直,其骨使自归窠,未直则未归窠,须要坠下,待其骨直归窠,然后用大桑皮一片,放在背皮上,杉树皮两三片,安在桑皮上,用软物缠夹定,莫令屈,用药治之。"1927 年 Davis 始用与《世医得效方》相同的悬吊复位法,这比危亦林至少要晚五百八十余年。该书指出髋关节是杵臼关节:"此处身上骨是臼,腿根是杵,或出前,或出后,须用一人手把住患人身,一人拽脚,用手尽力搦归窠,或是锉开。又可用软绵绳从脚缚倒吊起,用手整骨节,从上坠下,自然归窠。"该书又把踝关节骨折脱位分为内翻、外翻两型,并按不同类型施用不同复位手法,指出:"须用一人拽去,自用手摸其骨节,或骨突出在内,用手正从此骨头拽归外,或骨突向外,须用力拽归内,则归窠;若只拽不用手整入窠内,误人成疾。"李仲南在《永类钤方》除介绍蔺道人的经验外,也有新的骨折整复方法记载。如采用过伸复位法治疗脊柱屈曲型骨折,其复位方法是伤者俯卧门板上,双手攀门板一端,医者两人捉两足牵引、抬起,一医者用手按压骨折处。此法与危亦林悬吊复位法原理相似。

明清时期(公元 1368~1911 年)在总结前代成就的基础上,伤科理论得到不断充实、提高,正骨手法和固定方法都有较大的提高和发展,伤科专著也逐渐增多。

明初,太医院制度分为十三科。伤科分为"接骨"和"金镞"两个专科,到隆庆五年(公元1571 年)改名外科和正骨科(又名正体科),外伤科的著作也陆续刊行。永乐年间,朱橚等编著的《普济方·折伤门》中辑录了十五世纪以前的正骨技术,内容十分丰富,书中有关伤科方书共收 1256 首。首先专列总论,强调手法整复的重要性,并介绍用"伸舒揣捏"整复前臂双骨折和胫腓骨折;对伸直型桡骨远端骨折创用了"将掌向上,医用手搏损动处,将掌曲向外捺令平正"的整复手法,并采用超腕关节固定;用按压复位,抱膝圈固定法治疗髌骨骨折等;还提出了以"粘膝不能开"和"不粘膝"的鉴别髋关节后脱位和前脱位的诊断方法。薛己著《正体类要》二卷,上卷为四门即正体主治大法及扑伤、坠跌金伤治验、汤火伤治验;下卷附诸伤方药。全书记载治疗验案 65 则,载方 71 首,主要介绍跌打损伤的辨证论治。处方立论,重视脾肾与补气养血,是按八纲辨证论治的代表著作,很有临床价值。该书序文中指出:"肢体损于外,则气血伤于内,营卫有所不贯,脏腑由之不和"的论点,阐明和强调了伤科疾病局部与整体的辨证关系。王肯堂著《疡医准绳》是医学丛书《证治准绳》之一部,全书分六卷,其卷六为损伤门,该书的主要贡献是对创伤的方药疗法进行了由博而约的归纳整理,其方药治疗的原则和处方一直为后世所遵循。他对骨折有较精辟的论述,指出肱骨外科颈骨折若向前成角畸形,则用手巾悬吊腕部置于胸前,若向后成角,则应置于胸后,对骨折的内收、外展类型有所认识。同时他指出外展型肱骨外科颈骨折,整复时上臂必须内收,如此断骨才能很好复位;该书还把髌骨损伤分为脱位、骨折两类,骨折又分为分离移位与无移位两种,分离移位者,主张复位后用竹箍好,置膝于半伸屈位。对胸腰椎骨折,首创了非过伸复位法,不稳定的脊椎粉碎性骨折采用此法复位就比较安全。对髋关节前脱位,采用将伤肢在牵引下内收的方法进行整复。《金疮秘传禁方》记载了用骨擦音作为检查骨折的方法,处理开放性骨折时,主张把穿出皮肤已污染的骨折端切去,以防感染,并介绍了各种骨折的治疗方法。

清代吴谦等著《医宗金鉴·正骨心法要旨》系统地总结了清代以前的骨伤科经验,对人体各部位的骨度,内外治法方药记述最详,既有理论,尤重实践,图文并茂。该书把正骨手法归纳为摸、接、端、提、推、拿、按、摩八法。并运用手法治疗腰腿痛等伤筋疾患,使用攀索叠砖法整复胸腰椎骨折脱位,并主张于腰背骨折处垫枕,保持脊柱过伸位,以维持其复位效果(图1-2)。在固定方面,"爰因身体上下、正侧之象,制器以正之,用辅手法之所不逮,以冀分者复合,欹者复正,高者就其平,陷者升其位",并创造和改革了多种固定器具。例如对脊柱中段损伤采用通木固定,下腰损伤采用腰柱固定,四肢长骨干骨折采用竹帘、杉篱固定等(图1-3)。此外,钱秀昌所著《伤科补要》序文中有杨木接骨的记载,这是利用人工假体代替骨头植入体内治疗骨缺损的一种尝试。他对髋关节后脱位采用屈髋屈膝拔伸复位法整复,"一人抱住其身,一人捏膝上拔下,一手撬其髀头迭进,一手将大膀曲转,使膝近其腹,再令舒

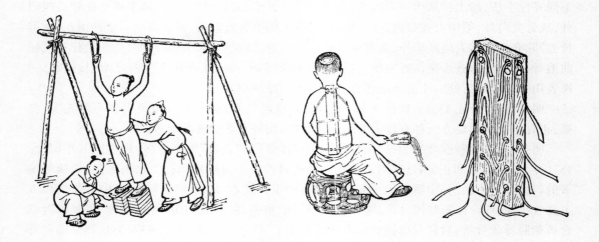

图1-2　攀索叠砖法　　　　　　图1-3　通木正骨器固定法

直,其骱有响声者,已上。"沈金鳌著《沈氏尊生书·杂病源流犀烛》对内伤的病因病机、辨证治疗有所阐发;顾世澄著《疡医大全》对跌打损伤及一些骨关节疾病有进一步的论述;胡廷光著《伤科汇纂》、赵竹泉著《伤科大成》亦系统详述了各种损伤的诊治,并附有很多治验的病案。

伤科学在我国有着几千年的悠久历史,是我国劳动人民在长期与损伤及骨关节疾病作斗争中所积累的丰富理论和宝贵经验,其中有不少是世界上最早的发明创造,代表了当时的世界先进水平。但是1840年鸦片战争以后,中国沦为半封建半殖民地,随着帝国主义文化侵略,中医伤科学受到了极大的摧残。在此期间伤科学著作甚少,极其丰富的伤科经验散存在老一辈的中医师和民间中,缺乏整理和提高。

新中国成立后,在中国共产党的领导下,正确贯彻党的中医政策,祖国医学犹如枯木逢春,欣欣向荣。全国各省市建立中医学院和中医学校,编写伤科学教材,培养了大量伤科人才。很多城市、地区和县建立了伤科医院及中医院设立伤科,伤科专业得到广泛建立,伤科队伍有了很大的发展。北京、天津、上海、洛阳等城市建立了骨伤科研究所和骨科创伤中心,在科学研究和培养人才方面发挥了重要作用。三十多年来,我国伤科工作者以辩证唯物主义为指导,系统整理了祖国医学的理伤手法,重视总结老中医经验与民间方药,出现了很多伤科专著,改进牵引器械,夹板固定和练功方法,进行夹板材料力学测定和中草药促进骨折愈合的实验研究,开展对于肾主骨和活血化瘀等基础理论的研究,运用动静结合、筋骨并重、内外兼治和医患合作的理论治疗骨关节损伤,取得了愈合快,功能恢复好,患者痛苦少及合并症少等良好效果。中西医结合治疗骨折的方法得到普遍推广应用,使伤科学不断向前发展。1960年前后,在中西结合治疗骨折等方面取得的创造性的成就,受到国际医学界的重视,在我国医学史上写下了光辉的篇章。近十余年来,骨折、软组织损伤和骨关节疾病的治疗又有进一步的发展,对四肢骨干骨折以及踝、肘关节和腕舟骨骨折等关节内骨折的治疗有了很大的进步;胸腰椎压缩性骨折采用垫枕练功法治疗,疗效良好;陈旧性畸形愈合骨折采用手法折骨,然后按新鲜骨折处理,获得满意疗效;开放骨折采用中药外敷创面,促使骨面生长肉芽,愈合后瘢痕柔软,功能良好;骨折整复的器械和固定器械也有了进一步改进和创新;慢性骨髓炎采用中药局部治疗和全身应用治疗,取得了一定的效果;对腰椎间盘突出症、颈椎病采用牵引、按摩、推拿、中药离子透入和内服中药等综合疗法,效果较好;对软组织损伤和运动创伤的治疗也取得了新的成就和发展。1983 年,卫生部主持召开了全国中医骨伤科座谈会和骨伤科手法经验交流会,着手撰写全国中医骨伤科名家的传记,为整理中医伤科经验做了有益的工作。近年来,中医伤科学越来越受世界医学界的重视,对世界医学科学作出了一定的贡献。我们一定要用现代科学知识和方法整理、总结极其丰富的中医伤科学,发扬祖国医学遗产,使我国医学科学技术适应新的形势需要,更好地为实现社会主义的四个现代化服务,为人类的健康作出更大的贡献。

2　损伤的分类和病因病机

2·1　损伤的分类

损伤是指人体受到外界不同的因素所引起的皮肉、筋骨、脏腑等组织的破坏,及其带来的局部和全身的后果,轻则妨碍日常工作和生活,重则危及生命。中医对损伤早就有了认识,并在周代就有了分类,如《礼记·卷九》已有将损伤分为金疡、折疡等的记载,书中并记载了损伤可分为伤(皮伤)、创(肉创)、折(骨折)、断(骨肉皆断离)四类。唐代《外台秘要》又将损伤分为外损与内伤两类。后世对损伤又有许多不同的分类法。按损伤的性质和特点可有下列分类方法。

(一)按损伤部位的不同可分为外伤和内伤　外伤是指皮、肉、筋、骨损伤,可具体分为骨折、脱位与伤筋;内伤是指脏腑损伤及损伤所引起的气血、脏腑、经络功能紊乱而出现的各种损伤内证。而人体是一个内外统一的整体,从外伤来讲,皮肉裹于外,筋骨连续于内。因此,皮肉受损,筋骨亦会累及,反之筋伤骨损,皮肉必然同病;而对内伤来讲,因经络为运行气血的通道,经络内属于脏腑,外络于肢节,而且五脏之道皆出于经隧,因此无论是伤气血或伤脏腑,均可导致经络阻滞,反之经络损伤亦可内传脏腑,经络运行阻滞必然引起气血、脏腑功能失调。同样外伤与内伤也是密切相关的,肢体虽然受损于外,但必然会由外及内使气血伤于内,并可引起脏腑功能之不和,外伤较重时必然会出现许多内证。

(二)按损伤的发生过程和外力作用的性质可分为急性损伤与慢性劳损　急性损伤是指由于突然而来的暴力所引起的损伤;慢性劳损是指由于劳逸失度或体位不当而使外力经年累月作用于人体所致的病证。

(三)按受伤的时间可分为新伤与陈伤　新伤主要是指受外力作用后发生病证并立即就诊者;陈伤又称宿伤,是指新伤失治,日久不愈,或愈后又因某些诱因,隔一定时间在原受伤部位复发者。

(四)根据受伤部位的皮肤或粘膜完整性受到破坏与否,可分为闭合性损伤与开放性损伤　闭合性损伤是指受钝性暴力损伤而外部无创口者。皮肉为人之外壁,内充卫气,故《血证论》指出:"人之所以卫外者,全赖卫气,"卫气"外循肌肉,充于皮毛,如室之有壁,宅之有墙,外邪不得而入也。"由于皮肤完整,则伤处不致污染,外邪不易侵入。开放性损伤是指由锐器、火器或钝性的暴力作用使皮肤或粘膜破损而有创口流血、深部组织与外界环境沟通者。《血证论》又指出:"今既破其皮肉,是犹壁之有穴,墙之有窦,揖盗而招之入也。"因此,破皮的损伤无异门户洞开,外邪可以侵入,容易发生感染,故变证多端。

(五)按受伤的程度不同可分为轻伤与重伤　损伤的严重程度取决于致伤因素的性质、强度,作用时间的长短,受伤的部位及其面积的大小、深度等。

(六)按致伤因素的职业特点　可分为生活损伤、工业损伤、农业损伤、交通损伤、运动损伤等。

(七)按致伤因素的性质种类　可分为物理损伤、化学损伤和生物损伤等。物理损伤包括外力、高热、冷冻、电流等,而中医伤科学研究的对象主要是外力因素引起的损伤。

临床辨证施治时,既应该参照上述分类方法将伤病进行分类,更应该从整体出发,全面分析,才能正确辨证论治,取得较好的疗效,这是中医伤科特点之一。

2·2 损伤的病因

损伤的病因,就是引起人体损伤发病的原因,或称为损伤的致病因素。在中医文献中对损伤病因的论述很多。早在《内经》中就指出"坠堕"、"击仆"、"举重用力"、"五劳所伤"等是损伤的致病因素。至汉代张仲景在《金匮要略·脏腑经络先后病脉证篇》中提出了"千般疢难,不越三条"的主张,即"一者,经络受邪,入脏腑,为内所因也;二者,四肢九窍,血脉相传,壅塞不通,为外皮肤所中也;三者,房室、金刃、虫兽所伤。"以后,有的医家把损伤的病因列为不内外因。宋代陈无择在《三因极一病证方论·三因论》中说:"六淫者,寒暑燥湿风热是;七情者,喜怒忧思悲恐惊是","其如饮食饥饱,叫呼伤气,尽神度量,疲极筋力,阴阳违逆,乃至虎狼毒虫,金疮踒折……等,有背常理,为不内外因。《金匮》有言,千般疢难,不越三条,以此详之,病源都尽。"但他也指出三因之间是互相关联的,"如欲救疗,就中寻其类例,别其三因,或内外兼并,淫情交错,推其深浅,断其所因为病源,然后配合诸证,随因施治,药石针艾,无施不可。"一方面指出了损伤的病因不同于七情内因和六淫外因而属于不内外因;另一方面又提出不内外因仍属外因或内因的范围,互相兼并,交错在一起。故历代大多数医家认为损伤的致病原因就是内因和外因。了解损伤的病因,才能对损害的性质和程度作出比较正确的估计,而对损伤的治疗有着重要的指导意义。兹将损伤的病因分为外因和内因两方面来介绍:

2·2·1 外因

损伤外因是指从外界作用于人体而致损伤的因素,主要系外力伤害,但与外感六淫及邪毒感染等有密切的关系。

(一)外力伤害 外力作用可以损伤人体的皮肉筋骨而引起各种损伤。如跌仆、坠堕、撞击、闪挫、扭捩、压轧、负重、刀刃、劳损等所引起的损伤都与外力作用有关。

根据外力性质的不同,可分为直接暴力、间接暴力、肌肉强烈收缩和持续劳损等四种。直接暴力所致的损伤发生在外力直接作用的部位,如创伤、挫伤、骨折、脱位等。间接暴力所致的损伤都发生在远离外力作用的部位,如传达暴力、扭转暴力可引起相应部位的骨折、脱位;如自高处坠落,臀部着地,身体下堕的冲击力与地面对脊柱反作用力所发生之挤压力即可在胸腰椎发生压缩性骨折,如臀部着地于一侧高一侧低的地面时,还会产生扭转暴力,骨折形态也就会出现区别,或同时发生一侧关节突关节脱位。肌肉过度强烈收缩亦可造成损伤,如跌仆时股四头肌强烈收缩可引起髌骨骨折,投掷标枪、手榴弹时肌肉强烈收缩也可引起肱骨干骨折等。持续劳损也可造成损伤,《素问·宣明五气论》说:"久视伤血,久卧伤气,久坐伤肉,久立伤骨,久行伤筋,是谓五劳所伤。"久行久立,长期姿势不正确的操作,肢体某部位之筋骨受到持久的或反复多次的牵拉、摩擦等,均可使筋骨持续受外力积累所伤。如单一姿势的长期弯腰工作可造成慢性腰肌劳损,长时间的步行可引起跖骨疲劳性骨折等。

(二)外感六淫及邪毒感染 外感六淫诸邪或邪毒感染均可致筋骨、关节发生疾患。例如损伤后,若受风寒湿邪的侵袭可引起腰部和四肢关节疼痛或活动不利。《诸病源候论·卒腰痛候》指出:"夫劳伤之人,肾气虚损,而肾主腰脚,其经贯肾络脊,风邪乘虚,卒入肾经,故卒然而患腰痛。"《仙授理伤续断秘方》说："损后中风,手足痿痹,不能举动,筋骨乖张,挛缩不伸。"说明各种损伤可因风寒湿邪乘虚侵袭,经络阻塞,气机不得宣通,引起肌肉挛缩或松弛无力,而致关节活动不利、肢体功能障碍。感受风寒湿邪还可致失枕等疾患,如《伤科补要》说："感冒风寒,以患失颈,头不能转。"

外伤后再感受毒邪,则可引起局部和全身感染,出现各种变证。如开放性骨折若处理不当则可引起化脓性骨髓炎。

2·2·2　内因

内因是指人体内部影响而致损伤的因素。损伤的发生无论是急性损伤与慢性劳损,内伤与外伤,主要是由于外力伤害外在因素所致,但也都有它的各种不同的内在因素和一定的发病规律。《素问·评热病论》指出:"邪之所凑,其气必虚。"而《灵枢·百病始生》说得更为透彻:"风雨寒热,不得虚,邪不能独伤人。""此必因虚邪之风,与其身形,两虚相得,乃客其形。"说明大部分外界致病因素只有在机体虚弱的情况下,才能伤害人体,这不仅体现在外感六淫病证和内伤七情病证的发病,而且对损伤的发病也不例外,因此,我们强调内因在发病学上的重要作用。但是,当外来暴力比较大,超越了人体防御力量或耐受力时,外力伤害就成为主要和决定的因素。

伤科疾病的发生,外因是很重要的,但它与年龄、体质、局部解剖结构等内在因素关系十分密切。

(一)年龄　不同的年龄,伤病的好发部位和发生率也不一样,如跌倒时臀部着地,外力作用相同,但老年人易引起股骨颈骨折,而青少年则较少发生。小儿因骨胳柔嫩,尚未坚实,所以容易折断,但小儿的骨胳骨膜较厚而富有韧性,骨折时多见不完全骨折。骨骺损伤多发生在儿童或 17～18 岁以下的正在生长发育、骨骺尚未愈合的少年。青壮年筋骨劲强,同样跌倒却不一定会发生骨折。但在工业生产活动中所发生的机械性损伤却以青壮年多发。

(二)体质　体质的强弱与损伤的发生有密切的关系。年轻力壮,气血旺盛,肾精充实,筋骨坚强者则不易发生损伤。年老体衰,气血虚弱,肝肾亏损,骨质疏松者则易发生损伤,就如平地滑倒,臀部着地,外力虽很轻微,也易引起股骨颈或股骨转子间骨折。又如颞颌关节脱位多见于老人,《伤科补要》说:"下颏者,即牙车相交之骨也,若脱,则饮食言语不便,由肾虚所致。"故颞颌关节脱位其原因虽为骤然张口过大所致,但也往往与肾气亏损,而致面部筋肉松弛等有关。《正体类要·正体主治大法》中指出:"若骨骱接而复脱,肝肾虚也。"说明肝肾虚损是习惯性脱位的病理因素之一。

(三)解剖结构　损伤与其局部解剖结构有一定的关系。传达暴力作用于某一骨胳时,通常是在密质骨与松质骨交界处发生骨折,例如,桡骨下端骨折是因桡骨下端是松质骨构成的,在桡骨下端 2～3 厘米处是松质骨与密质骨交界处,从力学上来看是一个薄弱点,所以跌倒时若手掌着地,则由于躯干向下的重力与地面向上的反作用力交集于此处,即可造成此处的骨折。锁骨骨折多发生在无韧带肌肉保护的锁骨二个弯曲的交界处。又如骶1的隐性脊柱裂,由于棘突缺如,棘上与棘间韧带失去了依附,故减低了腰骶关节的稳定性,薄弱部位就容易发生劳损。

(四)职业工种　损伤的发生与职业工种有一定的关系,如手部损伤较多发生在缺乏必要的防护设备下工作的机械工人;慢性腰部劳损多发于经常弯腰负重操作的工人;运动员及舞蹈、杂技、武打演员容易发生各种运动损伤;经常低头工作或操作的中年人容易患颈椎病等等。

损伤的病因比较复杂,往往是内外因素综合的结果。不同的外因,可以引起不同的损伤疾患。由于内因的影响,而同一外因在不同情况下,损伤的种类、性质与程度又有所不同。损伤疾患的发生,外因虽然是重要的,但亦不要忽视机体本身的内因。因此,必须正确理解损伤的外因与内因的这一辩证关系,才能认识损伤疾患的发生和发展,采取相应的防治措施,使损伤的发病率得以降低,并能得到正确的治疗。

2·3　损伤的病机

人体是由脏腑、经络、皮肉、筋骨、气血与津液等共同组成的一个整体,人体生命活动主要是脏腑功能的反映,脏腑功能活动的物质基础是气、血、津液。脏腑各有不同的生理功能,通过经络联系全身的皮肉筋骨等组织,构成复杂的生命活动,它们之间保持着相对的平衡,互相联系、互相依存,互相制约,不论在生理活动和病理变化上都有着不可分割的关系。因此,伤病的发生和发展与气血筋骨,脏腑经络等都有密切的关系。

人体的损伤,虽有外伤与内损之分,从表面上看,外伤似乎主要是局部皮肉筋骨的损伤,但人体受外力影响而遭受的局部损伤,每能导致脏腑、经络、气血的功能紊乱,因而一系列症状随之而来。正如《正体类要·序》说:"肢体损于外,则气血伤于内,荣卫有所不贯,脏腑由之不和。"明确地指出了外伤与内损、局部与整体之间的关系是相互作用、相互影响的。所以在整个诊治过程中,应从整体观点出发,对气血、筋骨、脏腑、经络等之间的病理生理关系加以研究探讨,才能认识损伤的本质和病理现象的因果关系。

外伤疾患多由于皮肉筋骨损伤而引起气血瘀阻,经络阻塞,或津血亏损,或瘀血邪毒由表入里,而导致脏腑不和;亦可由于脏腑不和由里达表引起经络、气血、津液病变,导致皮肉筋骨病损。现分述如下:

2·3·1　气血津液病机

(一)气血的生理功能　气血运行于全身,周流不息,外而充养皮肉筋骨,内而灌溉五脏六腑,气血与人体的一切生理活动和各种病理变化密切相关。

"气"一方面来源于与生俱来的肾之精气,另一方面来源于从肺吸入的清气和由脾胃所化生的"水谷精气"。前者为先天之气,后者乃后天之气,这两种气相互结合而形成"真气",成为人体生命活动的动力源泉,也可以说是维持人体生命活动最基本的力量。《灵枢·刺节真邪》说:"真气者,所受于天,与谷气并而充身也。"真气形成之后,沿着经脉分布到全身各处,与各个脏腑、组织的特点结合起来,就成为各种具有不同特点,不同功能的气,如心气,肺气、胃气、肾气、营气、卫气等等。气是一种流动的物质,气的运动形式,只有通过人体各个脏腑、组织的生理活动才能体现出来。它的主要功能是一切生理活动的推动作用;温养形体的温煦作用;防御外邪侵入的防御作用;血和津液的化生、输布、转化的气化和固摄作用。总之,气在全身流通,无处不到,上升下降,维持着人体动态平衡。

"血",来源于从脾胃运化而来的水谷精气变化而成。《灵枢·决气》说:"中焦受气取汁,变化而赤,是谓血。"血形成之后,循行于脉中,依靠气的推动而周流于全身,有营养各个脏腑、各个器官、各个组织的作用。《素问·五藏生成篇》说:"肝受血而能视,足受血而能步,掌受血而能握,指受血而能摄,"说明全身的脏腑、皮肉、筋骨,都需要得到血液的充足营养,才能进行各种生理活动。

"气"与"血"两者的关系十分密切。血随气沿着经脉而循行全身,以营养五脏、六腑、四肢、百骸。气与血两者有着密切关系,相互依附,周流不息。《素问·阴阳应象大论》阐述了气血之间的关系,指出:"阴在内,阳之守也;阳在外,阴之使也。"而《血证论·吐血》则比喻为"气为血之帅,血随之而运行;血为气之守,气得之而静谧"。血的流行,靠气的推动,气行则血随之运行。这些阴阳、内外、守使等概念,不仅说明了气血本身的特点,而且也生动地阐明了二者之间相互依存的关系。

(二)损伤与气血的关系　气血与损伤的关系极为密切,当人体受到外力损伤后,常可导致气血运行紊乱而产生一系列的病理变化。人体一切伤病的发生、发展无不与气血有关,气血调和能使阳气温煦,阴精滋养。若气血失和,便会百病丛生。《素问·调经论》中指出:"五脏之道,皆出于经隧,以行血气,血气不和,百病乃变化而生,是故守经隧焉",又如《杂病源流犀烛·跌仆闪挫源流》中所说"跌仆闪挫,卒然身受,由外及内,气血俱伤病也"。损伤后气血的循行不得流畅,则体表的皮肉筋骨与体内的五脏六腑均将失去濡养,以致脏器组织的功能活动发生异常,而产生一系列的病理变化。所以,气血与损伤的关系是损伤病机的核心内容。现将伤气、伤血分述如下:

(1)伤气　由于负重用力过度,或举重呼吸失调,或跌仆闪挫,击撞胸部等,以致人体气机运行失常。一般可分为气滞与气虚,但损伤严重者可出现气闭、气脱等症。

① 气滞:气运行于全身,应该流通疏畅,如人体某一部分、某一脏腑发生病变或受外伤,气机不利,都可使气的流通发生障碍,出现"气滞"的病理现象。《素问·阴阳应象大论》说:"气伤痛,形伤肿"。气本无形,故郁滞则气聚,聚则似有形而实无质,气机不通之处,即伤病所在之处,必出现胀闷疼痛。因此,痛是气滞的主要证候,如气滞发生于胸胁,则胸胁胀痛,呼吸、咳嗽时均可牵制作痛等。其特点为外无肿形,自觉疼痛范围较广,痛无定处,体表无明显压痛点。气滞在伤科中多见于胸胁损伤,如胸胁迸伤挫伤后,则出现胸胁部的疼痛、胀闷等气滞证候。

② 气闭:常为损伤严重而骤然导致气血错乱,气为血壅,气闭不宣。其主要见证为出现一时性的晕厥、昏迷不省人事、窒息、烦躁妄动、或昏睡困顿等。《医宗金鉴·正骨心法要旨》有"或昏迷目闭,身软而不能起,声气短少,语言不出,心中忙乱,睡卧喘促,饮食少进"等描述。常发生于严重损伤的患者。

③ 气虚:气虚是全身或某一脏腑、器官、组织出现功能不足和衰退的病理现象。在伤科疾病中如某些慢性损伤病人、严重损伤的恢复期、体质虚弱和老年患者等均可见到。其主要证候是:疲倦乏力、语声低微、呼吸气短、胃纳欠佳、自汗、脉细软无力等。

④ 气脱:损伤可造成气随血脱。本元不固而出现气脱,是气虚最严重的表现。气脱者多有突然昏迷,或醒后又昏迷,目闭口开、面色苍白、呼吸浅促、四肢厥冷、二便失禁、脉微弱等证候。常发生于开放性损伤失血过多、头部外伤等严重损伤。

(2)伤血　由于跌打坠堕、辗轧挤压、拳击挫撞以及各种机械冲击等伤及经络血脉,以致损伤出血,或瘀血停积而产生全身症状。一般分为出血和瘀血两种。正如《证治准绳·疡医》中引用刘宗厚所说的"损伤一证专从血论。但须分其有瘀血停积,或亡血过多之证,盖打扑坠堕皮不破而内损者,必有瘀血;若金刃伤皮出血或致亡血过多,二者不可同法而治。"所以损伤后血的生理功能失常可出现各种病理现象。主要有血瘀、血虚和血热,这三种情况和伤气又有互为因果的关系。

① 血瘀：血液循行于脉管之中，流布全身，环周不休，运行不息。如全身血流不畅或因血溢脉外，局部有离经之血停滞，便会出现血瘀的病理现象。血瘀可由局部损伤出血以及各种内脏和组织发生病变所形成。在伤科疾患中的血瘀多属于局部损伤出血所致。血有形，形伤肿，瘀血阻滞，不通则痛，故血瘀会出现局部肿胀疼痛。疼痛如针刺刀割，痛点固定不移，是血瘀最突出的一个症状。也就是说，瘀血的痛与气滞的痛性质是有所不同，其特点主要是常随瘀血所在之处而表现有固定部位，而不是痛无定处。血瘀时还可在伤处出现肿胀青紫，同时由于瘀血不去，可使血不循经，出血反复不止。在全身多表现为面色晦暗、皮肤青紫、舌暗或有瘀斑、脉细或涩等证候。

因为气血之间有着不可分割的关系，所以在伤科疾患中，气滞血瘀每多同时并见，《素问·阴阳应象大论》里说："气伤痛，形伤肿。故先痛而后肿者，气伤形也；先肿而后痛者，形伤气也。"李中梓的注解是"气喜宣通，气伤则壅闭而不通，故痛；形为质象，形伤则稽留而不化，故肿。"在伤科中的形伤肿即指瘀血造成肿胀而言。马莳的注解说"然其为肿为痛，复有相因之机，先有是痛而后发肿者，盖以气先受伤而形亦受伤，谓之气伤形也，先有肿而后为痛者，盖以形先受伤，而气亦受伤，谓之形伤气也，形非气不充，气非形不生，形气相为依附，而病之相因者又如此。"说明伤气者，每多兼有血瘀，而血伤瘀凝，必致阻碍气机流通。《杂病源流犀烛·跌仆闪挫源流》说："跌仆闪挫，卒然身受，由外及内，气血俱伤病也。""而忽然跌，忽然闪挫，气为之震，震则激，激则壅，壅则气之周流一身者，忽因所壅而凝聚一处，是气失其所以为气矣。气运乎血，血本随气以周流，气凝则血亦凝矣，气凝在何处，则血亦凝在何处矣，夫至气滞血瘀则作肿作痛，诸变百出。"故临床上每多气血两伤，肿痛并见，但有所偏胜，或偏重伤气，或偏重伤血，以及先痛后肿，或先肿后痛等不同情况，故在治疗上常与理气活血同时并用。

② 血虚：血虚是体内血液不足所发生的病变，其原因主要是由于失血过多或心脾功能不佳，生血不足所致。在伤科疾患中，由于失血过多，新血一时未及补充；或因瘀血不去，新血不生；或因筋骨严重损伤，累及肝肾，肝血肾精不充，都能导致血虚。

血虚证候表现为面色不华或萎黄、头晕、目眩、心悸、手足发麻、心烦失眠、爪甲色淡、唇舌淡白、脉细无力。在伤科疾患中还可表现为局部损伤之处，久延不愈，甚至血虚筋挛、皮肤干燥、头发枯焦，或关节缺少血液滋养而僵硬、活动不利。

血虚患者，往往由于全身功能衰退，同时可出现气虚证候。气血俱虚则在伤科疾患中表现为损伤局部愈合缓慢，功能长期不能恢复等。

在创伤严重失血时，往往会出现四肢厥冷、大汗淋漓、烦躁不安，甚至晕厥等虚脱症状。血虽以气为帅，但气的宁谧温煦需血的濡养。失血过多时，气浮越于外而耗散、脱亡，出现气随血脱、血脱气散的虚脱证候。

③ 血热：损伤后积瘀化热或肝火炽盛，血分有热均可引起血热。临床可见发热、口渴、心烦、舌红绛、脉数等证候，严重者可出现高热昏迷。积瘀化热，邪毒感染，尚可致局部血肉腐败，酝酿液化成脓。《正体类要·正体主治大法》说："若患处或诸窍出血者，肝火炽盛，血热错经而妄行也。"若血热妄行，则可见出血不止等。

（三）津液的生理功能 · 津液是人体内一切正常水液的总称，主要是指体液而言。清而稀薄者称为津，浊而浓稠者称为液。津，多布散于肌表，以渗透润泽皮肉、筋骨之间，有温养充润的作用,所以《灵枢·五癃津液别》说:"以温肌肉,充皮肤,为其津。"汗液尿液均为津所化生。津血互生,血液得津液的不断补充,才能在周身环流不息,故《灵枢·痈疽》说"津液和调,变化而赤为血。"液,流注、浸润于关节、胸髓之间,以滑利关节、濡养脑髓和骨髓,同时也有润泽肌肤的功能。津和液,都是体内正常水液,两者之间可互相转化,故并称津液,有充盈空窍,滑利关节,润泽皮肤、肌肉、筋膜、软骨,濡养脑髓和骨髓,即所谓填精补髓等生理功能。

津液的生成、吸收和转输代谢,都需要通过有关脏腑的作用,如脾胃的吸收运化,肺的宣布肃降、通调水道,肾的温煦气化,三焦运行下输等。

(四)损伤与津液的关系　气血津液主要来源于水谷之精气,它们共同组成人体生命活动的基本物质,在人体的整个生理活动过程中,三者相互为用,密切联系。

《灵枢·营卫生会》说:"夺血者无汗,夺汗者无血",血液的盈亏与津液的盛衰相互影响,如在损伤大出血后,可出现口干烦渴、皮肤干燥和尿少等津液不足的证候,因此《伤寒论》中有"衄家不可发汗"和"亡血家不可发汗"之戒。

损伤而致血瘀时,由于积瘀生热,热邪灼伤津液,可使津液出现一时性消耗过多,而使滋润作用不能很好发挥,出现口渴、咽燥、大便干结、小便短少、舌苔黄而干糙等症。由于重伤久病,常能严重耗伤阴液,除了可见较重的伤津证候外,还可见全身情况差、舌色红绛而干燥、舌体瘦瘪、舌苔光剥、口干而不甚欲饮等症。

津液与气有密切的关系,损伤而致津液亏损时,气亦随之受损。津液大量丢失,甚至可导致"气随液脱"。而气虚不能固摄,又可致津液损伤。

损伤后如果有关脏腑的气机失调,必然会影响"三焦气化",妨碍津液的正常运行而形成病变。人体水液代谢调节,虽然是肺、脾、肾、三焦等脏器共同的职能,但起主要作用的是肾。这是因为三焦气化生于肾气,脾阳根源于肾阳,膀胱的排尿功能依赖于肾的气化作用之故。肾气虚衰时可见小溲清长,或水液潴留的表现,如局部或下肢浮肿。关节滑液停积,时可积聚为肿胀。

2·3·2　脏腑经络病机

(一)脏腑、经络的生理功能　脏腑是化生气血,通调经络,濡养皮肉筋骨,主持人体生命活动的主要器官。人体的内脏分为脏与腑二大类。心、肺、脾、肝、肾,称作五脏;胆、胃、大肠、小肠、膀胱、三焦,称作六腑。脏以化生和贮藏精气为一般功能,腑以腐熟水谷、传化糟粕、排泄水液为一般功能。如《素问·五藏别论》中说:"五脏者,藏精气而不泻也。""六腑者,传化物而不藏。"此外,将某些器官(如脑、髓、骨、脉、胆、女子胞)称为"奇恒之腑。"

经络是运行全身气血,联络脏腑肢节,沟通上下内外,调节体内各部分的通路。它内贯脏腑,外达肌表,网络全身。经络包括十二经脉、奇经八脉、十五别络,以及经别、经筋等。每一经脉都与内在的脏或腑相互连接着,同时脏腑又有相互表里的配偶关系。故在疾病的发生和传变上亦可以相互影响。人体是一个统一的整体,内外之间有着密切的联系,不同的体表组织由不同的内脏分工主宰。脏腑发生病变,必然会通过它的有关经络反映于体表;而处在体表的组织、器官和经脉本身的病变,同样可以影响其所属的脏腑。如"肝主筋"、"肾主骨"、"脾主肌肉"等。肝藏血主筋,肝血充盈,筋得所养;肝血不足,筋的功能就会发生异常。肾主骨,藏精气,精生骨髓,骨髓充实,则骨胳坚强。脾主肌肉,人体的肌肉依赖脾胃消磨水谷,化生气血以资濡养。这都说明人体内脏与筋骨气血的相互联系。在受伤后气血筋骨受伤的程度以及恢复预后等方面,与脏腑经络极其密切,必须给予足够的重视。因此,在治疗上,调整其脏腑的活动功能,有时可使体表组织、器官和经脉的症状消失;反之,治疗体表的经络部分,有时也能促使体内脏腑的病变痊愈。

(二)损伤与脏腑,经络的关系 脏腑病机是探讨疾病发生演变过程中,脏腑功能活动的病理变化机制。脏腑的生理各有主气,各有经脉,各有部位,故其主病亦各有不同之见证。

《素问·至真要大论》病机十九条中指出"诸风掉眩,皆属于肝;诸寒收引,皆属于肾;诸气膹郁,皆属于肺;诸湿肿满,皆属于脾;""诸痛痒疮,皆属于心。"说明各种病变与脏腑息息相关。而《灵枢·邪气脏腑病形》说:"有所堕坠,恶血留内;若有所大怒,气上而不下,积于胁下,则伤肝。有所击仆,若醉入房,汗出当风,则伤脾。有所用力举重,若入房过度,汗出浴水,则伤肾。"元·张洁古《活法机要》中说:"夫从高坠下,恶血留内,不分十二经络,医人俱作风中肝经,留于胁下,以中风疗之。血者,皆肝之所主,恶血必归于肝,不问何经之所伤,必留于胁下,盖肝主血故也。"进一步说明损伤与脏腑之间的联系。所以《血证论》强调"业医不知脏腑,则病原莫辨,用药无方"。

(1)肝、肾 早在《素问·宣明五气篇》中就提出五脏各随其不同功能而各有所主。"肝主筋"、"肾主骨"的理论亦广泛地运用在治疗上。损伤与肝、肾的关系十分密切。

肝主筋。《素问·五藏生成论》说:"肝之合筋也,其荣爪也。"《素问·六节藏象论》说:"其华在爪,其充在筋。"《素问·痿论》说:"肝主身之筋膜。"又如《素问·上古天真论》说:"丈夫……七八肝气衰,筋不能动,天癸竭,精少,肾脏衰,形体皆极。"提出人至五十多岁,则出现衰老状态,表现为筋的运动不灵活,并与肝肾虚弱有关。"肝主筋"也就是认为全身筋肉的运动与肝有密切关系。运动属于筋,而筋又属于肝,肝血充盈才能使肢体的筋得到充分的濡养,以维持正常的活动。若肝血不足,血不养筋,则出现手足拘挛、肢体麻木、屈伸不利等症。

肝藏血。《灵枢·本神》说:"肝藏血。"《素问·五藏生成论》说:"故人卧,血归于肝……足受血而能步,掌受血而能握。"是指肝脏具有贮藏血液和调节血量的功能。人体在休息时,各处不需要很多的血液供给,部分血液就归藏于肝,也即人静则血归于肝,当劳动或工作时,血液分布于全身各处,人动则血运于诸经。所以凡跌打损伤之证,而有恶血留内者,则不分何经,皆以肝为主,因肝主血,故败血凝滞,从其所属,必归于肝。又如跌仆闪挫进伤的疼痛多发生在胁肋少腹部位,是因为肝在胁下,肝经起于大趾,循少腹,布两胁的缘故。所以说肝藏血主筋,肝血充盈,筋得所养;肝血不足,筋的功能就会发生异常。

肾主骨,主生髓。《灵枢·本神》说:"肾藏精。"《素问·宣明五气篇》说:"肾主骨。"《素问·六节藏象论》说:"肾者……其充在骨。"《素问·五藏生成论》说:"肾之合骨也。"《素问·阴阳应象大论》说:"肾生骨髓","在体为骨。"都是说肾主骨生髓,骨是支持人体的支架。因为肾藏精,精生髓,髓养骨,所以骨的生长、发育、修复,均须依赖肾脏精气的滋养和推动。临床上小儿的骨软无力、囟门迟闭以及某些骨胳的发育畸形,是肾的精气不足所致;肾精不足,骨髓空虚,可致腿足痿弱而不能行动。《诸病源候论·腰痛不得俛仰候》说:"肾主腰脚","劳损于肾,动伤经络,又为风冷所侵,血气搏击,故腰痛也。"《医宗必读》认为腰痛的病因"有寒有湿,有风热,有挫闪,有瘀血,有滞气,有积痰皆标也,肾虚其本也。"所以肾虚者易致腰部扭闪和劳损等,而出现腰痠背痛,腰脊不能俯仰等证候。又如骨折伤必内动于肾,因肾生精髓,故骨折后如肾生养精髓不足,则无以养骨。故在治疗时,必须用补肾续骨之法,多采用入肾经的药物。筋骨相连,在骨折时也必然伤筋,筋伤内动于肝,肝血于是不充,血不足则无以荣筋,筋失滋养而影响修复。肝血肾精不足,还可以影响骨折的愈合,所以在补肾的同时须养肝、壮筋,多采用入肝经的药物。由于肝主筋、肾主骨,肝肾不足势必影响筋骨的愈合,断骨不易接续,关节功能活动不易恢复。伤筋伤骨之后,必然会影响肝肾的功能,所以,即使素无肝肾亏损的病人,为了促进其筋骨的愈合,都有调养肝肾的必要。因此在骨折与腰痛的治疗上必须要有整体观点,注意与内脏的关系,尤其是与肝肾二脏的关系。

(2) 脾、胃　脾主肌肉、四肢;脾为仓廪,主消化吸收。《素问·灵兰秘典论》说:"脾胃者,仓廪之官,五味出焉。"后人解释说:"脾胃受纳五谷,"所以称为仓廪;五味入于胃,脾转输以养五脏气,所以称为"五味出焉"。说明胃主受纳、脾主运化。运化是指运化水谷,输布精微。它对于气血的生成和维持正常活动所必需的营养起着主要的作用,故称为气血生化之源。此外,脾还具有统摄血液的功能。它对损伤后的修复起着重要的作用。

脾主肌肉四肢。《素问·五藏生成论》说:"脾之合肉也。"《素问·痿论》说:"脾主身之肌肉。"《素问·阴阳应象大论》说:"脾生肉……在体为肉,在脏为脾。"《灵枢·本神》说:"脾气虚则四肢不用。"由于全身的肌肉营养,依赖脾胃的健运。一般人如果营养好则肌肉壮实,四肢活动有力,受伤以后容易痊愈;反之,则肌肉瘦削,四肢疲惫,举动无力,伤后不易恢复。所以损伤以后还要注意气血的濡养情况,调理脾胃的功能。胃气强,则五脏俱盛。脾胃运化机能正常,则消化吸收旺盛,水谷精微得以生气化血,输布全身,伤后也容易修复。如果脾胃失去健运,则化源不足,无以滋养,胃气弱则五脏俱衰,势将影响气血的生化和筋骨损伤的恢复。所以有"胃气一败,百药难施"的说法。若伤后,脾胃机能减退,生化和转输功能障碍,日久则出现肢体较疲乏力、肌肉消瘦等现象。这就是因为脾主肌肉,脾主四肢,四肢皆禀气于胃的道理。

(3) 肺、心　气血的周流循环,还有赖于心肺的健全,因肺主气,心主血。心肺调和,则气血循环输布得以正常,才能发挥煦濡的作用,而筋骨损伤才能得到痊愈。《素问·五藏生成论》说:"诸气者皆属于肺"。肺主一身之气,如果肺气不足,不但会影响呼吸功能,而且也会影响真气的生成,从而导致全身性的气虚,出现体倦无力、气短、自汗等症状。《素问·痿论》说:"心主身之血脉。"主要是指心气有推动血液循环的功能。血行脉中,不仅需要心气的推动,而且也需血液的充盈,气为血为帅,而又依附于血。因此损伤后出血太多,血液不足而心血虚损时,心气也会随之不足,出现心悸、胸闷、眩晕等症。

(4) 经络　《灵枢·本脏》说:"经脉者,所以行血气而营阴阳,濡筋骨,利关节者也。"指出经络有运行气血,营运阴阳,濡养筋骨,滑利关节的作用。《灵枢·经别》说:"夫十二经脉者,人之所以生,病之所以成,人之所以治,病之所以起。"也可以说人体的生命活动,疾病变化和治疗作用,都是通过经络来实现的。经络的病候主要有两方面:一是脏腑伤病可以累及经络,经络伤病又可内传脏腑而出现症状;二是经络运行阻滞,影响它循行所过组织器官的功能,出现相应部位的证候。正如《杂病源流犀烛·跌仆闪挫源流》中说:"损伤之患,必由外侵内,而经络脏腑并与俱伤","亦必于脏腑经络间求之。"在医治伤科疾患时,应根据经络、脏腑学说来灵活运用,达到调整其内脏的活动机能,和体表组织、器官的功能。因为经脉内联脏腑,外络支节,布满于全身,是营卫气血循行的通路,所以一旦受伤就使营卫气血的通路受到了阻滞。《伤科真传秘抄》说:"若为伤科而不知此十二经脉之系统,则虽有良药,安能见效,而用药、用手法,亦非遵循于此不可也。"《证治准绳·疡医》说:"察其所伤,有上下轻重深浅之异,经络气血多少之殊。"《圣济总录·伤折门》也说:"若因伤折,内动经络,血行之道不得宣通,瘀积不散,则为肿为痛,治宜除去恶瘀,使气血流通,则可以复完也。"进一步说明了损伤疾患,必由外侵内,而使经络脏腑并与俱伤,治疗的方法,亦必于经络脏腑间求之。

2·3·3 筋骨病机

(一)筋骨的生理功能　筋,是指筋络、筋膜、肌腱、韧带、肌肉、关节囊、关节软骨等的总称。古代有十二经筋的名称,配合十二经脉,多起于四肢爪甲之间,终于头面,内行胸腹空廓,但不入于脏腑。《灵枢·经脉》说:"筋为刚",言筋的功能坚劲刚强,能约束骨胳。《素问·五藏生成论》说:"诸筋者皆属于节。"说明人体的筋都附着于骨上,大筋联络关节,小筋附于骨外;筋的主要功用为连属关节,络缀形休,主司关节运动。

骨,属于奇恒之府,《灵枢·经脉》说:"骨为干"。《素问·痿论》说:"肾主身之骨髓"。《素问·脉要精微论》又说:"骨者髓之府,不能久立,行则振掉,骨将惫矣。"扼要地指出骨的作用,不但为立身之主干,还内藏精髓,与肾气有密切关系,肾藏精、精生髓、髓养骨,合骨者肾也,故肾气的充盈与否能影响骨的成长、壮健与再生。反之,骨受损伤,可累及肾,二者互有影响。所以《素问·生气通天论》又有"因而强力,肾气乃伤,高骨乃坏"的说法。

肢体的运动,虽有赖于筋骨,但筋骨离不开气血的温煦濡养,气血化生,濡养充足,筋骨功能才可劲强;而且筋骨又是肝肾的外合,肝血充盈,肾精充足,则筋劲骨强。因此,肝肾精气盛衰,关系筋骨的成长与衰退。

(二)筋骨与损伤的关系　筋骨的损伤,在伤科疾患中最为多见,一般分为"伤筋"、"伤骨",但二者又互有联系。

(1)伤筋　《杂病源流犀烛·筋骨皮肉毛发病源流》中说:"筋也者,所以束节络骨,绊肉绷皮,为一身之关纽,利全体之运动者也,其主则属于肝。故曰,筋者,肝之合。按人身之筋,到处皆有,纵横无算。而又有为诸筋之主者曰宗筋","筋之总聚处,则在于膝。灵枢云:诸筋者,皆属于节。""所以屈伸行动,皆筋为之。"因此,筋病多影响肢体的活动。一般来说,筋急则为拘挛,筋弛则为痿弱不用。凡跌打损伤,筋每首当其冲,受伤机会最多。在临床上,凡扭伤、挫伤后,可致筋肉损伤,局部肿痛、青紫、关节屈伸不利。即使在"伤骨"的病证中,如骨折时,由于筋附着于骨的表面,筋亦往往首先受伤;关节脱位时,关节四周筋膜多有破损。所以,在治疗骨折、脱位时都应考虑伤筋这个因素。忽略了它,就不能取得满意的疗效。慢性的劳损,亦可导致筋的损伤,如"久行伤筋",说明久行过度疲劳,可致筋的损伤。临床上筋伤机会甚多,其证候表现、病理变化复杂多端,如筋急、筋缓、筋缩、筋挛、筋痿、筋结、筋惕等等,宜细审察之。

(2)伤骨　在伤科疾患中所见的"伤骨"病证,包括骨折、脱位,多因间接暴力或直接暴力所引起。凡伤后出现肿胀、疼痛、活动功能障碍,并可因骨折断端位置的改变而有畸形、骨擦音、异常活动,或因关节脱位,骨的位置不正常,可使附着之筋紧张而出现弹性固定情况。但伤骨不会是单纯性的孤立的损伤。如上所述,损骨能伤筋,伤筋亦能损骨,筋骨的损伤必然累及气血伤于内,因脉络受损,血瘀气滞,为肿为痛。《灵枢·本脏》指出:"是故血和则经脉流行,营复阴阳,筋骨劲强,关节清利矣"。所以治疗伤骨时,必须行气消瘀以纠正气滞血瘀的病理变化。

伤筋损骨还可累及肝肾精气,《备急千金要方》说:"肾应骨,骨与肾合","肝应筋,筋与肝合"。肝肾精气充足,可促使肢体骨胳强壮有力。因此,伤后如能注意调补肝肾,充分发挥精生骨髓的作用,就能促进筋骨修复。

　　《素问·宣明五气篇》指出五脏所主除肝主筋,还有"肾主骨",五劳所伤除久行伤筋外还有"久立伤骨",说明了过度疲劳也能使人体筋骨受伤,如临床所见的跖骨疲劳骨折等。

　　此外,对《东垣十书·内外伤辨》指出的"热伤气","热则骨消筋缓","寒伤形","寒则筋挛骨痛"等,亦须予以注意。

3 辨证

伤科的辨证,就是通过望、问、闻、切四诊,结合X线和实验室检查,将所搜集的临床资料作为依据,根据八纲进行分类,并以脏腑、气血、经络等理论为基础,根据它们内在联系,加以综合分析,而作出诊断的过程。损伤的辨证方法很多,有根据病程的不同阶段的分期辨证,以及根据不同证候的分型辨证等。这些辨证的方法,有各自的特点和侧重。在临床上,这几种辨证方法往往需要互相补充,诊断才能臻于完善。

在辨证时,既要求有整体观念,进行全面检查,还要结合伤科的特点,进行细致的局部检查。

3·1 望诊

对伤科患者进行诊治时,必须通过望诊来进行全面观察。伤科的望诊,除了对全身的神色形态等应作全面的观察检查外,对损伤局部及其邻近部位必须特别认真察看。如《伤科补要》中就明确指出"凡视重伤,先解开衣服,遍观伤之轻重"。要求暴露足够的范围。通过望全身、望损伤局部、望舌质苔色等方面,以初步确定损伤的部位、性质和轻重。

3·1·1 望全身

(一)望神色 首先察其神态色泽的变化。《素问·移精变气论》早就指出:"得神者昌,失神者亡",神的存亡关系着生死之根本,不可不加以重视。临床上往往根据患者的精神和色泽来判断损伤之轻重,病情之缓急。如神色无明显改变者,伤势较轻。若面容憔悴、神气萎顿、色泽晦暗者,是正气已伤,伤情较重的表现。损伤失血多时,可出现唇青面白、肤色苍白,严重者肤色可为灰土色或紫绀色。对重伤患者须观察其神志是否清醒。若神志昏迷、神昏谵语、汗出如油、目暗睛迷、瞳孔缩小或散大、形羸色败、呼吸微弱或喘急异常,多属危急的证候。

(二)望形态 在肢体受伤较重时,常出现形态的改变。形态的改变多为骨折、关节脱位以及严重伤筋的表现。如下肢骨折时,多数不能直立行走;肩、肘关节脱位,多以健侧手臂扶持患侧的前臂,身体也多向患侧倾斜;颞颌关节脱位时,多用手托住下颌;腰部急性扭伤,身体多向患侧伛偻,且有用手支撑腰部等姿势。

3·1·2 望局部

(一)望畸形 骨折或关节脱位后,肢体一般均有明显的畸形。如关节脱位后,原关节处出现凹陷,而在邻近之处,因骨脱出而显著的隆起,患肢可有长短粗细等变化。又如完全骨折患者的伤肢,因重叠移位而有不同程度的增粗和缩短,原来的骨位出现高突或凹陷等状。老年人股骨颈和股骨转子间骨折,多有典型的患肢缩短与外旋畸形。腰椎间盘突出症,多见脊柱侧弯。陈旧性骨折及脱位,都因筋肉不活动,而使局部筋肉萎缩和细弱。所以望畸形对于外伤的辨证,是十分重要的。

(二)望肿胀、瘀癍 人体损伤,多伤及气血,以致气滞血凝,瘀积不散,瘀血滞于肌表,则为肿胀、瘀斑。故需要观察其肿胀的程度,以及色泽的变化。新伤瘀肿较甚,陈伤肿胀和色泽变化不明显。

（三）望创口 对开放性损伤，须注意创口的大小、深浅，创缘是否整齐，创面污染程度，色泽鲜红还是紫暗，以及出血多少等。如已感染，应注意流脓是否畅通，脓液的气味及稀稠等情况。

（四）望肢体功能 注意望肢体功能活动情况，如上肢能否上举，下肢能否行走等，再进一步检查关节能否屈伸旋转等功能。例如，肩关节的正常活动有外展、内收、前屈、后伸、内旋和外旋六种。凡上肢外展未满90°，而外展时肩胛骨一并移动，说明外展动作受限制；当肘关节屈曲时，正常肩关节内收时肘尖可接近中线。若作上述动作，肘尖不能接近中线，说明内收动作受限制；若患者梳发的动作受限制，说明有外旋功能障碍。若患者手背不能置于背部，说明内旋功能障碍。肘关节虽仅有屈曲和伸直的功能，而上下尺桡关节的联合活动可产生前臂旋前和旋后活动。如有活动障碍时，应进一步查明是何种活动有障碍。为了精确掌握其障碍的情况，除嘱其主动活动外，往往与摸法、量法结合进行，通过对比的方法以测定其主动与被动活动的功能活动度，所以望诊又可结合"量"、"比"、"摸"三法来应用。

3·1·3 望舌苔

观察舌质及苔色，虽然不能直接判断损伤的部位及性质，但心开窍于舌，舌为心之苗，又为脾胃之外候。它与各脏腑均有密切联系。《辨舌指南》说："辨舌质，可辨五脏之虚实；视舌苔，可察六淫之浅深。"所以它能反映人体气血的盛衰，津液的盈亏，病情的进退，病邪的性质，病位的深浅以及伤后机体的变化。因此望舌是伤科辨证的重要部分。

舌质和舌苔都可以诊察人体内部的寒热、虚实等变化，两者既有密切的关系，又各有重点。大体上，反映在舌质上的，以气血的变化为重点；反映在舌苔上的，以脾胃的变化为重点。所以察舌质、察舌苔可以得到相互印证，相得益彰的效果。

（一）舌色方面正常人一般为淡红色，如舌色淡白，为气血虚弱，或为阳气不足而伴有寒象。

（二）舌色红绛为热证，或为阴虚。舌色鲜红，深于正常，称为舌红，进一步发展而成为深红者称为绛。两者均主有热，但绛者热势更甚，多见于里热实证、感染发热和创伤大手术以后。

（三）舌色青紫，为伤后气血运行不畅，瘀血凝聚。局部紫斑表示血瘀程度较轻，或局部有瘀血。全舌青紫表示血瘀程度较重。青紫而滑润，表示阴寒血凝，为阳气不能温运血液所致。绛紫而干表示热邪深重，津伤血滞。

（四）观察舌苔的变化，可鉴别疾病是属表还是属里；舌苔的过少或过多标志着正邪两方的虚实。

薄白而润滑为正常舌苔，或为一般外伤复感风寒，初起在表，病邪未盛，正气未伤；舌苔过少或无苔表示脾胃虚弱；厚白而滑为损伤伴有寒湿或寒痰等兼证；厚白而腻为湿浊，薄白而干燥为寒邪化热，津液不足；厚白而干燥表示湿邪化燥；白如积粉可见于创伤感染、热毒内蕴之证。

（五）舌苔的厚薄与邪气的多少成正比。舌苔厚腻为湿浊内盛，舌苔愈厚则邪愈重。从舌苔的消长和转化上可测知病情的发展趋势。由薄增厚为病进；由厚减薄称为"苔化"，为病退。但在舌红光剥无苔时属胃气虚或阴液伤，老年人股骨颈等骨折时多见之。

（六）黄苔一般主热证，主里热证。如创伤感染，瘀血化热时多见。脏腑为邪热侵扰，皆能使白苔转黄,尤其是脾胃有热;薄黄而干,为热邪伤津;黄腻为湿热;老黄为实热积聚;淡黄薄润表示湿重热轻;黄白相兼表示由寒化热,由表入里;白、黄、灰黑色泽变化标志着人体内寒热以及病邪发生变化。若由黄色而转为灰黑苔时表示病邪较盛,多见于严重创伤感染伴有高热或失水等。

3·1·4 量法

早在《灵枢·经水》就有"度量"的记载,《灵枢·骨度》则对骨尺寸用等分法来作为测量依据,《仙授理伤续断秘方》亦提出要"相度患处"。量法至今仍为伤科临床医师所重视。对伤肢望诊时,可用带尺及量角器等来测量其长短、粗细以及关节活动角度大小等,并与健侧作比较。通过量法进行对比分析,能使辨证既清楚又具体,可以用作正确的记录。这一方法称之为量法,适用于如下几个方面:

(一)测量长短、粗细

(1) 长于健侧 伤肢显著增长者,常为脱位的标志,多见于肩、髋等关节向前或向下脱位,亦可见于骨折过度牵引等。

(2) 短于健侧 伤在肢体,多系有短缩畸形之骨折;伤在关节,则因脱位而引起,如髋关节、肘关节之向后脱位等。

(3) 粗于健侧 有畸形而量之较健侧显著增粗者,多属骨折、关节脱位等重症。如无畸形而量之较健侧粗者,多系伤筋肿胀等。

(4) 细于健侧 可为陈伤误治而成筋肉萎缩,或有神经疾患而致肢体瘫痪。

(二)使用量法的注意事项

(1) 测量前应注意有无先后天畸形,防止混淆。

(2) 患肢与健肢须放在完全对称的位置上,如患肢在外展位,健肢必须放在同样角度的外展位。

(3) 定点要准确,可在起点与止点做好标记,带尺要拉紧。

(4) 肢体长短测量法

上肢长度:从肩峰至桡骨茎突尖(或中指尖)。①上臂长度:肩峰至肱骨外上髁;②前臂长度:肱骨外上髁至桡骨茎突。

下肢长度:髂前上棘至内踝下缘,或脐至内踝下缘(骨盆骨折或髋部病变时用之)。①大腿长度:髂前上棘至膝关节内缘;②小腿长度:膝关节内缘至内踝。

(5) 肢体周径 两肢体取相应的同一水平测量,测量肿胀时取最肿处,测量肌萎缩时取肌腹部。如下肢常在髌上 10～15cm 处测量大腿周径,在小腿最粗处测定小腿周径等。通过肢体周径的测量,以了解其肿胀程度或有无肌肉萎缩等。

(三)测量关节活动范围 可用特别的量角器来测量关节活动之范围,并以角度计算记录其屈伸旋转的度数,与健侧进行对比,如小于健侧,多属关节活动功能障碍。

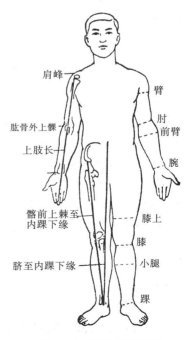

图 3-1 肢体长度测量

角度测量时可先将量角器的轴对准关节中心,量角器的两臂紧贴肢体并对准肢体的轴线,然后记载量角器所示的角度(没有量角器时,也可用目测并用等分的方法估计近似值),与健肢的相应关节或与正常人比较。常用的记录方法有两种:

(1)中立位 0°法　先确定每一关节的中立位为 0°,例如,肘关节完全伸直时定为 0°,完全屈曲时可成 140°。

(2)邻肢夹角法　以两个相邻肢段所构成的夹角计算。例如,肘关节完全伸直时定为 180°,屈曲时可成 40°,则关节活动范围为 180° – 40° = 140°。

为了避免记录混乱,本讲义采用中立位 0°法作记录。对不易精确测量角度的部位,关节功能可用测量长度的方法以记录各骨的相对移动范围。例如,颈椎前屈可测下颏至胸骨柄的距离,腰椎前屈时测下垂的中指尖与地面的距离等。

【附】　四肢关节测量角度时量角器放置部位表

关节活动	测定器的中心位置	量角器一脚的位置	量角器另一脚的位置
肩关节的屈伸、外展、内收	肱骨头	肩峰——髂骨最高点	肩峰——肱骨外髁
肘关节屈伸	肱骨外髁	肱骨外髁——肩峰	肱骨外髁——桡骨茎突
腕关节的屈伸	尺骨远端	沿尺骨外缘	沿第五掌骨(小指缘)
腕关节的外展和内收	桡尺骨远端中点	桡尺骨中线	第4、5指间
髋关节的屈伸、外展、内收	股骨大转子	大转子——腋中线	大转子——股骨外髁
膝关节的屈伸	股骨外髁	股骨外髁——大转子	股骨外髁——腓骨外踝
踝关节的屈伸	内踝	内踝——股骨内髁	内踝——第一跖趾关节

3·2　问诊

为了获得正确的诊断,就得重视调查研究,详细分析病情的一切资料,包括详细询问病人的主诉病史,找出和抓住主要矛盾,才能进行正确的治疗。正如《四诊抉微》所说:"使其受病本末,胸中洞然,而后或攻或补,何愁不中乎。"该书又指出:"问为审察病机之关键。"问诊是伤科辨证的一个非常重要的环节。伤科的问诊除了应收集年龄、职业、工种等一般情况、以往病史以及诊断学中"十问"的内容外,必需重点询问以下几个方面:

(1)主诉　问患者主要症状及发病时间。主诉可以提示病变的性质和促进患者前来就医的原因。伤科患者的主诉主要有三个方面,即运动功能障碍、疼痛、畸形(包括错位、挛缩、肿物)。

(2)伤势　问受伤的部位、受伤的过程曾否晕厥,晕厥的时间以及醒后再昏迷和急救的措施等。

(3)受伤的时间　问损伤的时间长短。如突然受伤,为急性损伤;如逐渐形成,属慢性劳损。

（4）受伤时的原因和体位　如跌仆、闪挫、扭捩、堕坠等，以及询问暴力的性质、方向和强度，损伤时患者当时所处的体位、情绪等。如伤时正在弯腰劳动则损伤易发生在腰部；伤时是在高空作业，忽然由高坠地，足跟着地，则损伤可能发生在足跟、脊柱或头部等；伤时正与人争论，情绪激昂或愤怒，则在遭受打击后不仅有外伤，还可兼有七情内伤。

（5）伤处　问损伤的部位和局部的各种症状，包括创口情况、出血多少以及活动对伤处所产生的影响等。

（6）疼痛　详细询问疼痛的起始日期、部位、性质、程度。应问其是剧痛、瘥痛或麻木；疼痛是持续性或是间歇性，是加重或是减轻；疼痛的范围是在扩大、缩小或是局限固定不移，多发抑或游走，有无放射痛，放射到何处；服止痛药后能否减轻；各种不同的动作（负重、咳嗽、喷嚏等）对疼痛有何影响，与气候变化有无关系；休息及白昼、黑夜对疼痛程度有无改变等。

（7）受伤后肢体之功能　如有功能障碍，应问是受伤后立即发生的，或是过了一段时间以后才发生。一般骨折、脱位后活动功能多立即丧失；伤筋大多过了一段时间症状随着肿胀而逐步加重。

（8）过去史　问过去的疾病可能与目前的损伤有关的内容，应详细询问结核史、外伤史、血液病、肿瘤等。

（9）家庭及个人生活史　问家庭成员或经常接触的人有无慢性传染性疾病，如结核等疾病。个人生活史方面应着重职业的改变情况，以及家务劳动和个人嗜好等。

（10）医治经过及其他　询问医治经过和效果，以及目前存在的问题，以便全面掌握病情的变化，分析已作的处理是否妥当，从而决定应当采取何种治疗措施。

3·3　闻诊

闻诊除注意听病人的语言、呼吸、咳嗽，嗅呕吐物及伤口、二便或其他排泄物的气味等一般内容外，伤科闻诊时还应注意以下几点：

（一）听骨擦音　骨擦音是骨折的主要体征之一。无嵌插的完全性骨折，当摆动或触摸骨折的肢体时，两断端互相摩擦可发生音响或摩擦感，称骨擦音（感）。骨骺分离的骨擦音与骨折的性质相同，但较柔和。所以注意听骨擦音，不仅可以帮助辨明是否存在骨折，而且还可进一步分析骨折属于何种性质。如《伤科补要》说："骨若全断，动则辘辘有声。如骨损未断，动则无声。或有零星败骨在内，动则淅淅之声"。骨擦音经治疗后消失，表示骨折已接续。但应注意，检查者不宜主动去寻找骨擦音，以免增加病人的痛苦和损伤。

（二）听入臼声　关节脱位在整复成功时，常能听到"格得"一声，《伤科补要》说："凡上骱时，骱内必有响声活动，其骱已上；若无响声活动者，其骱未上也"。当复位时听得此响声，应立刻停止增加拔伸牵引力，以免肌肉、韧带、关节囊等软组织被拔拉太过而增加损伤。

（三）听筋的响声　部分伤筋在检查时可有特殊的摩擦音或弹响声，最常见的有以下几种：

（1）关节摩擦音　一手放在关节上，另一手移动关节远端的肢体，可检查出关节摩擦音，或感到有摩擦感。①柔和的关节摩擦音可在一些慢性或亚急性关节疾患中听得；②粗糙的关节摩擦音可在骨性关节炎时听到；③在关节内，如在关节运动之某一角度，经常出现一个尖细的声音，表示关节内有移位的软骨或游离体。

（2）腱鞘炎与腱周围炎的摩擦音　屈拇与屈指肌腱狭窄性腱鞘炎患者在作伸屈手指的检查时可听到弹响声，多系肌腱通过肥厚之腱鞘所产生，所以习惯上又把这种狭窄性腱鞘炎称为弹响指。

腱周围炎在检查时常可听得好似捻干燥的头发时发出的一种声音，即"捻发音"。多在有炎性渗出液的腱鞘周围听得，好发于前臂的伸肌群、大腿的股四头肌和小腿的跟腱部。

（3）关节弹响声　膝关节半月板损伤或关节内有游离体，在作膝关节屈伸旋转活动时，可发生较清脆的弹响声。

（四）听啼哭声　应用于听小儿患者，以辨别受伤之部位。小儿不会准确说明伤部病情，家属有时也不能提供可靠病史。检查患儿时，若摸到患肢某一部位，小儿啼哭或哭声加剧，则往往能提示该处可能是损伤的部位。

（五）听创伤引起的皮下气肿的摩擦音　当创伤后发现大片皮下组织有不相称的弥漫性肿起时，应检查有无皮下气肿。当皮下组织中有气体存在，检查时有一种特殊的捻发音或捻发感，把手指分开象扇形，轻轻揉按患部就能感到。肋骨骨折后，若断端刺破肺脏，空气渗入皮下组织可形成皮下气肿。开放骨折合并气性坏疽时形成一定量的气体后，可出现皮下气肿，伤口常有奇臭的脓液。在手术创口周围、缝合裂伤的周围如有空气残留在切口中，亦可发生皮下气肿。

3·4　切诊

伤科的切诊包括脉诊和摸法两个重要内容。切脉主要是掌握内部气血、虚实、寒热等变化；摸法主要是鉴别外伤轻重深浅的不同，在伤科临床方面应用极为广泛。

3·4·1　脉诊

损伤常见的脉象有如下数种：

（1）浮脉　轻按应指即得，重按之后反觉脉搏的搏动力量稍减而不空，举之泛泛而有余。在新伤瘀肿、疼痛剧烈或兼有表证时多见之。

大出血及长期慢性病患者，出现浮脉时说明正气不足，虚象严重。

（2）沉脉　轻按不应，重按始得，一般沉脉主病在里，伤科在内伤气血、腰脊损伤疼痛时多见之。

（3）迟脉　脉搏至数缓慢，每息脉来不足四至，一般迟脉主寒、主阳虚，在伤筋挛缩、瘀血凝滞等证多见之。

（4）数脉　每息脉来超过五至以上。数而有力，多为实热；虚数无力者多属阴虚。在一般损伤发热时多见之。

（5）滑脉　往来流利，如珠走盘，应指圆滑，在胸部挫伤血实气壅时及妊娠期多见之。

（6）涩脉　指脉形不流利，细而迟，往为艰涩，如轻刀刮竹，主气滞、血瘀、精血不足。血亏津少不能濡润经络、气滞血瘀的陈伤多见之。《四诊抉微》载："滑伯仁曰，提纲之要，不出浮沉迟数滑涩之六脉，夫所谓不出六者。亦为其足统表里阴阳虚实，冷热风寒湿燥，脏腑血气之病也"。故有以上述六脉为纲的说法。

（7）弦脉　脉形端直以长，如按琴弦，主诸痛，主肝胆疾病，阴虚阳亢。在胸部损伤以及各种损伤剧烈疼痛时多见之，还常见于伴有肝胆疾患、高血压、动脉硬化等病的损伤患者。弦而有力者称为紧脉，多见于外感寒胜之腰痛。

（8）濡脉　浮而细软,脉气无力以动,与弦脉相对,在劳伤气血不足、气血两虚时多见之。

（9）洪脉　脉来如波涛汹涌,来盛去衰,在经络热盛、伤后血瘀生热时多见之。

（10）细脉　脉细如线,应指显然。在气虚不足,诸虚劳损,或久病体弱时多见之。

（11）芤脉　浮大中空,为失血之脉,在损伤出血过多时多见之。

（12）结、代脉　间歇脉之统称。脉来缓慢而时一止,止无定数为结脉;脉来动而中止,不能自还,良久复动,止有定数为代脉。在损伤疼痛剧烈,脉气不衔接时多见之。

伤科脉法的纲要,主要可归纳成以下几点：

① 瘀血停积者多系实证,故脉宜坚强而实,不宜虚细而涩;洪大者顺,沉细者恶。

② 亡血过多者多系虚证,故脉宜虚细而涩,不宜坚强而实;故沉小者顺,洪大者恶。

③ 六脉模糊者,症虽轻而预后必恶。

④ 外证虽重,而脉来缓和有神者,预后良好。

⑤ 在重伤痛极时,脉多弦紧,偶然出现结代脉,系疼痛而引起的暂时脉象,并非恶候。

3·4·2　摸法

摸法又称摸诊。摸法是伤科诊断方法中的重要方法之一。关于摸法的重要性及其使用方法,历代医学文献中有许多记载,如《医宗金鉴·正骨心法要旨》说:"以手摸之,自悉其情。""摸者,用手细摸其所伤之处,或骨断、骨碎、骨歪、骨整、骨软、骨硬、筋强、筋柔、筋歪、筋正、筋断、筋走。"通过医者的手对损伤局部的认真触摸,可帮助了解损伤的性质,有无骨折、脱位,以及骨折、脱位的移位方向等。在没有 X 线设备的情况下,依靠长期临床实践积累的经验,运用摸法,亦能对许多损伤性疾病获得比较正确的诊断。摸法的用途极为广泛,在伤科临床上的作用十分重要。

（一）主要用途

（1）摸压痛处　根据压痛的部位、范围、程度来鉴别损伤的性质种类,直接压痛可能是局部有骨折或伤筋,而间接压痛(如纵轴叩击痛)常显示骨折的存在。长骨干完全骨折时,在骨折部多有环状压痛。骨折斜断时,压痛范围较横断为大。

（2）摸畸形　触摸体表骨突变化,可以判断骨折和脱位的性质、位置、移位方向以及呈现重叠、成角或旋转畸形等情况。

（3）摸肤温　从局部皮肤冷热的程度,可以辨识是热证或是寒证,及了解患肢血运情况。热肿,一般表示新伤或局部瘀热感染;冷肿,表示寒性疾患;伤肢远端冰凉、麻木、动脉搏动减弱或消失,则表示血运障碍。摸肤温时一般用手背测试最为合宜。

（4）摸异常活动　在肢体没有关节处出现了类似关节的活动,或关节原来不能活动的方向出现了活动,多见于骨折和韧带断裂。检查骨折病人时,不要主动寻找异常活动,以免增加患者的痛苦和加重局部的损伤。

（5）摸弹性固定　脱位的关节常保持在特殊的畸形位置,在摸诊时手中有弹力感。这是关节脱位特征之一。

（6）摸肿块　首先应区别肿块的解剖层次,是骨性的或囊性的,是在骨胳还是在肌腱、肌肉等组织中,还须触摸其大小、形态、硬度,边界是否清楚,推之是否可以移动。

（二）常用手法

（1）触摸法　即用手指细心触摸伤处,古人有"手摸心会"的要领,就是要求通过对伤处

【附一】　四肢主要关节活动的肌肉、神经支配表

关　　节	动　　作	肌　　肉	神　　经
肩 关 节	前屈	三角肌（前）	腋神经
	后伸	背阔肌	胸背神经
		大圆肌	肩胛下神经
	外展	三角肌（外）	腋神经
		冈上肌	肩胛上神经
	内收	胸大肌	胸前神经
		背阔肌	胸背神经
	内旋	肩胛下肌	肩胛下神经
		胸大肌	胸前神经
	外旋	冈下肌	肩胛上神经
		小圆肌	腋神经
肘 关 节	屈	肱二头肌	肌皮神经
		肱肌	肌皮神经
	伸	肱三头肌	桡神经
		肘后肌	桡神经
前　　臂 （上下尺桡关节）	旋后	肱二头肌	肌皮神经
		旋后肌	桡神经
	旋前	旋前圆肌	正中神经
		旋前方肌	正中神经
腕 关 节	掌屈	桡侧屈腕肌	正中神经
		尺侧屈腕肌	尺神经
	背伸	桡侧伸腕长、短肌	桡神经
		尺侧伸腕肌	桡神经
	外展 （桡侧屈）	外展拇长肌	桡神经
		桡侧伸腕长肌	桡神经
	内收 （尺侧屈）	尺侧屈腕肌	尺神经
		尺侧伸腕肌	桡神经
髋 关 节	屈	髂腰肌	腰 2～3
	伸	臀大肌	臀下神经
		股二头肌	坐骨神经
	外展	臀中肌	臀上神经
	内收	阔筋膜张肌	臀上神经
		内收大肌	闭孔神经
		内收长肌	闭孔神经
	内旋	臀小肌	臀上神经
		阔筋膜张肌	臀上神经
	外旋	臀大肌	臀下神经
膝 关 节	屈	股二头肌	坐骨神经
		半腱肌、半膜肌	坐骨神经
	伸	股四头肌	股神经
踝 关 节	背伸	胫骨前肌	腓深神经
		伸踇（趾）长肌	腓深神经
	跖屈	腓肠肌	胫神经
		比目鱼肌	胫神经

的触摸,做到心中有数,以辨明损伤的局部情况。

(2) 挤压法　用手挤压患处上下、左右、前后,根据力的传导作用来诊断骨胳是否折断。检查肋骨骨折时,常采用手掌按胸骨及相应的脊骨,进行前后挤压。检查骨盆骨折时,常采用两手挤压两侧髂骨翼。此法有助于鉴别是骨折还是挫伤。

(3) 叩击法　本法是利用对肢体远端的纵向叩击所产生的冲击力来检查有无骨折的一种方法。检查股骨、胫腓骨骨折,有时采用叩击足跟的方法。检查脊椎损伤时可采用叩击头顶的方法。检查四肢骨折是否愈合,常采用纵向叩击法。

(4) 旋转法　用手握住伤肢下端,作轻轻的旋转动作,以观察伤处有无疼痛、活动障碍及特殊的响声。旋转法常与屈伸关节的手法配合应用。

(5) 屈伸法　用手握住伤处邻近的关节作屈伸动作,根据屈伸的度数作为测量关节活动功能的依据。旋转法与本法常与患者主动的屈伸与旋转活动进行对比。

摸诊非常重视对比,所以我们要认真对待"望、比、摸"的综合应用。医者在摸诊时,须善于将患侧与健侧作对比,而后才能正确地分析通过摸诊所获得的资料的临床意义。应用四诊进行辩证时也是经常用"对比"的方法来帮助诊断。如望诊与量法主要是患侧与健侧比形态、比长短、比粗细、比活动功能等;闻诊与摸法也是通过比较来发现问题。此外,治疗前后的对比,如对骨折、脱位正骨复位前后的对比、功能恢复过程的对比,对诊断都很有帮助。

【附二】　人体关节功能活动范围

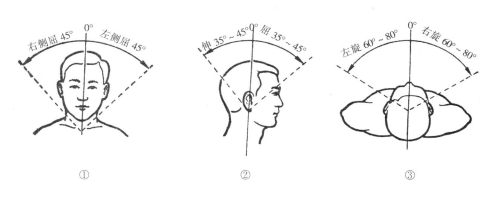

图 3-2　颈段活动范围①~③

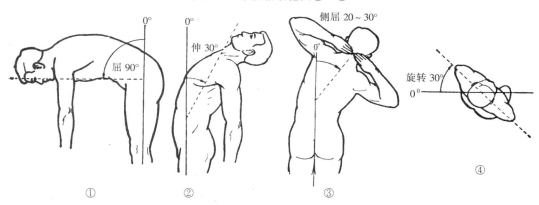

图 3-3　腰段活动范围①~④

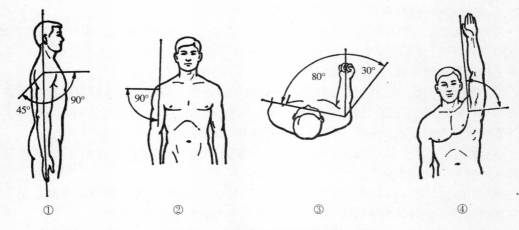

① ② ③ ④

图 3－4 肩关节活动范围①～④

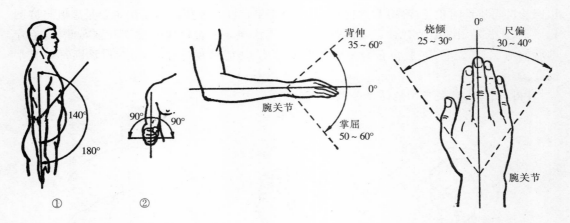

① ②

图 3－5 肘关节活动范围①②

图 3－6 腕关节活动范围

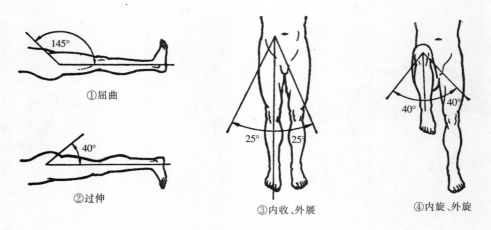

①屈曲

②过伸

③内收、外展

④内旋、外旋

图 3－7 髋关节活动范围①～④

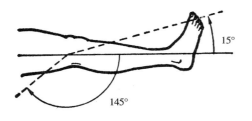

图 3 - 8 膝关节活动范围

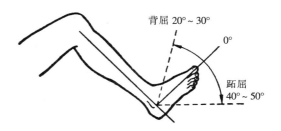

图 3 - 9 踝关节活动范围

4 治法

伤科疾病的治疗,应以辨证论治为基础,贯彻固定与活动统一(动静结合)、骨与软组织并重(筋骨并重)、局部与整体兼顾(内外兼治)、医疗措施与患者的主观能动性密切配合(医患合作)的治疗原则。

《普济方·折伤门》中说:"凡从高处坠下,伤损肿痛,轻者在外,涂敷可已;重者在内,当导瘀血,养肌肉。宜察浅深以治之。"又说:"血行脉中,贯于肉理,环周一身。因其肌体外固,径隧内通,乃能流注不失其常。若因伤折,内动经络,血行之道不得宣通,瘀积则为肿为痛。治宜除去恶瘀,使气血流通,则可以伤完也。"阐明了局部损伤和整体的关系,在治疗时必须互相兼顾。

伤科的治疗方治可分为内治法与外治法两种,临床可根据病情有针对性地选用。

4·1 内治法

此法是通过服药使局部与整体得以兼治的一种方法。可按患者的具体情况采用先攻后补、攻补兼施或先补后攻等,临床一般采用三期辨证而选择使用。《医宗金鉴·正骨心法要旨》说:"今之正骨科,即古跌打损伤之证也。专从血论,须先辨或有瘀血停积,或为亡血过多……二者治法不同。有瘀血者,宜攻利之;亡血者,宜补而行之。"对损伤初期有瘀者,宜采用攻利法。但血与气二者是互相联系的,有着不可分割的关系,所以在治疗时必须治血与理气兼顾。常用的有攻下逐瘀法、行气活血法、清热凉血法;损伤中期,局部肿胀基本消退,疼痛逐渐消失,瘀未尽去,筋骨未连接,故宜用和法,以和营生新、接骨续筋。常用的有和营止痛法、接骨续损法、舒筋活络法;损伤后期,由于气血耗损,往往出现虚象。《素问·三部九候论》说:"虚则补之",《素问·至真要大论》说:"损者温之",故应采用补法。常用的有补气养血法、补益肝肾法。若损伤日久,复感风寒湿邪,宜采用温经通络法。

4·1·1 攻下逐瘀法

跌打损伤,必使血脉受伤,恶血留滞,壅塞于经道,瘀血不去则新血不生。《素问·至真要大论》说:"留者攻之",《素问·缪刺论》说:"人有所堕坠,恶血留内,腹中满胀,不得前后,先饮利药。"故受伤后有瘀血停积者宜采用攻下逐瘀法。本法适用于早期蓄瘀,便秘,腹胀,苔黄,脉数的体实患者。常用的方剂有桃核承气汤、鸡鸣散、大成汤、黎洞丸等。

攻下逐瘀法属下法,常用苦寒泻下以攻逐瘀血,药效相当峻猛,临床不可滥用。对年老体弱、气血虚衰、失血过多、慢性劳损、妇女妊娠、产后及月经期间应当禁用或慎用。

4·1·2 行气活血法

又称行气消瘀法。《素问·至真要大论》说:"结者散之"。气为血帅,气行则血行,气滞则血滞,气结则血瘀。同时,血不活则瘀不能去,瘀血不去则新血不生。故损伤后有气滞血瘀者,宜采用行气活血法。本法适用于气滞血瘀,局部肿痛,无里实热证,或宿伤而有瘀血内结及有某种禁忌而不能猛攻急下者。常用的方剂有以活血化瘀为主的复元活血汤、活血止痛汤;行气为主的柴胡疏肝散、复元通气散;行气与活血并重的膈下逐瘀汤、顺气活血汤等。

临证可根据损伤的不同,或重于活血化瘀,或重于行气,或活血与行气并重而灵活选用。

行气活血法方剂一般并不峻猛,如须逐瘀,可与攻下法配合。

4·1·3　清热凉血法

本法包括清热解毒与凉血止血法。《素问·至真要大论》说:"治热以寒","热者寒之,温者清之"。故损伤引起的错经妄行,创伤感染,火毒内攻,热邪蕴结或壅聚成毒等证宜采用清热凉血法。常用的清热解毒方剂有加味犀角地黄汤、清心药、五味消毒饮;凉血止血方剂有十灰散、四生丸、小蓟饮子等。

清热凉血法的方剂以寒凉药物为主,故治疗时应注意防止寒凉太过,引起瘀血内停。血喜温而恶寒,寒则气血凝滞而不行,所以在治疗出血不多的疾病时常与活血化瘀药同用。出血过多时,须辅以补气摄血之法,以防气随血脱,必要时还当结合输血、补液等疗法。

4·1·4　和营止痛法

适用于损伤中期,仍有瘀凝、气滞,肿痛尚未尽除,而续用攻下之法又恐伤正气者。常用方剂有和营止痛汤、定痛和血汤、正骨紫金丹、七厘散等。

4·1·5　接骨续筋法

损伤中期,骨位已正,筋已理顺,筋骨已有连接但未坚实,尚有瘀血未去,瘀血不去则新血不生,新血不生则骨不能合,筋不能续,故宜采用接骨续筋法。本法主要使用接骨续筋药,佐以活血祛瘀药,适用于损伤中期筋骨已有连接,但尚未坚实者。常用方剂有续骨活血汤、新伤续断汤、接骨丹、接骨紫金丹等。

4·1·6　舒筋活络法

本法主要是使用活血药与祛风通络药,并加理气药,以宣通气血,消除凝滞,舒筋通络。适用于骨折、脱位、伤筋的中期而有瘀血凝滞,筋膜粘连,或兼风湿,筋络发生挛缩、强直,关节屈伸不利者。常用方剂有舒筋活血汤、活血舒筋汤、舒筋汤、蠲痹汤等。

4·1·7　补气养血法

本法是使用补气养血药物,使气血旺盛而濡养筋骨的治疗方法。无论是外伤筋骨,内伤气血,以及长期卧床不能经常活动,日久必使体质虚弱而出现各种气血亏损,故宜采用补气养血法。补气、补血虽各有重点,但亦不能截然划分,气虚可致血虚,血虚可致气损,故在治疗上常补气养血并用。适用于平素气血虚弱或气血耗损较重,筋骨萎软或迟缓愈合者。常用方剂有四君子汤、四物汤、八珍汤、十全大补汤等。

4·1·8　补养脾胃法

脾主四肢、肌肉。《灵枢·本神》说:"脾气虚则四肢不用"。损伤日久,耗伤正气,气血脏腑亏损,加之伤后缺少活动,可导致脾胃虚弱,运化失职,饮食不消,营养之源日绌,故出现四肢疲乏无力,形体虚羸,肌肉萎缩,筋骨损伤修复缓慢,脉象虚弱无力等。治疗宜采用补养脾胃,以促进气血生化,使筋骨肌肉加速恢复。常用方剂有参苓白术散、健脾养胃汤、归脾汤等。

4·1·9　补益肝肾法

本法又称强壮筋骨法。肝主筋,肾主骨,主腰脚。《素问·上古天真论》说:"肝气衰,筋不能动",《素问·脉要精微论》说:"腰者肾之府,转摇不能,肾将惫矣"。故损伤后期,年老体弱,骨折迟缓愈合,骨质疏松而肝肾虚弱者常采用补益肝肾法。补肾又需区分肾阴、肾阳,但肾阴肾阳又是相互为用的。《景岳全书》说:"善补阳者,必于阴中求阳;善补阴者,必于阳中求阴"，即既要看到它们之间的区别，又要看到它们之间的联系。肝为肾之子，《难经》说："虚则补其母"，故肝虚者应注意补肾，滋水生肝。常用方剂有壮筋养血汤、生血补髓汤、左归丸、右归丸等。

4·1·10　温经通络法

血气喜温而恶寒，寒则涩而不流，温则流行畅利。《素问·至真要大论》说："寒者热之"，"劳者温之"。本法使用温性、热性的祛风、散寒、除湿药物，并佐以调和营卫或补益肝肾之药，以求达到驱除留注于骨节经络之风寒湿邪，使血活筋舒、关节滑利、经络通畅。适用于损伤后气血运行不畅，或因阳气不足，腠理空虚，风寒湿邪乘虚侵袭经络；或筋骨损伤日久失治，气血凝滞，风寒湿邪滞留者。常用方剂有麻桂温经汤、乌头汤、大红丸、大活络丹、小活络丹等。

以上治法，在临证应用时都有一定的原则。例如治疗骨折，在施行手法、夹缚固定等外治法的同时，内服药物初期以活血化瘀为主，中期以接骨续筋为主，后期以补气养血、健壮筋骨为主。若骨折后肿胀不严重者，往往可直接用接骨续筋之法，稍佐活血化瘀之药；扭挫伤筋的治疗，初期也以活血化瘀为主，中期则用舒筋活络法，后期使用温经通络，并适当结合强壮筋骨的方法；开放性损伤，在止血以后，也应根据证候而运用上述各法。如失血过多者，开始即须用补气摄血法急固其气，防止虚脱，血止以后，仍须补而行之。临证时变化多端，错综复杂，必须灵活变通，审慎辨证，正确施治，不可拘泥和机械地分期。

内治药物有汤剂、丹剂、丸剂、散剂、药酒等，片剂、冲剂、糖浆合剂、针剂亦有应用。丹剂、丸剂和散剂，取其简便、快捷，适用于仓卒受伤者，常用的有夺命丹、玉真散、三黄宝蜡丸、跌打丸等；药酒能助药力，行药势，多外用于无伤口之扭挫伤、宿伤、兼风寒湿邪者，常用的有虎骨木瓜酒、损伤药酒等。若内服可加入汤剂中煎服，或加温后冲服丹、丸、散。

4·2　外治法

损伤外治法是指对损伤局部进行治疗的方法，在伤科治疗中占着重要的地位。其方法较多，有外用药物、手法、夹缚固定、牵引、手术疗法和练功疗法等，可根据病情选择运用。

4·2·1　外用药物

伤科外用药物是指应用于伤患局部的药物。早在《神农本草经》、《五十二病方》等著作中就有记载。1931 年出土的《居延汉简》还记录了汉代军医以膏药为主治疗各种损伤的方药，可见早在秦汉时期就应用敷贴治伤。唐代《仙授理伤续断秘方》介绍了洗、贴、掺、揩等外用法及方药治疗骨关节损伤。到了宋代《太平圣惠方》、《圣济总录》已比较系统全面地介绍了敷贴药的方药。伤科在临床工作中一向比较重视对外用药物的应用，清·吴师机著《理瀹骈文》说："外治之理即内治之理；外治之药即内治之药，所异者法耳。"临床外用药物大致可分为敷贴药、搽擦药、熏洗湿敷药与热熨药。

（一）敷贴药　是将药物制剂直接敷贴在损伤局部，使药力发挥作用。常用的有药膏、膏药、药散三种。

（1）药膏　又称敷药或软膏。将药粉碾成细末，然后选加饴糖、蜜、油、水、鲜草药汁、酒、醋或凡士林等，调匀如厚糊状，摊在棉垫或桑皮纸上。为减少药物对皮肤的刺激和换药时容易取下，可在药上加一张极薄的棉纸。配制药膏时多用饴糖，除药物作用外，还取其硬结后有固定和保护伤处的作用。饴糖与药物之比为 3∶1，也有用饴糖与米醋之比为 8∶2 调拌的。凡用饴糖调敷的药膏,逢暑天或气温高时容易发酵,霉雨季容易发霉,故一般不宜一次调制太多。寒冬气温低时可酌加开水稀释,以便于调制拌匀。若用于有创面的药膏,多数用油类配制,取其有柔软、滋润的作用。

换药时间可根据病情的变化、肿胀的消退程度、天气的冷热来决定,一般是 2~4 天换药一次,后期患者亦可酌情延长。凡用水、酒、鲜药汁调敷药时,需随调随用,因其易蒸发,所以应勤换药。生肌拔毒类药物应根据创面情况每隔 1~2 天换药一次,以免脓水浸淫皮肤。少数患者对外敷药膏后过敏而产生接触性皮炎,皮肤奇痒及有丘疹水泡出现时,应注意及早停药,外用六一散等。

药膏按其功用可分为:

① 消瘀退肿止痛类:适用于骨折、伤筋初期肿胀疼痛者。可选用消瘀止痛药膏、定痛膏、双柏膏、消肿散等。

② 舒筋活血类:适用于扭挫伤筋中期患者。可选用三色敷药、舒筋活络药膏、活血散等。

③ 接骨续筋类:适用于骨折整复后,位置良好,肿痛消退之中期患者。可选用接骨续筋药膏、外敷接骨散、驳骨散等。

④ 温经通络、祛风除湿类:适用于损伤日久,复感受风寒湿邪者。可用温经通络膏。

⑤ 清热解毒类:适用于伤后感染邪毒,局部红、肿、热、痛者。可选用金黄膏、四黄膏等。

⑥ 生肌拔毒长肉类:适用于局部红肿已消,但创口尚未愈合者。可选用橡皮膏、生肌玉红膏、红油膏等。

(2) 膏药　膏药古称为薄贴,是将药物碾成细末配合香油、黄丹或蜂蜡等基质炼制而成,是中医外用药物中的一种特有剂型。《肘后备急方》中就有关于膏药制法的记载,后世广泛地应用于各科的治疗上,外伤科临床应用更为普遍。

膏药遇温则烊化而具有粘性,能粘贴在患处,应用方便,药效持久,便于收藏携带,经济节约。膏药有较多的药物组成,适合治疗多种疾患。用于治疗损伤,可坚骨壮筋、舒筋活络;用于治疗寒湿,可祛风、散寒、除湿;用于溃疡伤口,可祛腐拔毒。一般较多应用于伤筋、骨折的后期,若新伤初期无明显肿胀者,可直接使用。对含有丹类药物的膏药,由于 X 线不能穿透,所以 X 线检查时宜取下。

膏药的配制,是将药物浸于植物油中,主要用香油(芝麻油)。通过加热熬炼后,再加入铅丹,又称黄丹或东丹,其主要成分为四氧化三铅,也有用主要成分为一氧化铅的密陀僧制膏的。经过“下丹收膏”制成膏药,以老嫩合度、富有粘性、烊化后能固定于患处,贴之即粘、揭之易落者为佳。膏药熬成后浸入水缸中浸泡数天,再藏于地窖阴暗处以去火毒,可减少对皮肤的刺激,防止发生接触性皮炎。摊膏药时,将已熬成的膏药置于小锅中用文火加热烊化,然后摊在膏药皮纸或布上备用。

膏药的药料掺合方法应按药料的性质而定,一般药料可在熬膏药前浸在油中,使有效成分溶解。对具有挥发性、不耐高温的药物(如乳香、没药、樟脑、冰片、丁香、肉桂等)应先研成细末,待膏药在小锅中烊化后加入,搅拌均匀,再摊膏药。贵重的芳香开窍药物,或特殊需要增加的药物,临贴时可放膏药上。

膏药按功用可分为:

① 治损伤与寒湿类：适用于损伤者，有坚骨壮筋膏；适用于风湿者，有狗皮膏、伤湿宝珍膏等；适用于损伤兼风湿者，有万灵膏、万应膏、损伤风湿膏；适用于陈伤气血凝滞、筋膜粘连者，有化坚膏等。

② 提腐拔毒类：适用于创面溃疡者，有太乙膏、陀僧膏。一般常在创面另加药粉。

(3) 药散　药散又称掺药，是将药物碾成极细的粉末。使用时可直接掺于伤口上或加在敷药上。

药散按功用可分为：

① 止血收口类：适用于一般创伤出血。常用的有桃花散、花蕊石散、如圣金刀散、金枪铁扇散等，以及近年来研制出来的不少止血药粉，都具有收敛止血的作用。

② 祛腐拔毒类：适用于创面腐肉未去或肉芽过长的患者。常用的有九一丹、七三丹等，主药是升丹，但纯用升丹则嫌药性太峻猛，往往加入熟石膏等药，如熟石膏与升丹之比为9：1者是九一丹，7：3者是七三丹。对升丹过敏的患者，可用不含有升丹的祛腐拔毒药，如黑虎丹等。

③ 生肌长肉类：适用于脓水稀少，新肉难长的创面。常用的有生肌八宝丹等，也可与祛腐拔毒类散剂掺合在一起应用，具有促进新肉生长，促使创口迅速愈合的作用。

④ 温经散寒类：适用于局部寒湿停聚，气血凝滞疼痛，损伤后期患者。常用的有丁桂散、桂麝散等，具有温经活血、散风逐寒的作用。

⑤ 活血止痛类：适用于损伤后局部瘀血结聚肿痛者。常用的有四生散，具有活血止痛的作用。

(二)搽擦药　搽擦法始见于《素问·血气形志篇》："经络不通，病生于不仁，治之于按摩醪药"。醪药就是用来配合按摩而涂搽的药酒。搽擦药可直接涂搽于伤处或在施行理筋手法时配合外用，一般可分为：

(1) 酒剂　指外用药酒或外用伤药水，是用药与白酒、醋浸制而成，一般酒醋之比为8：2，也有单用酒或乙醇溶液泡浸。常用的有活血酒、舒筋药水、舒筋止痛水等，具有活血止痛、舒筋活络、追风祛寒作用。

(2) 油膏与油剂　用香油把药物熬煎去渣后制成油剂，也可加黄蜡收膏而成油膏。具有温经通络、消散瘀血的作用，适用于关节筋络寒湿冷痛等证，也可在手法及练功前后作局部搽擦。常用的有伤油膏、跌打万花油、活络油膏等。

(三)熏洗湿敷药

(1) 热敷熏洗　早在《仙授理伤续断秘方》中就有记述，古称淋拓、淋渫、淋洗与淋浴。是将药物置于锅或盆中加水煮沸后，先用热气熏蒸患处，候水温稍减后用药水浸洗患处的一种方法。冬季可在患肢上加盖棉垫，使热能持久，每日2次，每次15～30分钟。具有舒松关节筋络、疏导腠理、流通气血、活血止痛的作用，适用于关节强直拘挛、疼痛麻木或损伤兼夹风湿者，多用于四肢关节的损伤，对腰背部可视具体情况而酌用。新伤瘀血积聚者，用散瘀和伤汤、海桐皮汤、舒筋活血洗方；陈伤风湿冷痛及瘀血已初步消散者，用八仙逍遥汤、上肢损伤洗方、下肢损伤洗方等。

(2) 湿敷洗涤　古称溻渍、洗伤等。在《外科精义》中有"其在四肢者，溻渍之，其在腰背者淋射之，其在下部浴渍之"的记载，多用于创伤，是以净帛或新绵蘸药水渍其患处。现临床上把药物制成水溶液，供创口或感染伤口湿敷洗涤用。常用的有野菊花煎水、2～20％黄柏溶液,以及蒲公英鲜药煎汁等。

（四）热熨药 热熨法是一种热疗的方法。早在《普济方·折伤门》中就有"凡伤折者,有轻重浅深久新之异,治法亦有服食淋熨贴熁之殊"的记载。是选用温经祛寒、行气活血止痛的药物,加热后用布包裹,热熨患处,借助其热力作用于局部,适用于不易外洗的腰脊躯体之新伤、陈伤。主要的有下列几种:

（1）坎离砂 又称风寒砂。用铁砂加热后与醋水煎成的药汁搅拌后制成,临用时加醋少许拌匀置布袋中,数分种内会自然发热,热熨患处,适用于陈伤兼有风湿证。

（2）熨药 俗称腾药。将药置于布袋中,扎好袋口放在锅中蒸气加热后熨患处,适用于各种风寒湿肿痛证。常用的有正骨烫药。

（3）其他 如用粗盐、黄砂、米糠、麸皮、吴茱萸等炒热后装入布袋中热敷患处,简便有效,适用于各种风寒湿型筋骨痹痛、腹胀痛、尿潴留等证。

4·2·2 理伤手法

理伤手法在临床上应用范围很广,如骨折、脱位及伤筋均需应用手法。而手法对骨折脱位的治疗起着更为重要的作用,因为不用手法去正骨复位,则无法纠正其畸形、错位。有些损伤虽依靠药物治疗为主,但有时仍须用手法辅助,以提高疗效。所以《医宗金鉴·正骨心法要旨》说:"手法者,诚正骨之首务哉"。

用手法治疗损伤在秦汉以前已广泛使用,唐代蔺道人对理伤手法加以发展,总结了"相度"、"揣摸"、"拔伸"、"捺正"、"搏平"、"踩入"、"屈伸"等手法。以后历代继续不断发展,积累了丰富的内容,尽管流派不同,手法不一,但其原理和目的是一致的。《医宗金鉴·正骨心法要旨》吸取了前人经验,将各类理伤手法归纳为"摸、接、端、提、推、拿、按、摩"八法,后世习惯上称它为"正骨八法"。解放后经过整理,已成为一套比较完整、具体的手法,如手摸心会、拔伸牵引、旋转屈伸、端提挤按、夹挤分骨、摇摆触碰、折顶回旋、按摩推拿等。骨折、脱位的具体手法将在各论中叙述,本节仅介绍常用的理伤基本手法。

（一）理伤基本手法

（1）轻度按摩手法 即用单手的手掌或指腹放置患处轻轻地慢慢地作来回直线形或圆形的抚摩动作,又称浅表抚摩法(图4-1)。本法一般在理筋手法开始或结束时使用。有祛瘀消肿、镇静止痛的功用,且能缓解肌肉疼痛及其紧张状态,适用于全身各部,特别是胸腹胁肋挫伤疼痛。

（2）深度按摩手法 即用手指、掌根、全掌或双手重叠在一起进行推摩的手法,又称推摩手法。按摩力量较轻度按摩手法大,且力的作用达于深部软组织(图4-2①②)。摩动频率的快慢可根据病情、体质而决定,动作要协调,力量要均匀。亦有把由肢体的近端向远端推摩的手法称为捋法(图4-3),多用于肢体外侧,即所谓"推上去、捋下来",其手法的劲力与推摩相同,只是向心与离心方向上的区别。

用拇指单独进行的摆动性推法又称一指禅推法。术者要沉肩、垂肘、悬腕,通过腕部的摆动和拇指关节的屈伸活动,用拇指指腹或两侧着力,持续作用于患部或穴位上,推动局部之筋肉(图4-4①～③),

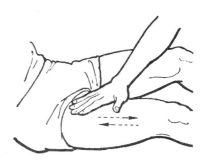

图4-1 轻度按摩手法

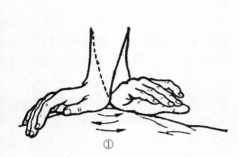
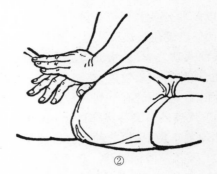

图 4-2　深度按摩手法①②

并可根据需要加用其他手法。一般久伤主要用按摩,新伤主要用加压镇定。单指操作力量集中,指感确切,能更好地了解手法部位下筋的细微病理改变,作用深透。本法常在理筋

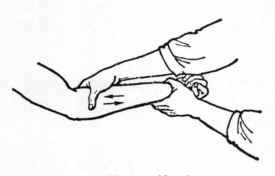

图 4-3　捋 法

手法开始后由轻度按摩法转入,或结合点穴进行,并可运用在各个手法中,是治伤最基本的手法之一。能舒筋活血、祛瘀生新,对消肿及减轻患部伤痛有效,并可解除痉挛,使粘连的肌腱、韧带分离,瘢痕组织软化。适用于肢体各部的急性损伤、慢性劳损、风湿痹痛等。

(3)揉法　即用手指或手掌在皮肤上揉动的一种手法。也可用拇指与四指成相对方向揉动,揉动的手指或手掌一般不移开接触的皮肤,仅使该处的皮下组织随手指或手掌的揉动而滑动(图 4-5)。本法较柔和,能消散外伤引起的肿胀和气血凝滞,具有缓和由于强手法刺激后疼痛的作用。适用于四肢、颈项、躯干部的伤筋,胸腹部外伤瘀血凝滞不散及胸腹胀满者。

(4)拨络法　即用拇指加大用力与筋络循行方向横向揉动,或拇指不动,其他四指取与肌束、肌腱、韧带等垂直的方向,单向或往复揉拨,起到类似拨动琴弦一般的拨动筋络的作用,所以称为拨络法(图 4-6①~③)。本手法力量可轻可重,频率可快可慢,有止痛、缓解痉挛、振奋筋络、松解粘连的作用。适用于急慢性伤筋而致挛缩或粘连者。

(5)擦法　即用手掌、大小鱼际、掌根或手指在皮肤上摩擦的手法,也可用拳进行梳发

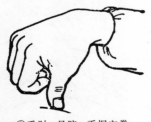
①垂肘、悬腕、手握空拳、拇指端自然着力

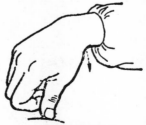
②腕部作来回转动

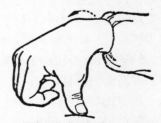
③腕部作来回摆动

图 4-4　拇指推法①~③

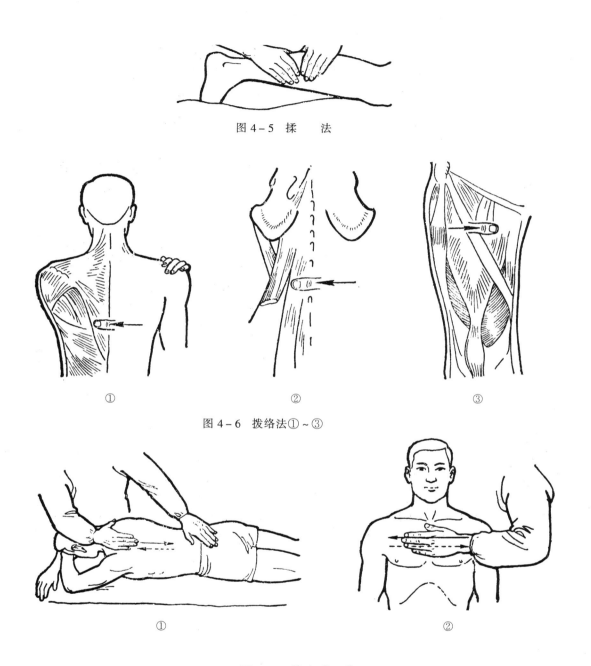

图 4 - 5　揉　　法

①　　　　　　　　　②　　　　　　　　　③

图 4 - 6　拨络法①～③

①　　　　　　　　　②

图 4 - 7　擦法 ①～②

式的擦摩。施行手法时宜先用润滑剂搽擦皮肤,并用上臂带动手掌,力量要大而均匀,动作要灵巧而连续不断,使皮肤有红热舒适感(图 4 - 7①②)。有活血祛瘀、消肿止痛、温经通络的作用,一定的程度下,能松解粘连,软化瘢痕。适用于腰背部及肌肉丰厚部的慢性劳损和风湿痹痛等证。

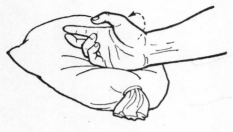

图 4 – 8　擦法

（6）擦法　即用手背掌指关节突出部，或以小鱼际、小指掌指关节的上方接触在皮肤上滚动的手法。施行手法时须均匀用力按压，并同时作旋后滚动，象吸附在肢体上一样（图 4 – 8）。常与揉摩等手法结合应用。能调和营卫、疏通经络，适用于腰背、四肢等肌肉丰厚部位的伤痛。

（7）击打法　用拳捶击肢体的手法叫捶击法，用手掌拍打患处的手法叫拍打法，两法常并用，称击打法。亦有用桑枝棒或其他击打的。击打时要求动作有节奏，快慢要适中，蓄劲收提，用力轻巧而有反弹感（图 4 – 9①②）。能疏通气血、祛风散寒，消除外伤后瘀积及疲劳痠胀。拍打法适用于胸背部因用力不当内部屏伤岔气，击打法适用于腰背部、大腿以及臀部肌

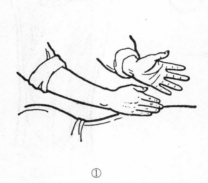

①

②

图 4 – 9　击打法 ①②

肉肥厚的部位陈旧性损伤兼有风寒湿兼证者。

（8）拿捏法　即用拇指与其他各指作相对钳形用力，将肌肉或韧带一紧一松拿捏的手法（图 4 – 10①②）。若将肌肉、肌腱拿捏并提起后迅速放开，在术者指间滑落弹回，像射箭时拉弓放弦的动作一样，称弹筋法（图 4 – 11）。弹筋手法较重，有提弹两种作用力，所以又称提弹法（图 4 – 12）。若与拔络法合用，称为弹筋拔络法。若用拇食二指对患指指间关节进行对称用力捻动的手法称为捻法。以上手法有缓解肌肉痉挛、松解粘连、活血消肿、祛瘀止痛等作用，适用于急慢性伤筋而致痉挛或粘连者。

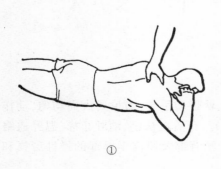

①

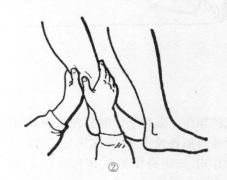

②

图 4 – 10　拿捏法①②

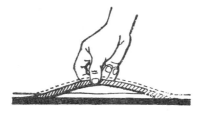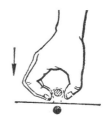

图 4 - 11　弹　筋　法

（9）点穴法　即用手指在经穴上点穴、按摩，又称穴道按摩。因与针刺颇相似，故又称指针疗法（图 4 - 13①）。近年来又在这基础上发展成指压按摩麻醉。可按循经取穴或以痛为俞等方法取穴。点穴法还可结合按摩揉捏及一指禅推法，拇指指力不足时，还可用屈曲的中指指间关节背侧点按（图 4 - 13②）。可达到疏畅经络气血的阻滞，使脏腑调和，阴阳平衡，多用于腰、背、臀、四肢伤筋及各种损伤疾患伴有内证者。对有重要器官的部位施行本法时须慎用，若确实需要，对点压的力量亦应予控制。

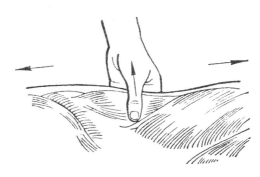

图 4 - 12　提弹手法

（10）屈伸法　本法是针对有关节伸展、屈曲功能活动障碍，使关节作被动屈伸活动的一种手法。操作时一手握远端肢体，一手固定于关节部，然后缓慢、均衡、持续

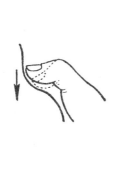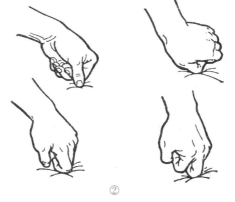

①　　　　　　　　　　②

图 4 - 13　①②点穴手法

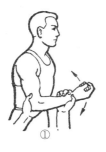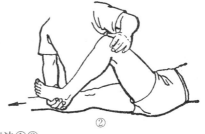

①　　　　　　　　　　②

图 4 - 14　屈伸关节法①②

而有力地作适当的屈伸活动(图 4 – 14①②)。活动的幅度可逐步增加。在屈伸关节时,要稍稍结合拔伸或按压力。在特殊情况下可做过度屈曲与过度伸展手法来撕裂粘连(但需慎防用粗暴地推扳造成骨折脱位等并发症,用力须恰到好处,刚柔相济)。本法对筋络挛缩,韧带及肌腱粘连,关节强直均有舒筋活络、松解粘连的作用,适用于膝、踝及肩、肘等关节伸屈活动障碍者。

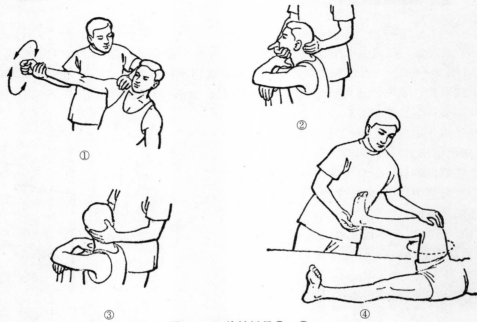

图 4 – 15　旋转摇晃①～④

(11) 旋转摇晃法　本法是针对有关节旋转功能障碍,使关节作被动旋转摇晃活动的一种手法,常与屈伸法配合应用。操作时一手握住关节近端,另一手握住肢体远端,作来回旋转及摇晃的动作(图 4 – 15①～④)。要按关节功能活动的范围,掌握旋转及摇晃的幅度。在操作腰部旋转手法时一般采用卧位,一手推肩,另一手扳臀,作相反方向用力使腰部旋转,又称斜扳手法。除卧位外,还可采用坐位、立位进行(图 4 – 16①②)。本法可松解关节周围粘

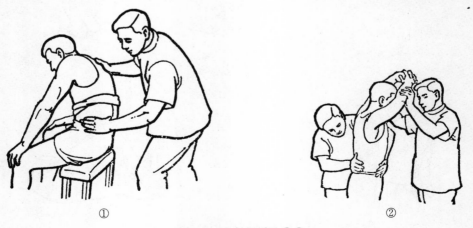

图 4 – 16　斜扳手法①②

连的软组织,适用于关节僵硬、轻微滑脱错缝的患者。

（12）腰部背伸法 分立位法与卧位法两种。立位法操作时术者背部紧贴患者背部,使其骶部抵住患者之腰部,双手反扣,将患者背起使双足离开地面（图4－17①②）。卧位背伸法又名扳腿手法。即一手推按于腰部,一手托起患腿,并迅速向后上抬拉而达到腰部过伸的目的（图4－18①②）,能使胸腰椎扭错之小关节复位。适用于急性腰扭伤及腰椎间盘突出症。

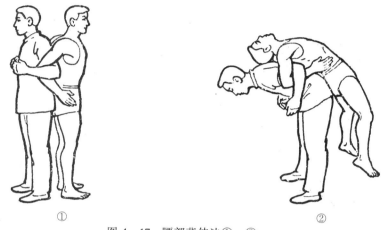

① ②

图4－17 腰部背伸法①～②

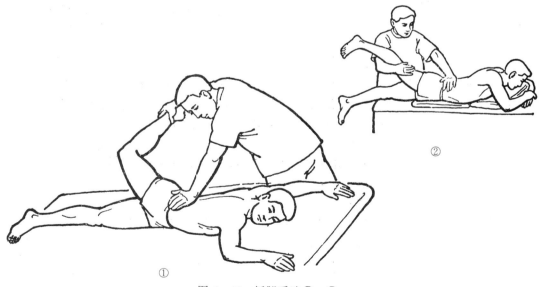

② ①

图4－18 扳腿手法①～②

（13）按压与踩蹻法 按压法是通过掌心或掌根,亦可双手重叠在一起向下按压,使力作用于患部（图4－19①）。必要时,术者可身体前倾用体重加强按压力,或将患部两端垫枕,使患部悬空。对腰臀部肌肉比较丰厚的部位可用肘尖加压（图4－19②）。如需更大的按压力,可用踏跳法,或称踩法,古称蹻法。术前在患者躯体下垫以软枕以防压伤,然后术者两足踏于患部进行踏跳,双手撑于床边特制之木架上以控制踏跳力之轻重,术中应嘱患者作深呼吸配合(图 4 – 20)。能使突出的椎间盘还纳及松解韧带粘连。适用于腰椎间盘突出及腰臀肌劳损所致的腰腿痛。

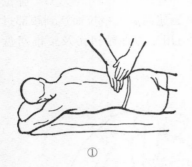　　　　　　　　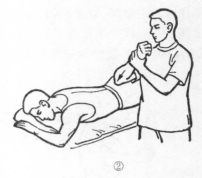

① 　　　　　　　　　　　　　　　　　　　②

图 4 – 19　按压法①②

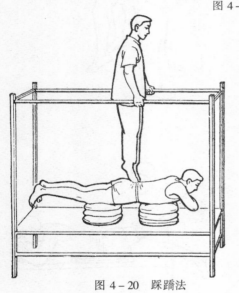　　　　　　　　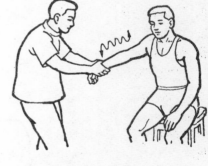

图 4 – 20　踩蹻法　　　　　　　　　图 4 – 21　抖法

　　(14) 抖法　即用手握住患者肢体的远端轻轻地抖动的一种手法(图 4 – 21)。本法为理筋时的终末手法,能松弛肢体肌肉骨节,缓解外伤后所引起的关节功能障碍,并有减轻施行重手法后的反应,以增加舒适感,多用于四肢关节。

　　(15) 搓法　即两手掌分别放置患部的相对侧,用力作上下或前后搓动肢体的手法。操作时宜自上而下、反复搓动多次,动作要轻快、协调,力量要平衡、连贯。对气血凝滞较严重者,开始时手法宜略重,以后逐渐减轻(图 4 – 22)。本法为理筋结束前的手法,能使局部气血调和、脉络舒松,以松弛肌肉、消除肌肉疲劳,多用于四肢、肩、膝等关节及腰背部的伤筋。

　　综上所述,伤科理伤手法具有活血化瘀、消肿止痛,舒筋活络、解除痉挛,理顺筋络、整复移位,松解粘连、消除狭窄,疏通经络、调和气血,驱风散寒、蠲痹除湿等功用。

　　(二)手法治疗的操作要求和注意事项　理伤手法操作时可分为三个阶段来进行。第一阶段为准备阶段。主要是运用常用的基本手法,求得镇静或麻醉止痛,行气活血,放松肌肉的痉挛紧张,使手法能在局部筋肉较舒松的情况下得以顺利进行,创造一个“松则不痛”的良好条件,也使患者有一个适应过程;第二阶段为理伤阶段。是应用手法理顺筋络,活动关节,解决主要矛盾;第三阶段为结束阶段。在使用较重手法后,往往有一个刺激反应的过程,临床多用一定的手法整理收功,使肢体充分放松。

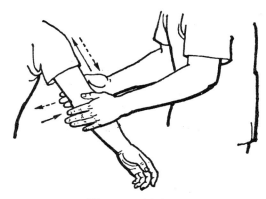

图 4-22　搓法

因伤有轻重之别,又有皮肉、筋骨、关节之分,解剖位置又各有不同,故必须辨证论治,选用相适应的手法。手法之轻重、巧拙,直接关系着损伤的恢复,使用正确就能迅速治愈,否则就得不到良好的效果。兹将运用手法时的注意事项分述于下:

(1) 施行手法前要对病情作充分了解,必须有明确的诊断。如《医宗金鉴·正骨心法要旨》说:"盖正骨者,须心明手巧,既知其病情,复善用夫手法,然后治自多效。"如系骨折要了解其性质和移位的方向。如系脱位要了解是全脱、半脱,脱出的方向,有无并发骨折,以及受伤的时间等。如系伤筋则要了解筋腱、韧带有无断裂、粘连的程度。全身的体质情况等都要有充分的了解,才能做到使用正确的手法。

(2) 施行手法前要对手法操作的步骤作出计划。对选用何种手法、如何进行、是否需要助手、患者的体位、能否合作、采用何种麻醉止痛、所需的药物、固定器材等,都要有周密的考虑,才能做到心中有数,沉着从事,临场不乱。《伤科补要·手法论》说:"元气素弱,一旦被伤,势必难支,若手法再误,万难挽回。"应引以为戒。

(3) 手法操作时要求动作轻重适当,熟练敏捷,尽量减少患者痛苦。如骨折与脱位复位时,若用力过猛、过重,易加重周围筋肉、血管、神经的损伤,甚至引起晕厥。用力过轻,则复位不易成功。施用理伤手法要由轻到重,以后再由重到轻而结束。在施行手法过程中要观察患者的神色、表情,询问其感觉,随时调整手法强度。做到"法使骤然人不觉,患者知痛骨已拢"。

(4) 手法操作时要思想集中,从容沉着,严肃热情,以减轻患者紧张心情,争取其信任和配合。

(5) 严格掌握手法的适应证和禁忌证。对急性传染病、恶性肿瘤的局部、皮肤病、脓肿和脓毒血症、骨关节结核、血友病、妇女怀孕期、老年性骨质疏松以及脊椎滑脱等患者应禁用和慎用。

【附】　手法的练习

学习伤科理伤手法必须练习基本功,并进行较长时期的勤学苦练,历代伤科医家都对此极为重视。

① 摸诊练习:在练习摸法时,首先要认真学习解剖知识,对骨与关节的形态结构及功能要有所了解,对骨、关节、肌肉等各个标志,经络的体表循行路线和穴位等都要在自己身上摸练。

② 推拿按摩劲力练习:可备 8 寸长 4 寸宽的沙袋一只,代替按摩对象练习各种手法。要求思想集中,呼吸均匀,做到手法柔韧有力,重而不滞,轻而不浮,刚中有柔,柔中有刚。开始时沙袋可扎紧,较熟练后宜放松,使指法、手法渐趋柔软。

③ 联系实际摸拟练习:应联系骨折、脱位以及伤筋等病例进行练习,要虚心倾听患者对自己手法的评价,观察疗效,总结经验,加以改进。

④ 体格锻炼:伤科手法操作者要有健强的体魄,才能有足够的力量胜任工作,故平时应全面锻炼体格,

加强劲力练习。传统的锻炼方法有"易经筋"和"少林内功"等,亦可进行现代体育运动锻炼。

以上四方面的练习是相互为用的,必须结合起来进行练习。

4·2·3　夹缚固定

夹缚固定是治疗伤科疾病的一种重要手段。如骨折经手法复位后应妥善固定在良好位置,直至骨折断端愈合;关节脱位经复位后,为有利于筋肉、关节囊的修复,防止其再脱位,也需进行固定。《医宗金鉴·正骨心法要旨》说:"爰因身体上下、正侧之象,制器以正之,用辅手法之所不逮,以冀分者复合,欹者复正,高者就其平,陷者升其位,则危症可转于安。"说明损伤经处理后,必须依形制器,予以夹缚。适用于骨折、脱位、急性伤筋等。

4·2·4　牵引疗法

牵引是整复和固定的方法之一。《仙授理伤续断秘方》就有拔伸牵引的记载,《世医得效方》采用软绳悬吊牵引治疗脊柱骨折,《疡医准绳》中还提出用颈椎牵引带治疗颈椎骨伤。近代发展成为持续牵引,它可以克服肌肉的收缩力,治疗严重错位或不稳定骨折以及肢体挛缩等。常用的牵引法有:

(1) 手法牵引　可分为徒手牵引与悬吊牵引两种。徒手牵引适用于骨折伤筋复位;悬吊牵引是用带绳等进行牵引,以补手力牵引之不足,适用于腰部损伤等,如《医宗金鉴·正骨心法要旨》中的攀索叠砖法。

(2) 持续牵引　常用的有皮肤牵引、骨牵引、布托牵引等。是通过滑车装置,用重量在肢体的远端施加持续牵引,以对抗患部肌肉的牵拉力,达到复位、防止骨再移位等目的。

4·2·5　手术疗法

手术疗法是使用手术器械治疗疾患的一种外治法,与手法治疗是相辅相成的。当某些骨关节损伤和疾患采用非手术治疗效果不佳时,可以应用手术治疗。如开放性损伤的清创,某些骨折的切开复位内固定,筋腱、血管、神经断裂的修补缝合等。但必须严格掌握适应证,并应在有一定的设备条件和技术力量下进行。正如危亦林有《世医得效方·秘论》中所说:"又切不便轻易自恃有药,便割,便剪,便弄。须要详细审视,当行则行,尤宜子细。"

4·2·6　练功疗法

练功疗法古称导引,它是通体肢体运动的方法来防治某些损伤性疾病,促使肢体功能加速恢复的一种方法。

在《素问·异法方宜论》、《灵枢·病传》中就有导引的记载。张介宾在《类经》注解中说:"导引,谓摇筋骨,动肢节,以行气血也","病在肢节,故用此法"。张隐庵的注解认为:"气血之不能疏通者宜按蹻导引"。说明这种疗法远在秦汉以前已成为治疗疾病的一个重要疗法。华佗认为"人体欲得劳动,但不得使极尔,动摇则谷气得消,血脉流通,病不得生,譬犹户枢不朽是也。是以古之仙者,为导引之事,熊经鸱顾,引挽腰体,动诸关节,以求难老。"他根据流水不腐,户枢不蠹的道理,总结前人的经验而创立了五禽戏,后世医家又在临证实践中不断积累经验,逐步发展成为一种独特的疗法。如《诸病源候论》中收集了大量的《养生方异引法》,《备急千金要方》中载"天竺国按摩法",实际上是应用导引与自我按摩相结合的锻炼法,以求"百病除,行及奔马,补益延年,能食,眼明轻健,不复疲乏"。《仙授理伤续断秘方》也重视伤肢固定后的功能锻炼,把练功活动作为重要治则,提出"凡曲转,如手腕脚凹手指之类,要转动,要药贴,将绢片包之,后时时运动,盖曲则得伸,得伸则不得屈,或屈或伸,时时为之方可。""大概看曲转处脚凹之类不可夹缚,恐后伸不得,止用黑龙散贴帛片包缚,庶可曲转屈伸。"在《医说·颠扑打伤》中有一医案,介绍使用竹管的搓滚舒筋法治疗膝关节损伤后遗症,不两月,活动功能恢复如常。该书还介绍了脚踏转轴帮助关节功能活动的练功方法。以后元、明、清代不少医家对此疗法也相当重视,如《杂病源流犀烛》及《古今图书集成·脏腑身形及诸疾门》等,以叙述每病方药治法后,往往还附以导引法。

临床证明,伤肢关节活动与全身锻炼对治疗损伤能起到推动气血的流通和加速祛瘀生新的过程,改善血液与淋巴循环,促进血肿、肢体水肿的吸收消散,能促进骨折的愈合,使关节筋络都得到濡养,防止筋肉萎缩,关节僵硬,骨质疏松,有利于功能恢复。目前,练功疗法在伤科临床中已被普遍应用,列为骨折及伤筋等治疗的基本方法之一。

(一)练功疗法的分类　　练功疗法有局部锻炼、全身锻炼和器械锻炼三种形式。

(1)局部锻炼　　指导患者进行伤肢自主活动,使功能尽快地恢复,防止关节僵硬、筋肉萎缩。如肩关节受伤,练习耸肩、上肢前后摆动、握拳等;下肢损伤,练习踝关节背伸、跖屈,股四头肌舒缩活动、膝关节屈伸等动作。

(2)全身锻炼　　指导患者进行全身锻炼,可使气血运行,整体脏腑功能尽快地恢复。全身锻炼不但可以防病治病,还能补方药之所不及。《杂病源流犀烛》说:"气滞涩,五脏俱有病也。凡人之生,不外气血。""百病之生,皆由气之滞涩,药物之外,更加调养,则病可却而生可延。""导引,运功,本养生家修炼要诀,但欲长生,必先却病,其所导所运,皆属却病之法,今各附于篇末,病者遵而行之,实可佐参药力所不逮。"

(3)器械锻炼　　采用器械进行锻炼,主要是加强伤肢的力量。《医说》中介绍了用大竹管练习膝关节功能外,还介绍了踏脚转轴锻炼下肢关节的方法。一般常用蹬车、手拉滑车、胡桃、铁球等,如肩关节的功能锻炼可拉滑车,手指关节锻炼可搓转胡桃或小铁球。根据练功的体位可分为卧位与立位。损伤初期或患者不能站立时,多采用卧位练功;损伤后期多采用立位练功,或练习步行,所谓"伸舒演习行步"。根据练功的动作可分为气功呼吸(吐纳)及运动肢体的练功法。内伤练功以气功呼吸为主,运动肢体的练功法为辅;外伤练功则以运动肢体的练功法为主,以气功呼吸为辅。伤科各部练功法,既有加强局部关节肢体的活动功能,又有促进全身气血运行,增强体力的功效。

(二)练功疗法的治疗作用　　练功疗法对损伤的防治作用可归纳为以下几点:

(1)活血化瘀、消肿定痛　　损伤后瘀血凝滞,络道阻塞不通而致疼痛肿胀。局部锻炼与全身锻炼能起到推动气血的流通,促进血液循环的作用,达到活血化瘀、消肿定痛的目的。

(2)濡养患肢关节筋络　　损伤后期及肌筋劳损,局部气血不充,筋失所养,痠痛麻木。练功后血行通畅,化瘀生新,舒筋活络,筋络得到濡养,关节滑利,伸屈自如。

(3)促进骨折愈合　　练功活动既能活血化瘀,又能生新,能改善气血循行有利于接骨。在夹板固定下练功活动,不仅能保持良好的骨位,对骨折的轻度残余移位还可以逐渐得到矫正,使骨折愈合与功能恢复同时并进。

(4)防治筋肉萎缩　　骨折脱位及较严重伤筋而致肢体废用,必然导致某种程度的肌肉萎缩。积极练功可以减轻或防止肌肉萎缩。

(5)避免关节粘连和骨质疏松　　关节粘连和骨质疏松的原因是多方面的,但其最主要的原因是患肢长期的固定和缺乏活动锻炼。通过练功活动,可使气血通畅,避免关节粘连和骨质疏松。

(6)扶正祛邪利于功能的康复　　损伤可致全身气血虚损、脏腑不和,并能由此而致风寒湿外邪乘虚侵袭。通过练功能调节整个机体,促使气血充盈,肝血肾精旺盛,筋骨劲强,扶正祛邪,有利于损伤的康复。

(三)练功疗法的应用原则及注意事项

(1)应辨明病情,估计预后,在医护人员指导下贯彻各个时期的练功计划,尤其对骨折患者更应分期、分部位对待。

(2)应将练功的目的、意义及必要性对患者进行解释,充分发挥其主观能动性,加强其练功的信心和耐心。①上肢练功的主要目的是恢复手的功能。凡上肢各部位损伤,均应注意手部各指间关节、指掌关节的早期练功活动,特别要保持各关节的灵活性,对手部损伤更是如此。②下肢练功的主要目的是恢复负重和行走功能,要保持各关节的稳定性。在各组肌肉中,尤其需要有强而有力的臀大肌、股四头肌和小腿三头肌,才能保持正常的走步。

(3)应正确选择练功方法,以主动练为主,严格掌握循序渐进的原则。初期可结合理筋手法,练功次数由少到多,幅度由小到大,时间由短到长,以练习时不加剧疼痛,或稍有轻微反应而尚能忍受为标准。一般每日 2～3 次,后期患者可以适当增加。具体的时间应持续练多久,运动量增加多少以及运动方式的变换,都应随着损伤的修复、治疗效果的变化及患者自我感觉而不断调整,不应作硬性规定。在练功过程中,肢体的轻度疼痛反应一般会逐渐减轻,且活动功能逐步好转,但如骨折局部疼痛增加时则应检查练功方法是否正确。对下肢骨折,从初期不负重、逐步负重扶拐步行锻炼到负重步行锻炼,有一个过渡时期。若出现患肢肿胀,可抬高患肢,俟肿胀消退后继续练习负重,如此循环反复数次即能适应。

(4)应防止因练功而产生的损伤,如与骨折原来移位方向一致的活动,可以造成骨折再移位。过早进行尺桡骨骨折的旋转活动、胫腓骨骨折的直腿抬高活动等,都是不利于骨折愈合的外力,应加以禁止。

(5)练功时应思想集中,全神贯注,动作速度要缓慢,局部与整体练功相结合,必要时应用器械配合。

(6)可配合进行热敷、熏洗、搽擦伤科外用药水、药酒或药油等。

(7)练功过程中要适应四时气候,注意保暖,特别应注意避风寒,以防引起外感等兼证。

【附】　全身各部练功姿式举例

(1)颈项功(每个动作重复 12～36 次)

① 与项争力

预备姿势:两脚开立,距离与肩同宽(或取坐位),双手叉腰。

动作:(A)抬头望天;(B)还原;(C)低头看地;(D)还原。上身腰部不动,抬头时吸气,低头时呼气,呼吸自然,并逐渐加深(图 4 - 23)。

作用:可增强颈项部肌肉力量,辅助治疗颈部扭挫伤、失枕和颈椎病引起的头颈项背筋络痠痛。如能配合热敷则效果更好。

② 往后观瞧

预备姿势:同"与项争力"。

动作:(A)头颈向右后转,眼看右后方;(B)还原;(C)头颈向左后转,眼看左后方;(D)还原(图 4 - 24)。

作用:同"与项争力"。

③ 颈项侧弯

预备姿势:同"与项争力"。

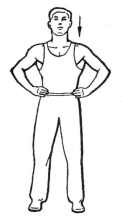

图 4 - 23 与项争力

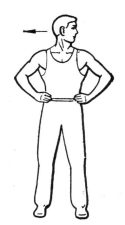

图 4 - 24 往后观瞧

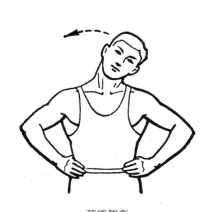

颈项侧弯

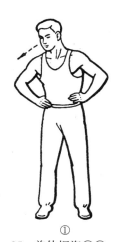

①

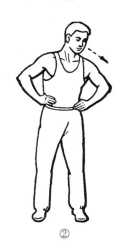

②

图 4 - 25 前伸探海①②

动作:(A)头颈向左侧弯;(B)还原;(C)头颈向右侧弯;(D)还原。

作用:同"与项争力"。

④ 前伸探海

预备姿势:同"与项争力"。

动作:(A)头颈前伸并侧转向右前下方,眼看前下方似向海底窥探一样;(B)还原;(C)头项前伸并侧转向左前下方,眼看前下方;(D)还原。转动时吸气,还原时呼气(图 4 - 25①～③)。

作用:同"与项争力"。

⑤ 回头望月

预备姿势:同"与项争力"。

动作:(A)头颈向右后上力方尽转,眼看右后上方,似向天空看望月亮一样;(B)还原;(C)头颈转向左后上方;(D)还原。转动时吸气,还原时呼气。头颈转动时不必向前伸出(图 4 - 26)。

作用:同"与项急力"。

⑥ 颈椎转环

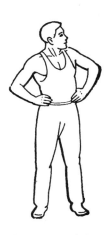

图 4 - 26 回头望月

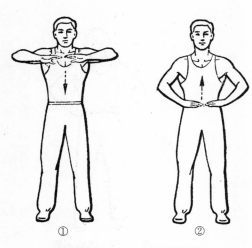

图 4 – 27　幼鸟受食①②

预备姿势:同"与项争力"。

动作:头颈向左右各环绕一圈。

作用:同"与项争力"。

(2)肩臂功(每个动作重复 12~36 次)

① 幼鸟受食

预备姿势:两脚开立,距离与肩同宽,两臂下垂。

动作:(A)屈肘上提,两掌与前臂相平,提至胸前与肩平,掌心向下;(B)两掌用力下按,至两臂伸直为度。上提时肩部用力,下按时手掌用力,肩部尽量放松,动作宜慢,呼吸均匀自然(图 4 – 27①②)。

作用:增强肩关节的活动能力。对肩部外伤及肩关节周围炎等所引起的粘连、疼痛有防治作用。

② 左右开弓

预备姿势:两脚开立,距离与肩同宽,两掌横放目前,掌心向外,手指稍屈,肘斜向前(图 4 – 28①)。

动作:(A)两掌同时向左右分开,手渐握成虚拳,两前臂逐渐与地面垂直,胸部尽量向外挺出(图 4 – 28②);(B)两上肢仍屈肘,两拳放开,掌心向外,恢复预备姿势。拉长时两臂平行伸开,不宜下垂,肩部稍用力,动作应缓慢,逐渐向后拉,使胸挺出。

作用:增强肩部肌肉力量,恢复肩关节外旋活动的正常功能。

③ 大鹏压嗉

预备姿势:两脚开立,距离与肩同宽,两肘屈曲,两手相叠,掌心向里放在胸部。

动作:(A)自左向右轻按胸部及上腹部、小腹部,上下左右回旋;(B)两手自右向左轻按胸部及上腹部、小腹部,上下左右回旋。眼稍向上看,每一呼气或吸气,两手轻轻按转回旋一周(图 4 – 29);(C)预备姿势同左右开弓,两手握拳不按胸,肩关节自前向后摇转一周,再自后向前摇转一周。亦称为小摇肩。

作用:同"左右开弓"。

④ 双手托天

预备姿势:两脚开立,距离与肩同宽,两手放在腹前,手指交叉,掌心向上(图 4 – 30①)。

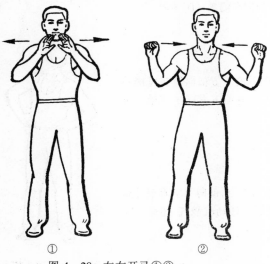

图 4 – 28　左右开弓①②

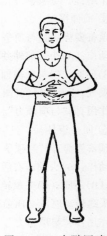

图 4 – 29　大鹏压嗉

动作:(A)反掌上举,掌心向上,同时抬头眼看手指(图4-30②);(B)还原。初起可由健肢用力帮助患臂向上举起,高度逐渐增加,以患者不太疼痛为度。

作用:对恢复两臂及肩关节的功能,辅助治疗某些肩部陈伤瘀痛有效。

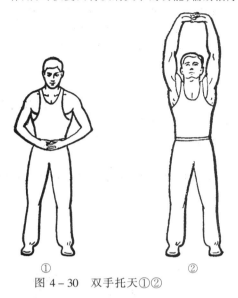

图4-30 双手托天①②

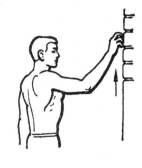

图4-31 蝎子爬墙

⑤ 蝎子爬墙

预备姿势:面对或侧身向着墙壁,两脚开立,患侧肘关节微屈,五指张开扶在墙上。

动作:患侧手部用力缓缓向上爬,使上肢尽量抬举或外展,然后再缓缓爬回原处(图4-31)。

作用:对肩部外伤或肩关节周围炎而致肩关节前伸、外展功能障碍者有效。

⑥ 手拉滑车

预备姿势:坐或站立于滑车下,两手持绳之两端。

动作:以健肢用力牵拉带动患肢,来回拉动,幅度可逐渐增大(图4-32)。

作用:同"蝎子爬墙"。

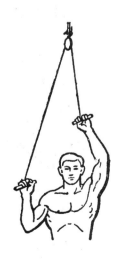

图4-32 手拉滑车

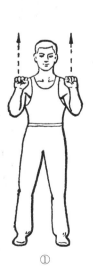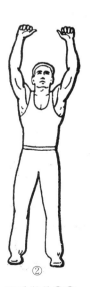

图4-33 双手举鼎①②

⑦ 双手举鼎

预备姿势：两脚开立，距离与肩同宽，双手虚握拳，屈肘上举与肩平高。

动作：(A)两拳松开，掌心向上，两手如托重物，两臂向上用力直举，眼随两掌上举而向上看，两掌举过头顶(图4-33①②)；(B)两手逐渐下降，恢复预备姿势。上举时吸气，下降时呼气并将掌渐握成虚拳。

作用：恢复上肢上举的肌力。对肩颈部软组织劳损、肩关节周围炎、冈上肌腱炎或因上臂外伤而引起的上举功能障碍，通过锻炼有助于恢复上举功能。对严重的肩关节周围炎，可先练"双手托天"势。

⑧ 弯肱拔刀

预备姿势：两脚开立，两臂下垂。

动作：(A)右肘屈曲，前臂提起，掌心向前，提过头顶，然后向右下落，抱住颈项。左肘同时屈曲，掌心向后，自背后上提，手背贴于腰后(图4-32①②)；(B)右掌经头顶由前下垂还原，左掌也收回还原；(C)左肘屈曲，前臂提起，掌心向前提过头顶，再向后落，抱住颈项。右肘同时屈曲，掌心向后，自背后上提，手背贴于腰后；(D)还原。右臂上举时，头向左转，左臂上举时，头向右转。

作用：恢复肩臂肌力，对肩背部软组织劳损、瘀血粘连所引起的肩关节内、外旋功能障碍等有辅助治疗作用。

⑨ 轮转辘轳

预备姿势：左手叉腰，右手下垂。

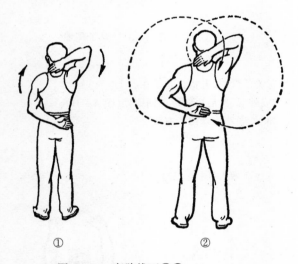

①　　　　　　　　　②

图4-34　弯肱拔刀①②

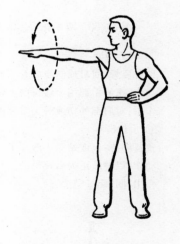

图4-35　轮转辘轳

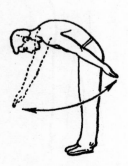

图4-36　前后摆动

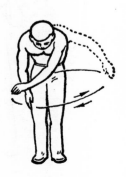

图4-37　弯腰划圈

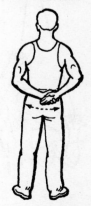

图4-38　体后拉肩

　　动作:(A)右臂自下向前,向上,再向后摇一圈;(B)右臂自下向后,向上,再向前摇一圈(图4-35)。可反复进行,用力要轻柔,臂部应放松。本势亦可结合前后摆动或弯腰划圈锻炼(图4-36、4-37)。

　　作用:可防治外伤后肩关节强直及肩关节周围炎的关节粘连。

　　⑩ 体后拉肩

　　预备姿势:两脚开立,双手在身体背后,用健手握住患手。

　　动作:用健手牵位患手以拉动患侧肩关节,一拉一推,反复进行(图4-38)。

　　作用:恢复肩关节的内旋功能。

　　⑪ 屈肘挎篮

　　预备姿势:两脚开立,两手下垂。

　　动作:(A)右手握拳,前臂向上,渐渐弯曲肘部(图4-39);(B)渐渐伸直还原;(C)左手握拳,渐渐弯曲肘部;(D)渐渐伸直还原。

　　作用:增强上臂肌力。有助于恢复肘关节伸屈功能。

　　⑫ 旋肘拗腕

　　预备姿势:两脚开立,左手叉腰,右上肢屈肘上举(图4-40)。

　　动作:(A)右手握拳做前臂旋前动作;(B)随后渐渐旋后。上臂尽量不动;(C)还原;(D)改右手叉腰,左手作同样动作。

　　作用:同上势紧密配合,可增强上臂及前臂肌力,恢复肘关节伸屈功能及前臂旋转功能。

　　(3) 腕部功(每个动作重复12~36次)

　　预备姿势:立位与坐位均可,两手臂向前平举。

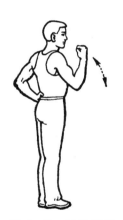

图4-39　屈肘挎篮

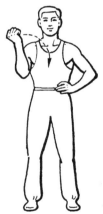

图4-40　旋肘拗腕

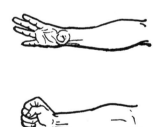

图4-41　抓空增力

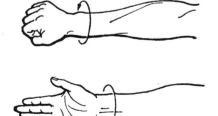

图4-42　拧拳反掌

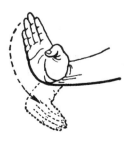

①　　　　　　②

图4-43　上翘下钩①②

① 抓空增力

动作：将手指尽量伸展张开，然后用力屈曲握拳，左右交替进行(图 4～41)。

作用：能促进前臂与手腕的血液循环，清除前臂远端的肿胀，并有助于恢复掌指关节的功能和解除掌指关节风湿麻木。

② 拧拳反掌

动作：两臂向前平举时，掌心朝上，逐渐向前内侧旋转，使掌心向下变拳，握拳过程要有"拧"劲，如同拧毛巾一样(故称拧拳)，还原变掌，反复进行(图 4－42)。

作用：能帮助恢复前臂的旋转功能。

③ 上翘下钩

动作：将两手掌翘起成立掌的姿势，随后逐渐下垂成钩手，动作要缓慢而有力(图 4～43①②)。

作用：能帮助恢复腕关节背伸、掌屈的功能。

作用：能帮助恢复腕关节背伸、掌屈的功能。

(4) 腰背功(每个动作重复 12～36 次)

① 按摩腰眼

预备姿势：坐位或立位均可，两手掌对搓发热以后，紧按腰部。

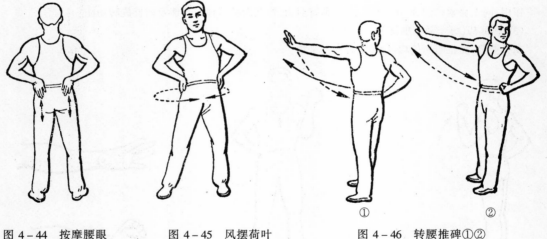

图 4－44　按摩腰眼　　　　图 4－45　风摆荷叶　　　　图 4－46　转腰推碑①②

动作：双手掌用力向下推摩到尾骶部，然后再向上推回到背部(图 4－44)。

作用：可放松腰部肌肉，久练可防治各种腰痛。

② 风摆荷叶

预备姿势：两脚开立比肩稍宽，两手叉腰，拇指在前。

动作：(A)腰部自左向前、右、后作回旋动作(图 4－45)；(B)再改为腰部自右向前、左、后回旋。两腿始终伸直，膝部勿屈，上体伸直，两手轻托护腰部，回旋的圈子可逐渐增大。

作用：疏通气血，能辅助治疗腰部扭伤、腰肌劳损等。

③ 转腰推碑

预备姿势：两脚开立比肩稍宽，两臂下垂。

动作：(A)向左转体，右手成立掌向正前方推出，手臂伸直与肩平，左手握拳抽至腰际抱肘，眼看左后方；(B)向右转体，左手变立掌向正前方推出，右掌变拳抽回至腰际抱肘，眼看右后方。推掌的动作要缓慢，手腕稍用力，臂部不要僵硬，转体时头颈与腰部同时转动，两腿不动，推掌与握拳抽回腰间的两臂速度应该一致(图 4－46①②)。

作用：以锻炼颈椎、腰椎的旋转活动为主。能防治颈椎病、腰椎肥大、劳损等引起的颈、腰部痠痛。

④ 掌插华山

预备姿势：同上势。

动作：(A)右手伸向前方，右掌向右搂回腰际抱肘，左掌向正右方伸出（如用力插物状），身体向右转，成右弓步（图 4－47）；(B)左掌向左方平行搂回腰际抱肘，右掌向正左方伸出，身体向左转，成左弓步。眼看插出之手掌，手向外插出的动作可稍快。

作用：同"转腰推碑"配合可防治四肢筋络挛缩麻木，辅助治疗肩部、腰腿部损伤痠痛。

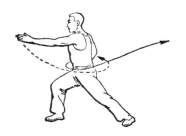 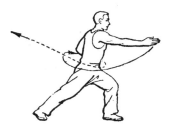 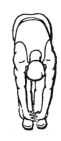

图 4－47　掌插华山　　　　　　　　　　　　　　图 4－48　双手攀足

⑤ 双手攀足

预备姿势：两脚开立，两手置腹前，掌心向下。

动作：(A)腰向前弯，手掌下按着地（图 4－48）；(B)还原。两腿要伸直，膝关节勿屈曲。

作用：增强腰腹部肌肉力量，能防治腰部痠痛及腰部前屈功能有障碍者。

⑥ 白马分鬃

预备姿势：两脚开立，两臂下垂，两手交叉，如左腰与左肩有病，左手交叉在前；右侧伤痛，右手交叉在前。

动作：(A)体向前俯，眼看双手，两手交叉举至头顶上端，身体挺直（图 4－49①）；(B)两臂上举后向两侧分开，恢复预备姿势。上举时如向上攀物状，尽量使筋骨伸展，向两侧分开时掌心向下成弧线（图 4－49②）。

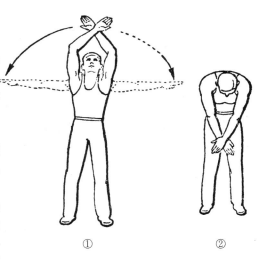

①　　　　　　　　②

图 4－49　白马分鬃①②

作用：本势是肩关节的环转与腰脊柱的屈伸运动，不仅肩部所有的肌肉交替舒缩，而且腹背肌肉也得到锻炼。可消除肩关节活动障碍，防治腰背痠痛、肩背筋络挛缩麻木等，是全身锻炼的方法之一。

⑦ 凤凰顺翅

预备姿势：两脚开立比肩稍宽，两手下垂。

动作：(A)上身下俯，两膝稍屈，右手向右上方撩起，头也随转向右上，眼看右手，左手虚按右膝；(B)上身仍下俯，两膝仍稍屈，左手向左上方撩起，头也随转向左上，眼看左手，右手下放虚按左膝（图 4－50）。头部左或右转时吸气，转回正面时呼气，转动时用力要轻。手臂撩起时动作要慢，手按膝不要用力。

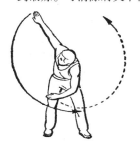 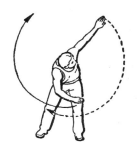

图 4－50　凤凰顺翅

作用:增强腰背部肌力,能治疗腰部痠痛,且具有固肾以及舒展全身筋脉等作用。

⑧ 飞燕点水

预备姿势:患者俯卧,头转向一侧。

动作:(A)两腿交替向后作过伸动作;(B)两腿同时作过伸运作;(C)两腿不动,上身躯体向后背伸;(D)上身与两腿同时背伸;(E)还原(图4-51)。

作用:本势是卧位腰背功锻炼的最基本动作。对胸腰椎骨折、腰椎间盘损伤、腰肌劳损患者的腰痛起着防治作用,最好在早期就开始锻炼。

⑨ 仰卧架桥

预备姿势:患者仰卧,以两手叉腰作支撑点,两腿屈膝成90°,脚掌放在床上。

动作:挺起躯干时,以头后枕部及两肘支持上半身,两脚支持下半身,成半拱桥形。当挺起躯干架桥时,膝部稍向两边分开(图4-52)。速度宜缓慢。

作用:能加强腰背部及腹部肌肉力量,防治由于损伤及劳损所致的腰背痛。

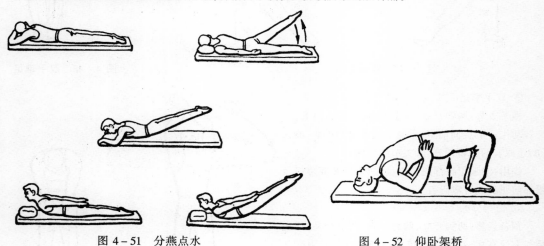

图4-51　分燕点水　　　　　　　　　　图4-52　仰卧架桥

(5)腿功(每个动作重复12～36次)

① 罗汉伏虎

预备姿势:两脚开立比肩稍宽,两手叉腰,四指在前。

动作:(A)右腿屈膝,左腿伸直然后下蹲;(B)还原;(C)左腿屈膝,右腿伸直然后下蹲;(D)还原。练功

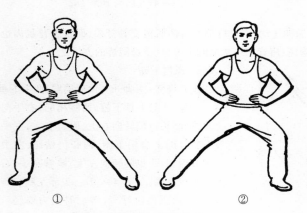

①　　　　　　　　　　　　②

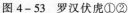

图4-53　罗汉伏虎①②　　　　　　　　　　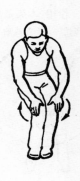

图4-54　白鹤转膝

时上体宜伸直,两眼平看前方,初练时不必过分下蹲。(图 4 – 53①②)

作用:增强腰部、髋部、腿部的肌力,辅助治疗髋关节的痠痛及股内收肌的麻木和萎缩。

② 白鹤转膝

预备姿势:两脚正立,脚跟并拢,两膝并紧,身向前俯,双膝微屈,两手轻按于膝上,眼看前下方(图 4 – 54)。

动作:(A)两膝自左向后、右、前作回旋动作;(B)自右向后、左、前回旋。每呼吸一次,膝部回旋一周。

作用:一般膝关节损伤去除固定后,即可进行锻炼。能促进恢复膝关节功能和治疗膝部痠痛、行走乏力。

③ 行者下坐

预备姿势:两脚开立,距离与肩同宽,两手抱肘。

动作:(A)脚尖着地,脚跟轻提,随后下蹲,尽可能臀部下触脚跟,两手放开成掌,两臂伸直平举;(B)起立恢复预备姿势。下蹲程度根据患者的可能,不应勉强,必要时可扶住桌椅进位(图 4 – 55)。

作用:增强大腿伸肌和臀部肌肉的肌力。治疗腰、髋、腿、膝疼痛、痠软无力及恢复髋、膝、踝的伸屈功能。

④ 四面摆莲

预备姿势:两脚正立,两手叉腰,拇指在后。亦可采用卧位练习。

动作:(A)右小腿向后提起,大腿保持原位,然后右脚向前踢出,足部尽量跖屈 (图 4 – 56①);(B)右脚还原再后踢,以脚跟触及臀部为度(图 4 – 56②);(C)右下肢抬起屈膝,右脚向里横踢,似踢毽子一样 (图 4 – 56③);(D)右下肢抬起屈膝,右脚向外横踢(图 4 – 56④)。练完后换左下肢作相同动作。

作用:增强下肢肌力,常练本势可健腿力,强腰膝,防治下肢关节和肌肉挛缩麻木、筋骨痠痛。

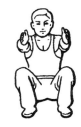

图 4 – 55　行者下坐

⑤ 虚实换步

预备姿势:立正,两手叉腰。

动作:(A)右脚前进一步,左脚脚跟提起,脚尖点地(图 4 – 57①);(B)右脚后退一步,左脚脚跟着地,脚尖翘起(图 4 – 57②)。然后左换右,各势相同。

作用:锻炼踝关节伸屈及小腿肌力,以恢复行走功能。

⑥ 仰卧举腿

预备姿势:卧位,腿伸直,两手自然放置体侧。

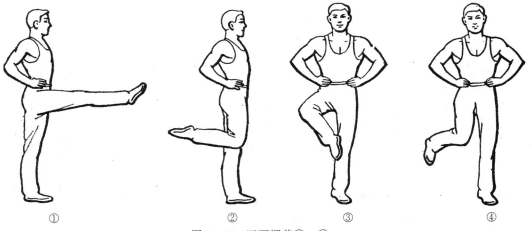

①　　　　　　　　　　②　　　　　　　　　　③　　　　　　　　　　④

图 4 – 56　四面摆莲①~④

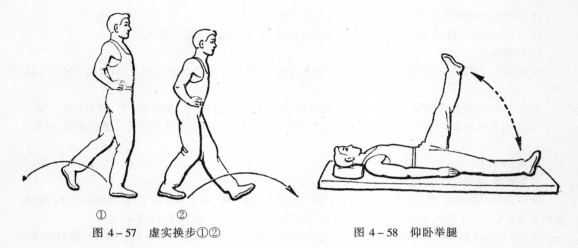

图 4 - 57　虚实换步①②　　　　　　　图 4 - 58　仰卧举腿

动作:作直腿抬举动作,角度可逐渐增大。后期还可在小腿远端绑沙袋增加重量练习(图 4 - 58)。

作用:增强下肢伸肌,特别是股四头肌的力量,防治股四头肌萎缩。

⑦ 蹬空增力

预备姿势:同"仰卧举腿"

动作:(A)屈髋屈膝的同时踝关节极度背伸;(B)向斜上方进行蹬踏,并使足尽量跖屈(图 4 - 59)。

作用:使腿部的血液循环畅通,防止下肢肌肉萎缩,消除踝关节因损伤所致的肿胀,改善髋、膝、踝关节伸屈功能。

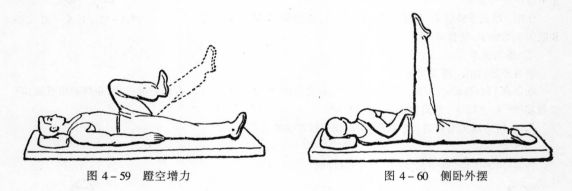

图 4 - 59　蹬空增力　　　　　　　　　图 4 - 60　侧卧外摆

⑧ 侧卧外摆

预备姿势:侧卧位,下肢伸直。

动作:(A)做下肢外展动作;(B)还原。

作用:增强大腿外展肌力量,防止外展肌的萎缩。练习时可与上两势配合进行(图 4 - 60)。

⑨ 搓滚舒筋

预备姿势:坐于凳上,患足踏在竹管或圆棒上。

动作:做前后滚动竹管动作,使踝、膝关节作伸、屈运动(图 4 - 61)。

作用:恢复踝、膝关节的伸屈功能。

⑩ 蹬车活动

预备姿势:坐在一个特制的固定练功车上。

动作:作蹬车活动,摸拟踏自行车(图 4 - 62)。

作用:使下肢肌肉及膝、踝关节得到锻炼。

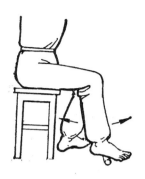

图 4-61　搓滚舒筋

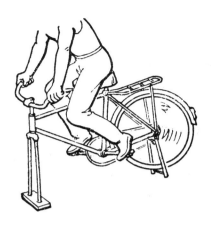

图 4-62　蹬车活动

5 骨折

5·1 骨折概论

由于外力的作用破坏了骨的完整性或连续性者,称为骨折。骨折的概念,古人很早就有所认识,甲骨文已有"疾骨"、"疾胫"、"疾肘"等病名;《周礼·天官》记载了"折疡";《灵枢·邪气藏病形》记载了"折脊";汉·马王堆出土的医籍也记载了"折骨";骨折这一病名,出自唐·王焘《外台秘要》。

中医在防治骨折方面积累了丰富的临床经验,骨折的治疗在中医伤科治疗学上占有重要的地位,在复位、固定、练功活动和药物治疗四个方面均各有其独特的优点。

5·1·1 病因病理

一、受伤原因

造成骨折的原因可归纳为下列七种类型:

(一)生活损伤 系指在日常活动中所发生的损伤,例如绊倒、滑倒等。老人反应较慢,骨质较脆弱,容易平地跌倒而引起股骨颈或转子间骨折、桡骨远端骨折和髌骨骨折等。儿童和青少年精力旺盛,但自控能力和保护意识差,常因追逐嬉戏或登高爬树而引起肱骨髁上或髁部骨折、锁骨骨折、尺桡骨骨折及肱骨外科颈骨折等。

(二)工业损伤 系指从事工业劳动时所发生的损伤。由于对机器缺乏必要的防护设备或因机器发生故障,违反操作规程,缺乏严格管理,注意力不集中或互相配合不好,技术不熟练等,可造成机器损伤。其中,以手部损伤的发生率最高,可发生压轧、切割、撕脱或绞轧等类型损伤,其中多数损伤较为严重,容易造成开放性骨折及血管、神经和肌腱等损伤。搬抬重物失手,多砸伤小腿及足踝部,塌方多发生骨盆骨折;建筑工人、电业工人由高空跌落,容易发生下肢骨折、脊柱骨折或多发损伤。

(三)交通损伤 系指车辆、飞机失事等事故所造成的人员损伤。随着交通事业的发展,若管理不善,损伤发生率有可能相应增加。例如紧急刹车时因惯性作用乘客向前扑倒发生撞击伤或挤压伤;或头部突然移动而发生颈椎挥鞭式损伤;翻车时可发生各种不同类型的损伤。交通损伤一般伤势均较严重,容易发生多发骨折或合并烧伤,休克发生率和死亡率均较高。

(四)农业损伤 系指从事农业劳动时发生的损伤。农业机器损伤有很明显的季节性,如每年收割季节的脱粒机伤;冬季贮草时的铡草机伤等。在这些突击劳动中,由于忽视安全防护或过度疲劳,误将手或上肢卷入机器内,偶有伤及足或下肢者,这些损伤多为严重开放性骨折,且常合并严重的皮肤及其他软组织损伤。牛、马或骡等受惊后失去驾驭,可被其顶伤、踩伤,以肋骨骨折、下肢骨折为多,有时还发生内脏损伤。

(五)运动损伤 系指运动员、演员、学生等从事剧烈体育运动时所发生的损伤,以青少年最多。若因运动或比赛前缺乏必要的准备活动、对新的运动项目不适应、过度疲劳而失去控制能力,或剧烈竞争中的危险动作,则更易发生。运动损伤的好发部位与从事的运动项目有密切关系。

（六）火器伤　系指军事活动中为火器所伤,多为严重开放性复杂性损伤,感染率高。

（七）自然灾害损伤　系指地震、台风、滑坡等自然灾害,造成建筑物倒塌等所致的损伤,多为脊柱损伤、骨盆骨折或四肢多发性骨折,容易并发休克和内脏损伤。

二、暴力形式和受伤机理

作用于人体的致伤暴力,通常可分下列四种形式:

（一）直接暴力　骨折发生于外来暴力直接作用的部位,如打伤、压伤、枪伤、炸伤及撞击伤等。这类骨折多为横断骨折或粉碎性骨折,骨折处的软组织损伤较严重。若发生在前臂或小腿,两骨骨折部位多在同一平面。如为开放性骨折,则因打击物由外向内穿破皮肤,故感染率较高。

（二）间接暴力　骨折发生于远离于外来暴力作用的部位。间接暴力包括传达暴力、扭转暴力等。多在骨质较弱处造成斜形骨折或螺旋形骨折,骨折处的软组织损伤较轻。若发生在前臂或小腿,则两骨骨折的部位多不在同一平面。如为开放性骨折,则多因骨折断端由内向外穿破皮肤,故感染率较低。

（三）筋肉牵拉　由于筋肉急骤地收缩和牵拉可发生骨折,如跌倒时股四头肌剧烈收缩可导致髌骨骨折。

（四）持续性劳损　骨骼长期反复受到震动或形变,外力的积累,可造成慢性损伤的疲劳骨折。多发生于长途跋涉后或行军途中,以第二、三跖骨及腓骨干下 1/3 疲劳骨折为多见。这种骨折多无移位,但愈合缓慢。

外力作用于人体,还可由于年龄、健康状况、解剖部位、结构、受伤姿势、骨骼是否原有病变等内在因素的差异,而产生各种不同类型的损伤。骨质的疏松部和致密部交接处,脊柱的活动段和静止段交接处是损伤的好发部位。同一形式的致伤暴力,可因年龄不同而受伤各异。例如,同是跌倒时手掌撑地致伤,暴力沿肢体向上传导,老年人因肝肾不足,筋骨脆弱,易在桡骨下端、肱骨外科颈处发生骨折;儿童则因骨膜较厚、胶质较多而发生桡尺骨青枝骨折,或骨骺未闭而发生骺离骨折。不同的致伤暴力又可有相同的受伤机理。例如,屈曲型脊椎压缩性骨折可因从高处坠下,足跟着地而引起,亦可因建筑物倒塌,重物自头压下而发生,但两者都要具备同一内在因素:脊柱处于屈曲位。因此,致伤外力是外因,而受伤机理则是外因和内因综合作用的现象。

三、骨折的移位

骨折移位的程度和方向,一方面与暴力的大小、作用方向及搬运情况等外在因素有关,另一方面还与肢体远侧段的重量、肌肉附着点及其收缩牵拉力等内在因素有关。

骨折移位方式有下列五种,临床上常合并存在。

（一）成角移位　两骨折段之轴线交叉成角,以角顶的方向称为向前、向后,或向内、向外成角。

（二）侧方移位　两骨折端移向侧方。四肢按骨折远段、脊柱按上段的移位方向称为向前、向后、向内或向外侧方移位。

（三）缩短移位　骨折段互相重叠或嵌插,骨的长度因而缩短。

（四）分离移位　两骨折端互相分离,且骨的长度增加。

（五）旋转移位　骨折段围绕骨之纵轴而旋转(图 5-1)。

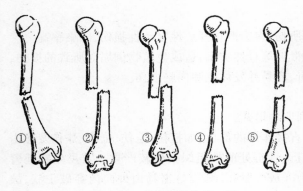

图 5－1　骨折的移位①～⑤

5·1·2　分类

对骨折进行分类,是决定治疗方法、掌握其发展变化规律的重要环节。分类的方法甚多,兹将主要的分类方法介绍如下:

一、根据骨折处是否与外界相通可分为

(一)闭合骨折　骨折断端不与外界相通者。

(二)开放骨折　有皮肤或粘膜破裂,骨折处与外界相通者。

二、根据骨折的损伤程度可分为

(一)单纯骨折　无并发神经、重要血管、肌腱或脏器损伤者。

(二)复杂骨折　并发神经、重要血管、肌腱或脏器损伤者。

(三)不安全骨折　骨小梁的连续性仅有部分中断者。此类骨折多无移位。

(四)完全骨折　骨小梁的连续性全部中断者。管状骨骨折后形成远近两个或两个以上的骨折段。此类骨折断端多有移位。

三、根据骨折线的形态可分为

(一)横断骨折　骨折线与骨干纵轴接近垂直。

(二)斜形骨折　骨折线与骨干纵轴斜交成锐角。

(三)螺旋形骨折　骨折线呈螺旋形。

(四)粉碎骨折　骨碎裂成三块以上,称粉碎骨折。骨折线呈"T"形或"Y"形时,又称"T"型或"Y"型骨折。

(五)嵌插骨折　发生在长管骨干骺端密质骨与松质骨交界处。骨折后,密质骨嵌插入松质骨内,可发生在股骨颈和肱骨外科颈等处。

(六)压缩骨折　松质骨因压缩而变形,如脊椎骨及跟骨等。

(七)裂缝骨折　或称骨裂,骨折间隙呈裂缝或线状,形似瓷器上的裂纹,常见于颅骨、肩胛骨等处。

(八)青枝骨折　多发生于儿童。仅有部分骨质和骨膜被拉长、皱折或破裂,骨折处有成角、弯曲畸形,与青嫩的树枝被折时的情况相似。

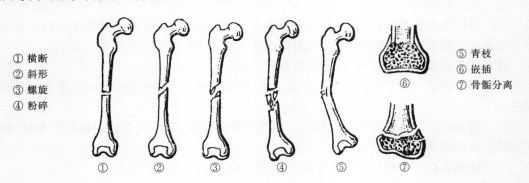

① 横断
② 斜形
③ 螺旋
④ 粉碎
⑤ 青枝
⑥ 嵌插
⑦ 骨骺分离

图 5－2　骨折的种类①～⑦

（九）骨骺分离　　发生在骨骺板部位,使骨骺与骨干分离,骨骺的断面可带有数量不等的骨组织,故骨骺分离亦属骨折之一种。见于儿童和青少年(图5－2)。

四、根据骨折整复后的稳定程度可分为

（一）稳定骨折　　复位后经适当外固定不易发生再移位者,如裂缝骨折、青枝骨折、嵌插骨折、横形骨折等。

（二）不稳定骨折　　复位后易于发生再移位者,如斜形骨折、螺旋形骨折、粉碎骨折等。

五、根据骨折后就诊时间可分为

（一）新鲜骨折　　伤后2～3周以内就诊者。

（二）陈旧骨折　　伤后2～3周以后就诊者。

六、根据受伤前骨质是否正常可分为

（一）外伤骨折　　骨折前,骨质结构正常,纯属外力作用而产生骨折者。

（二）病理骨折　　骨质原已有病变(如骨髓炎、骨结核、骨肿瘤等),经轻微外力作用而产生骨折者。

5·1·3　诊断要点

在骨折辨证诊断过程中,要防止只看表浅伤,不注意骨折;只看到一处伤,不注意多处伤;只注意骨折局部,不顾全身伤情,只顾检查,不顾患者痛苦和增加损伤。通过询问受伤经过,详细进行体格检查,必要时作X线摄片检查,以及综合分析所得资料,即可得出正确诊断。

一、受伤史

应了解暴力的大小、方向、性质和形式(高处跌下、车撞、打击、机器绞轧等),及其作用的部位,打击物的性质、形状,受伤现场情况,受伤姿势状态等,以充分地估计伤情。

二、临床表现

（一）全身情况　　轻微骨折可无全身症状。一般骨折,由于瘀血停聚,积瘀化热,常有发热(体温约38.5℃),5～7天后体温逐渐降至正常,无恶寒或寒战,兼有口渴、口苦、心烦、尿赤便秘、夜寐不安、脉浮数或弦紧、舌质红、苔黄厚腻。如合并外伤性休克和内脏损伤,还有相应的表现。

（二）局部情况

① 一般症状

(1) 疼痛　　骨折后脉络受损,气机凝滞,阻塞经络,不通则痛,故骨折部出现不同程度的疼痛、直接压痛和间接压痛(纵轴叩击痛的骨盆、胸廓挤压痛等)。

(2) 肿胀　　骨折后局部经络损伤,营血离经,阻塞络道,瘀滞于肌肤腠理,而出现肿胀。若骨折处出血较多,伤血离经,透过撕裂的肌膜及深筋膜,溢于皮下,即成瘀斑,严重肿胀时还可出现水泡、血泡。

(3) 活动功能障碍　　由于肢体失去杠杆和支柱作用,及剧烈疼痛、筋肉痉挛、组织破坏所致。一般来说,不完全骨折、嵌插骨折的功能障碍程度较轻,完全骨折、有移位骨折的功能障碍程度较重。

② 骨折特征

(1) 畸形　　骨折时常因暴力作用、肌肉或韧带牵拉、搬运不当而使断端移位,出现肢体形状改变,而产生畸形。

（2）骨擦音　由于骨折断端相互触碰或摩擦而产生，一般在局部检查时用手触摸骨折处而有感觉到。

（3）异常活动　骨干部无嵌插的完全骨折，可出现好象关节一样能屈曲旋转的不正常活动，又称假关节活动。

畸形、骨擦音和异常活动是骨折的特征，这三种特征只要有其中一种出现，即可在临床上初步诊断为骨折。但在检查时不应主动寻找骨擦音或异常活动，以免增加患者痛苦、加重局部损伤或导致严重的并发症。骨折端移位明显而无骨擦音，则骨折端或有软组织嵌入。

三、X线检查

诊断骨折，借助X线检查对于了解骨折的具体情况有重要参考价值。X线摄片检查能显示临床检查难于发现的损伤和移位，如不完全骨折、体内深部骨折、脱位时伴有小骨片撕脱等。X线摄片须包括正、侧位，并须包括邻近关节，有时还要加摄特定位置或健侧相应部位的对比X线片。

尽管X线检查对于骨关节损伤的诊断如此重要，但只应该借助它来检验印证临床的现象，帮助确定骨与关节损伤的存在与否，而决不应单纯依赖它去发现损伤，否则便有可能为照片的假象所蒙蔽。有些无移位的腕舟状骨、股骨颈骨折早期，或肋软骨骨折，X线片不容易发现。当X线片与临床其他诊断有矛盾，尤其是临床上有肯定体征，而X线片显示阴性时，必须以临床为主，或是再作进一步检查，从而发现问题；或是加摄健侧X线片，予以对比；若临床仍不能排除骨折，应定期随诊，再行摄片加以证实或排除。

临床检查应与X线检查相互补充，彼此印证，使诊断更为确切可靠。在急救现场，缺乏X线设备时，主要依靠临床检查来诊断和处理骨折。

5·1·4　骨折的并发症

受暴力打击后，除发生骨折外，还可能有各种全身或局部的并发症。有些并发症可于短时间内影响生命，必须紧急处理；另一些需要与骨折同时治疗；有的则需待骨折愈合后处理。因此，必须作周密的全身检查，确定有无并发症，然后决定处理方法。

一、外伤性休克

二、感染

开放性骨折如不及时清创或清创不彻底，有发生化脓性感染或厌氧性感染的可能。

三、内脏损伤

（一）肺损伤　肋骨骨折可合并肺实质损伤或肋间血管破裂，引起血胸或闭合性气胸、开放性气胸、张力性气胸、血气胸。

（二）肝、脾破裂　暴力打击胸壁下段时，除可造成肋骨骨折外，还可发生肝或脾破裂，特别在有脾肿大时更易破裂，形成严重内出血和休克。

（三）膀胱、尿道、直肠损伤　耻骨和坐骨支同时断裂时，容易导致后尿道损伤，若此时膀胱处于充盈状态，则可被移位的骨折端刺破，这种膀胱损伤多为腹膜外损伤。骶尾骨骨折还可并发直肠损伤。

四、重要动脉损伤

多见于严重的开放性骨折和移位较大的闭合性骨折。如肱骨髁上骨折伤及肱动脉（图5－3），股骨髁上骨折伤及腘动脉，胫骨上段骨折伤及胫前或胫后动脉。动脉损伤可有下列几种情况：①开放性骨折合并动脉破裂则鲜血从伤口喷射流出；②由于骨折压迫或刺伤可发生血管痉挛，使血流不畅或完全不通，导致血栓形成；③动脉被骨折端刺破，形成局部血肿，后期可形成假性动脉瘤，若动、静脉同进被刺破，可形成动、静脉瘘。重要动脉损伤后，肢体远侧疼痛麻木、冰冷、苍白或紫绀、脉搏消失或减弱。

五、缺血性肌挛缩

这是筋膜间隔区综合征产生的严重后果。上肢多见于肱骨髁上骨折或前臂双骨折，下肢多见于股骨髁上或胫骨上端骨折。如《诸病源候论·金疮病诸候》说："此由伤绝经筋，荣卫不得循行也，其疮虽愈，筋急不得屈伸也。"上、下肢的重要动脉损伤后，血液供应不足或因包扎过紧超过一定时限，前臂或小腿的肌群因缺血而坏死。神经麻痹，肌肉坏死，经过机化后，形成瘢痕组织，逐渐挛缩而形成特有的畸形——爪形手、爪形足，可造成严重的残废（图5-4）。

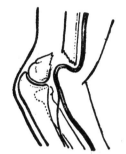
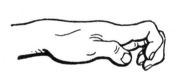
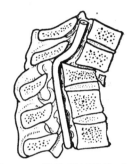

图5-3 损伤肱动脉的肱骨 　　图5-4 缺血性肌挛缩 　　图5-5 脊柱骨折脱位时
　　　　 髁上骨折 　　　　　　　　　　 典型畸形 　　　　　　　　　损伤脊髓

六、脊髓损伤

多发生在颈段和胸、腰段脊柱骨折脱位时（图5-5），形成损伤平面以下的截瘫。

七、周围神经损伤

早期可因骨折时神经受牵拉、压迫、挫伤或刺激所致。后期可因外固定压迫、骨痂包裹或肢体畸形牵拉所致。肱骨髁上骨折可合并桡神经、正中神经损伤。腓骨小头上端骨折可合并腓总神经损伤。神经损伤后，其所支配的肢体范围即可发生感觉障碍、运动障碍，后期出现神经营养障碍（图5-6～9）。

八、脂肪栓塞

是少见而严重的骨折并发症，近年来随着复杂损伤增多而发病率有所增加。成人骨干

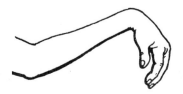
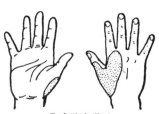

①腕下垂、拇指不能外展和背伸 　　　　　　　　　　②感觉障碍区

图5-6 桡神经损伤①②

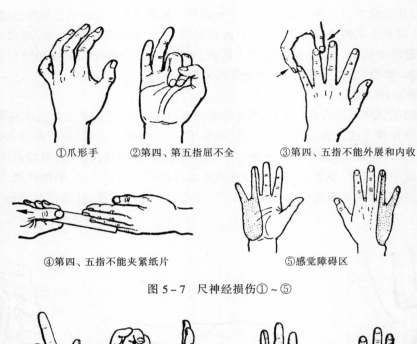

①爪形手　　　②第四、第五指屈不全　　　③第四、五指不能外展和内收

④第四、五指不能夹紧纸片　　　　　⑤感觉障碍区

图 5-7　尺神经损伤①～⑤

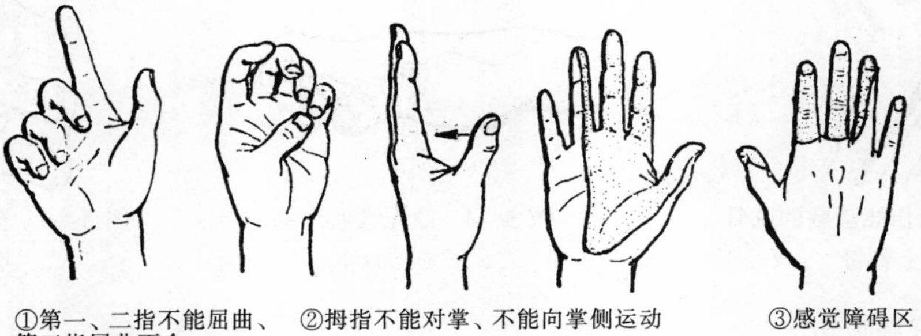

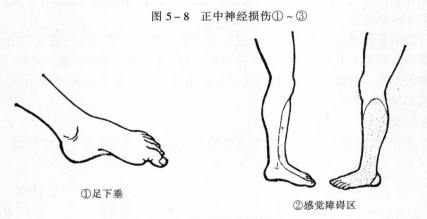

①第一、二指不能屈曲、　　②拇指不能对掌、不能向掌侧运动　　③感觉障碍区
第三指屈曲不全

图 5-8　正中神经损伤①～③

①足下垂　　　　　　　　　②感觉障碍区

图 5-9　腓总神经损伤①②

骨折,髓腔内血肿张力过大,骨髓脂肪侵入血流,形成脂肪栓塞堵塞血管,可以引起肺、脑等重要脏器或组织的缺血,因而危及生命。

九、坠积性肺炎

下肢和脊柱骨折,须长期卧床,致肺功能减弱,痰涎积聚,咳出困难,引起呼吸系统感染,老人常因此而危及生命,故患者在卧床期间应多作深呼吸,或主动按胸咳嗽帮助排痰;注意练功活动。

十、褥疮

严重损伤昏迷或脊椎骨折并发截瘫者,某些骨突部(如骶尾、后枕和足跟等处)受压,而致局部循环障碍,组织坏死,形成溃疡,经久不愈。故应加强护理,早作预防。对褥疮好发部位要保持清洁、干燥,给予定时翻身、按摩,或在局部加棉垫、毡垫或空气垫圈等,以减少压迫。

十一、尿路感染及结石

骨折长期卧床或合并截瘫者,长期留置导尿管,若处理不当,可引起逆行性尿路感染,发生膀胱炎、肾盂炎等。故要在无菌条件下,定期换导尿管和冲洗膀胱,并鼓励患者多饮水,保持小便通畅。

十二、损伤性骨化(骨化性肌炎)

关节内或关节附近骨折脱位后,因损伤严重、急救固定不良、反复施行粗暴的整复手法和被动活动,致使血肿扩散或局部反复出血,渗入被破坏的肌纤维之间,血肿机化后,通过附近骨膜化骨的诱导,逐渐变为软骨,然后再钙化、骨化。在 X 线照片上可能见到骨化阴影。临床上以肘关节损伤容易并发,常可严重影响关节活动功能。

十三、创伤性关节炎

关节内骨折整复不良或骨干骨折成角畸形愈合,以致关节面不平整或关节面压力状况改变,可引起关节软骨面损伤。

十四、关节僵硬

严重的关节内骨折可引起关节骨性僵硬。长期外固定可引起关节周围软组织粘连和肌腱挛缩,而致关节活动障碍。因此,对关节内骨折并有积血者,应尽量抽净。固定的范围和时间要恰到好处,并早期进行关节的练功活动。

十五、缺血性骨坏死

骨折段的血供障碍可发生缺血性骨坏死。以股骨颈骨折并发股骨头坏死、腕舟骨腰部骨折并发近侧段坏死为多见。

十六、迟发性畸形

少年儿童骨骺损伤,可影响该骨关节生长发育,日后逐渐(常需若干年)出现肢体畸形。肱骨外髁骨折可出现肘外翻,尺神经受牵拉而出现爪形手畸形。

在治疗骨折时,对这些并发症应以预防为主,如果已经出现则应及时诊断和妥善治疗,这样,大多数并发症都是可以避免或治愈的。

5·1·5　骨折的愈合过程

骨折愈合的过程就是"瘀去、新生、骨合"的过程,整个过程是持续的和渐进的,一般可分为血肿机化期、原始骨痂期和骨痂改造期。

一、血肿机化期

骨折后,因骨折本身及邻近软组织的血管断裂出血,在骨折部形成了血肿,血肿于伤后6～8小时即开始凝结成含有网状纤维素的血凝块。骨折断端因损伤及血循环中断,逐渐发生坏死,约有数毫米长。随着红细胞的破坏,纤维蛋白的渗出,毛细血管的增生,成纤维细胞、吞噬细胞、异物巨细胞的侵入,血肿逐渐机化,肉芽组织再演变成纤维结缔组织,使骨折断端初步连接在一起,这就叫纤维性骨痂,约在骨折后 2～3 周内完成。这一时期若发现骨折对线对位不良,尚可用再次手法整复、调整外固定或牵引方向加以矫正,内服活血祛瘀药物,以加强骨折断端局部血液循环,并清除血凝块以及代谢中的分解产物。

二、原始骨痂期

充塞在骨折断端之间由血肿机化而形成的纤维结缔组织,大部分转变为软骨,软骨细胞经过增生、变性、钙化而骨化,称软骨内骨化。软骨内骨化过程复杂而缓慢,故临床上应防止较大的血肿,减少软骨内骨化范围,使骨折能较快愈合。

骨折后 24 小时内,骨折断端处的外骨膜开始增生、肥厚,外骨膜的内层即生化层,成骨细胞增生,产生骨化组织,形成新骨,称骨膜内骨化。新骨的不断增多,紧贴有骨皮质的表面,填充在骨折断端之间,呈斜坡样,称外骨痂。在外骨痂形成的同时,骨折断端髓腔内的骨膜也以同样的方式产生新骨,充填在骨折断端的髓腔内,称内骨痂。内骨痂由于血运供给不佳,故生长较慢。

骨性骨痂主要是经骨膜内骨化(外骨痂为多、内骨痂次之)形成,其次为软骨内骨化(中间骨痂)形成,它们的主要成分为成骨细胞,次要成分为成软骨细胞,均来自外骨膜深层和内骨膜。内外骨痂沿着皮质骨的髓腔侧和骨膜侧向骨折线生长,彼此会合。外骨膜在骨痂形成中有着较大的重要性,因此在治疗中任何对骨膜的损伤(如手术整复、粗暴手法复位或过度牵引等)均对愈合不利。

骨痂中的血管、破骨细胞和成骨细胞侵入骨折端,一方面使骨样组织逐渐经过钙化而成骨组织,一方面继续清除坏死骨组织。因此,这一时期的内服药物以接骨续筋为主,以活血祛瘀为佐。当内外骨痂和中间骨痂会合后,又经过不断钙化,其强度足以抵抗肌肉的收缩、成角、剪力和旋转力时,则骨折已达临床愈合,一般需 4～8 周。此时,骨折处无压痛,沿患肢纵轴叩击时亦无疼痛,自动或被动活动患肢时,骨折处也无异常活动。如 X 线照片显示骨折线模糊,周围有连续性骨痂,则可解除外固定,加强患肢的活动锻炼。但若此时发现骨位不良,则手法整复已相当困难,调整外固定亦难以改善骨位。

三、骨痂改造期

骨折部的原始骨痂进一步改造,成骨细胞增加,新生骨小梁也逐渐增加,且逐渐排列规则和致密,而骨折端无菌坏死部分经过血管和成骨细胞、破骨细胞的侵入,进行坏死骨的清除和形成新骨的爬行替代过程,骨折部位形成了骨性连接,一般需要 8～12 周才能完成。此时,内服药物应以补肝肾、养气血、壮筋骨为主。

随着肢体的活动和负重,在应力轴线上的骨痂,不断地得到加强和改造;在应力轴线以外的骨痂,逐渐被清除;使原始骨痂逐渐被改造成永久骨痂,后者具有正常的骨结构。骨髓腔亦再沟通,恢复骨之原形。成人其所需时间一般需要 2～4 年,儿童则 2 年以内。

5·1·6　骨折的临床愈合标准和骨性愈合标准

掌握骨折的临床愈合和骨性愈合的标准,才有利于确定外固定的时间、练功计划和辨证用药。

一、骨折的临床愈合标准

(一)局部无压痛,无纵向叩击痛;

(二)局部无异常活动;

(三)X 线照片显示骨折线模糊,有连续性骨痂通过骨折线;

（四）功能测定　在解除外固定情况下,上肢能平举 1kg 达 1 分钟,下肢能连续徒手步行 3 分钟,并不少于 30 步。

（五）连续观察 2 周骨折处不变形,则观察的第一天即为临床愈合日期。(二)、(四)两项的测定必须慎重,以不发生变形或再骨折为原则。

二、骨折的骨性愈合标准

（一）具备临床愈合标准的条件;

（二）X 线照片显示骨小梁通过骨折线。

5·1·7　影响骨折愈合的因素

认识影响骨折愈合的因素,以便利用对愈合有利的因素和避免对愈合不利的因素。

一、全身因素

（一）年龄　骨折愈合速度与年龄关系密切。小儿的组织再生和塑形能力强,骨折愈合速度较快,如股骨干骨折的临床愈合时间,小儿需要 1 个月,成人往往需要 3 个月左右,老年人则更慢。

（二）健康情况　身体总是动员体内一切力量促进骨折愈合的。身体强壮,气血旺盛,对骨折愈合有利;反之,慢性消耗性疾病,气血虚弱,如糖尿病、重度营养不良、钙化谢障碍、骨软化症、恶性肿瘤或骨折后有严重并发症者,则骨折愈合迟缓。

二、局部因素

（一）断面的接触　断面接触大则愈合较易,断面接触小则愈合较难,故整复后对位良好者愈合快,对位不良者愈合慢,螺旋形、斜形骨折往往也较横断骨折愈合快。若有肌肉、肌腱、筋膜等软组织嵌入骨折断端间,或因过度牵引而断端分离,则妨碍了骨折断面的接触,愈合就更困难。

（二）断端的血供　组织的再生,需要足够的血液供给,血供良好的松质骨部骨折愈合较快,而血供不良的部位骨折则愈合速度缓慢,甚至发生延迟连接、不连接或缺血性骨坏死。例如,胫骨干下 1/3 的血供主要依靠由上 1/3 进入髓腔的营养血管,故下 1/3 部骨折后,远端血供较差,愈合迟缓。股骨头的血供主要来自关节囊和圆韧带的血管,故股骨头下部骨折后,血供较差,就有缺血性骨坏死的可能。腕舟骨的营养血管由掌侧结节处和背侧中央部进入,腰部骨折后,近段的血供就较差,愈合迟缓(图 5 – 10)。一骨有数段骨折愈合速度也较慢。

（三）损伤的程度　有大块骨缺损的骨折或软组织损伤严重、断端形成巨大血肿者,骨折的愈合速度就较慢。骨痂的形成,主要来自外骨膜和内骨膜,故骨膜的完整性对骨折愈合有

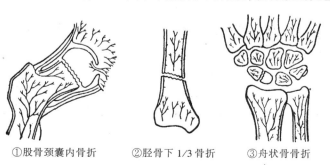

　　①股骨颈囊内骨折　　②胫骨下 1/3 骨折　　③舟状骨骨折

图 5 – 10　因血液供应差而影响骨折愈合的常见部位①～③

较大的影响,骨膜损伤严重者,愈合也较困难。

(四)感染的影响　　感染引起局部长期充血、组织破坏、脓液和代谢产物的堆积,均不利于骨折的修复,迟缓愈合和不愈合率大为增高。

(五)固定和运动　　固定可以维持骨折端整复后的位置,防止软组织再受伤和血肿再扩大,保证修复作用顺利进行。但固定太过使局部血运不佳,骨代谢减退,骨质疏松,肌肉萎缩,对愈合不利。如果能在保证骨折不再移位的条件下,进行上下关节练功,从而使患肢肌肉有一定的生理舒缩活动,局部循环畅通,则骨折可以加速愈合。

成人常见骨折临床愈合时间须根据临床愈合的标准而决定,下表仅供夹缚固定时参考。

成人常见骨折临床愈合时间参考表

骨　折　名　称	时　间　（周）
锁骨骨折	4～6
肱骨外科颈骨折	4～6
肱骨干骨折	4～8
肱骨髁上骨折	3～6
尺、桡骨干骨折	6～8
桡骨远端骨折	3～6
掌、指骨骨折	3～4
股骨颈骨折	12～24
股骨转子间骨折	7～10
股骨干骨折	8～12
髌骨骨折	4～6
胫腓骨干骨折	7～10
踝部骨折	4～6
跖部骨折	4～6

5·1·8　骨折的急救

骨折急救的目的,在于用简单而有效的方法抢救生命,保护患肢,使能安全而迅速地运送至附近医院,以便获得妥善的治疗。

一、抢救生命

根据受伤过程,通过简单观察和重点检查,即可迅速了解病情。一切动作要谨慎、轻柔、稳妥。首先抢救生命,如患者处于休克状态中,则应抗休克为首要任务,注意保温,有条件时应即输血、输液。对有颅脑复合伤而处于昏迷的患者,应注意保证呼吸道畅通。

二、创口包扎

及时而妥善地包扎,能达到压迫止血、减少感染、保护伤口的目的。包扎动作要轻巧、迅速、准确,要严密牢固、松紧适宜包住伤口。大血管出血,可采用止血带,应记录开始用止血带的时间。若骨折端已戳出伤口但未压迫血管、神经时,不应立即复位,以免将污物带进创口深处,可待清创术将骨折端清理后,再行复位。若在包扎创口时骨折端已自行滑回创口内,则到医院后务须向负责医生说明,促其注意。

三、现场固定

骨折急救处理时,将骨折的肢体妥善地固定起来,这是最重要的一项。目的是防止骨折断端活动而造成新的损伤,减轻疼痛,预防休克,这对骨折的治疗有重要作用。凡有可疑骨折者,均应按骨折处理。不必脱去闭合性骨折患者的衣服、鞋袜等,以免过多搬动患肢,增加疼痛,若患肢肿胀较剧,可剪下衣袖或裤管。闭合性骨折有穿破皮肤,损伤血管、神经的危险时,应尽量消除显著的移位,然后用夹板固定。但不可在现场试行复位,因此时并不具备复位所需的条件。固定的材料应就地取材,可选用绷带、棉垫、木夹板、树枝、竹杆、木棍、木板、步枪等。固定时应防止皮肤受压损伤,四肢固定要露出指、趾尖,便于观察血循环。固定完成后,如出现指、趾苍白、青紫、肢体发凉、疼痛或麻木、肢体远端动脉搏动消失时,表明血循环不良,应立即检查原因,如为缚扎过紧,需放松缚带或重新固定。

四、迅速运送

经妥善固定后,应即迅速运往医院。

5·1·9 骨折的治疗

治疗骨折时,必须在继承中医丰富的传统理论和经验的基础上,结合现代自然科学(如生物力学和放射学等)的成就,贯彻固定与活动统一(动静结合)、骨与软组织并重(筋骨并重)、局部与整体兼顾(内外兼治)、医疗措施与患者的主观能动性密切配合(医患合作)的治疗原则,辨证地处理好骨折治疗中的复位、固定、练功活动、内外用药的关系,尽可能做到骨折复位不增加局部组织损伤,固定骨折而不妨碍肢体活动,因而可以促进全身气血循环,增强新陈代谢,骨折愈合和功能恢复齐头并进。并可使患者痛苦轻、骨折愈合快。

一、复位

复位是将移位的骨折段恢复正常或近乎正常的解剖关系,重建骨胳的支架作用。在全身情况许可下,复位越早越好。

复位的方法有两类,即闭合复位和切开复位。闭合复位又可分为手法复位和持续牵引。持续牵引既有复位作用,又有固定作用。

(一)手法复位 应用手法使骨折复位,称手法复位。《医宗金鉴·正骨心法要旨》说:"夫手法者,谓以两手安置所伤之筋骨,使仍复于旧也。但伤有重轻,而手法各有所宜。其痊可之迟速,及遗留残疾与否,皆关乎手法之所施得宜,或失其宜,或未尽其法也。盖一身之骨体,既非一致,而十二经筋之罗列序属,又各不同。故必素知其体相,识其部位,一旦临证,机触于外,巧生于内,手随心转,法从手出。或拽之离而复合,或推之就而复位,或正其斜,或完其阙,则骨之截断、碎断、斜断,筋之弛纵卷挛,翻转离合,虽在肉里,以手扪之,自悉其情。法之所施,使患者不知其苦,方称为手法也。况所伤之处,多有关于性命者,如七窍上通脑髓,鬲近心君,四末受伤,痛苦入心者,即或其人元气素壮,败血易于流散,可以赳期而愈,手法亦不可乱施。若元气素弱,一旦被伤,势已难支,设手法再误,则万难挽回已,此所以尤当审慎者也。盖正骨者,须心明手巧,既知其病情,复善用夫手法,然后治自多效。诚以手本血肉之体,其宛转运用之妙,可以一已之卷舒,高下疾徐,轻重开合,能达病者之血气凝滞,皮肉肿痛,筋骨挛折,与情志之苦欲也。较之以器具从事于拘制者,相去甚远矣。是则手法者,诚正骨之首务哉。"绝大多数骨折都可用手法复位,能取得满意的效果。手法复位的要求是及时、稳妥、准确、轻巧而不增加损伤,力争一次手法整复成功。

1. 复位标准

（1）解剖复位　骨折之畸形和移位完全纠正，恢复了骨的正常解剖关系，对位（指两骨折端的接触面）和对线（指两骨折段在纵轴上的关系）完全良好时，称为解剖复位。正如《医宗金鉴·正骨心法要旨》指出：骨折复位必须达到"使断者复续，陷者复起，碎者复完，突者复平"的要求。解剖复位可使折端稳定，便于早期练功，骨折愈合快，功能恢复好。对所有骨折都应争取达到解剖复位。

（2）功能复位　骨折复位虽尽了最大努力，某种移位仍未完全纠正，但骨折在此位置愈合后，对肢体功能无明显妨碍者，称为功能复位。对不能达到解剖复位者，应力争达到功能复位。但滥用粗暴方法反复多次手法复位，或轻率采用切开复位，却又会增加软组织损伤，影响骨折愈合，且可引起并发症。功能复位的要求按患者的年龄、职业和骨折部位的不同而有所区别。例如，治疗老年人骨折，首要任务是保存其生命，对骨折复位要求较低。然而，对于年轻的舞蹈演员、体育运动员，骨折的功能复位则要求很高，骨位不良则影响其功能。关节内骨折，对位要求也较高。功能复位的标准是：①对线：骨折部的旋转移位必须完全矫正。成角移位若与关节活动方向一致，日后可在骨痂改造塑形有一定的矫正和适应，但成人不宜超过10°，儿童不宜超过15°。成角若与关节活动方向垂直，日后不能矫正和适应，故必须完全复位。膝关节的关节面应与地面平行，否则关节内、外两侧在负重时所受压力不均，日后可以继发损伤性关节炎，引起疼痛及关节畸形。上肢骨折在不同部位，要求亦不同，肱骨干骨折一定程度成角对功能影响不大；前臂双骨折若有成角畸形将影响前臂旋转功能。②对位：长骨干骨折，对位至少应达1/3以上，干骺端骨折对位至少应达3/4左右。③长度：儿童处于生长发育时期，下肢骨折缩短2cm以内，若无骨骺损伤，可在生长发育过程中自行矫正，成人则要求缩短移位不超过1cm。

2．复位前准备

（1）麻醉　骨折复位应采用麻醉止痛，便于复位操作。《三国志·魏书方技传》记载了汉·华佗运用麻沸散内服麻醉施行手术的实例。晋·葛洪运用羊踯躅（即闹羊花）、草乌等作麻醉药物。唐·蔺道人《仙授理伤续断秘方》认为凡整骨都要先服麻醉药。元·危亦林《世医得效方》指出："草乌散治损伤骨节不归窠者，用此麻之，然后用手整顿"，"攧扑损伤，骨肉疼痛，整顿不得，先用麻药服，待其不识痛处，方可下手。"说明了麻醉整复骨折、脱位的方法。近代随着科学的发展，临床中可选用针刺麻醉、中药麻醉、局部麻醉、神经阻滞麻醉、硬膜外麻醉等，还可配合应用肌肉松弛剂，对儿童必要时可采用氯胺酮麻醉或全身麻醉。但对简单骨折，完全有把握在极短时间内获得满意复位者，也可以不用麻醉。

麻醉特别是全麻前，对全身情况应有足够估计。局部麻醉是较安全实用的麻醉方法，常用于新鲜闭合性骨折的复位。局部麻醉时，无菌操作必须严格，以防骨折部感染。在骨折局部皮肤上先作少量皮内注射，将注射针逐步刺入深处，当注射针进入骨折部的血肿后，可抽出暗红色的陈旧血液，然后缓慢注入麻醉剂。四肢骨折用2%普鲁卡因注射液10~20毫升。麻醉剂注入血肿后，即可均匀地分布于骨折部。裂缝骨折无明显血肿时，可在骨折部四周浸润（图5-11）。通常在注射后10分钟，即可产生麻醉作用。

（2）摸诊　《医宗金鉴·正骨心法要旨》说："摸者，用手细细摸其所伤之处，或骨断、骨碎、骨歪、骨整、骨软、骨硬，筋强、筋软、筋歪、筋正、筋断、筋走、筋粗、筋翻、筋寒、筋热，以及表里虚实，并所患之新旧也。先摸其或为跌扑，或为错闪，或为打撞，然后依法治之。"

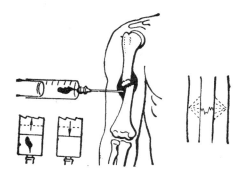

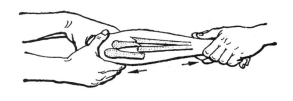

图 5 – 11　局部麻醉注射　　　　　　　图 5 – 12　拔伸手法

　　在麻醉显效后、使用手法复位前,要根据肢体畸形和 X 线照片的图象,先用手细摸其骨折部,手法宜先轻后重,从上到下,从近端到远端,要了解骨折移位情况,做到心中有数,胸有成竹,以便进行复位。

　　3. 复位基本手法　四肢各部分都有彼此拮抗的肌肉及肌群。在复位时,应先将患肢所有关节放在肌肉松弛的位置,以利于复位。

　　骨折复位必须掌握以"子求母"即以远端对近端的复位原则。于复位时移动远断端(子骨)去凑合近断端(母骨)为顺,反之为逆,逆则难于达到复位的目的。兹将九种基本复位手法介绍如下:

　　(1) 拔伸　欲合先离,离而复合,是正骨手法的重要步骤,拔伸主要是矫正患肢的重叠移位(图 5 – 12)。《仙授理伤续断秘方》首先记载了这种基本手法。拔伸牵引时一般多用手法进行,但遇筋肉丰富、肌力强大的部位,如下肢骨折,亦可利用器械(如复位床、软绳)辅助,或以手法拔伸与器械配合进行。拔伸时可由术者和助手分别握住患肢的远段和近段,对抗用力牵引。手法开始时,按肢体原来的体位先顺势用力牵引,然后再沿肢体的纵轴对抗拔伸,借牵引力矫正患肢的缩短畸形。用力应由轻到重,稳定而持久,促使变位的骨折断端分开,常须持续数分种之久。拔伸手法为下一步手法创造条件,且在施行其他手法时仍需维持一定的拔伸牵引力,直至敷贴药膏及夹板夹缚妥善后方可停止。

　　(2) 旋转　肢体有旋转畸形时,可由术者手握其远段在拔伸下,围绕肢体纵轴向内或向外旋转以恢复肢体的正常生理轴线。

　　(3) 折顶　横断或锯齿形骨折,单靠手力牵引不易完全矫正重叠移位时,可用折顶手法。术者两手拇指向下抵压突出的骨折端,其他四指重叠环抱于下陷的另一骨端,加大成角拔伸,至两断端同侧骨皮质相遇时,骤然将成角矫直,使断端对正(图 5 – 13)。操作时,助手与术者动作应协调、稳妥、敏捷。折顶手法要慎用,操作时要仔细,以免骨锋损伤重要的软组织。

　　(4) 回旋　有背向移位(即两骨折面因旋转移位而反叠)的斜形骨折,单用拔伸手法难于复位,应根据受伤机理和参照原始 X 线照片判断发生背向移位的旋转途径,然后施行回旋手法。术者可一手固定近端,另一手握住远端,按移位途径的相反方向回旋复位。如操作中感到有软组织阻挡,即可能对移位途径判断错误,应改变回旋方向,使骨折端从背对背变成面对面(图 5 – 14)。施行回旋手法不可用力过猛,以免伤及血管、神经。两骨折端间有软组织

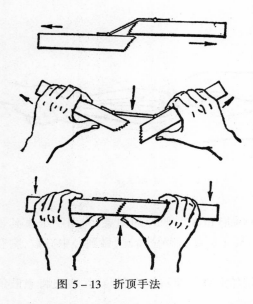

图 5－13　折顶手法

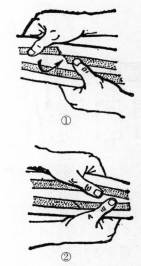

图 5－14　回旋手法①②

嵌入时,亦可用回旋手法解脱之。旋行此手法时,应适当减少牵引力,使肌肉稍松弛,否则不易成功。

(5) 端提　重叠、成角及旋转移位矫正后,还要娇正侧方移位。上、下侧(即前、后侧或背、掌侧)方移位可用端提手法。操作时在持续手力牵引下,术者两手拇指压住突出的远端,其余四指捏住近侧骨折端,向上用力使"陷者复起,突者复平"(图 5－15)。

(6) 捺正　有侧方移位时,术者借助掌、指分别按压远端和近端,横向用力夹挤以矫正之(图 5－16)。

(7) 分骨　尺、桡骨,掌骨、跖骨骨折时,骨折段因成角移位及侧方移位而互相靠拢时,术者可用两手拇指及示、中、无名指,分别挤捏骨折处背侧及掌侧骨间隙,矫正成角移位及侧方移位,使靠拢的骨折端分开(图 5－17)。

(8) 屈伸　术者一手固定关节的近段,另一手握住远段沿关节的冠轴摆动肢体,以整复骨折脱位(图 5－18①②)。

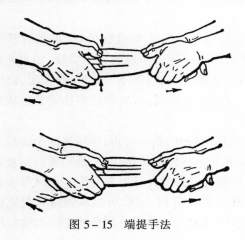

图 5－15　端提手法

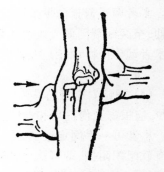

图 5－16　捺正手法

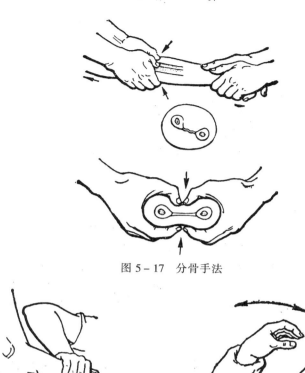

图 5－17　分骨手法

①　　　　　　　　　图 5－18　屈伸手法①②　　　　　　②

（9）纵压　在横断骨折复位过程中，为了检查复位效果，可由术者两手固定骨折部，让助手在维持牵引下稍稍向左、右、上、下摇摆远端，术者双手可感觉到骨折的对位情况，然后沿纵轴方向挤压，若骨折处不发生缩短移位则说明骨折对位良好(图 5－19)。

复位后需检查骨位情况。观察肢体外形，抚摸骨折处的轮廓，与健肢对比，并测量患肢的长度，即可了解大概情况，X 线透视或摄片检查，可进一步肯定复位的效果。不宜在 X 线透视下作手法复位，因日久可对术者造成损害。

（二)切开复位　切开骨折部的软组织，暴露骨折段，在直视下将骨折复位。

二、固定

固定是治疗骨折的一种重要手段，复位后，固定起到主导作用和决定性作用。已复位的骨折必须持续地固定在良好的位置，防止再移位，直至骨折愈合为止。《医宗金鉴·正骨心法要旨》指出："跌扑损伤，虽用手法调治，恐未尽得其宜，以致有治如未治之苦，则未可云医理之周详也。爰因身体上下正侧之象，制器以正之，用辅手法之所不逮，以冀分者复合，欹者复正，

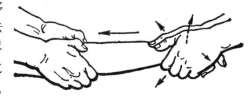

图 5－19　纵压手法

高者就其平,陷者升其位,则危症可转于安,重伤可就于轻,再施以药饵之功,更示以调养之善,则正骨之道全矣。"目前常用的固定方法分外固定和内固定两类。外固定有夹板、石膏绷带和持续牵引等。

(一)夹板固定　采用夹板固定骨折,在我国有悠久的历史。早在晋代葛洪已采用竹片夹缚固定治疗骨折,并指出骨折固定后患肢"勿令转动",主张用柔软的旧布包扎,以不松不紧为宜,既要固定患处,又不要妨碍血运。夹板固定是从肢体的生理功能出发,通过扎带对夹板的约束力,固定垫对骨折断端防止或矫正成角畸形和侧方移位的效应力,充分利用肢体肌肉收缩活动时所产生的内在动力,使肢体内部动力因骨折所致的不平衡重新恢复到平衡。因此,夹板局部外固定是一种积极能动的固定,它是一种动力平衡,是以动制动,适应生理的要求,符合外固定的生物力学原理。

夹板只固定骨折局部,一般不超过上、下关节,便于及时进行练功活动,又不妨碍肌肉的纵向收缩。当肌肉收缩时,肢体周径变粗,使夹板、扎带和固定垫的压力暂时增加,残余的骨折端侧方或成角移位得以进一步矫正。肌肉收缩还可使骨折断端互相纵向挤压,有利于骨折愈合。因此,夹板固定法具有固定确实可靠,骨折愈合快,功能恢复好,治疗费用低,病人痛苦少的优点,并可防止关节僵硬、肌肉萎缩、骨质疏松、骨折迟缓愈合和不愈合等并发症的发生。

(1)夹板固定的适应证

① 四肢闭合性骨折。股骨骨折因大腿肌肉有较大的收缩力,常需结合持续皮牵引或骨牵引。

② 四肢开放性骨折,创面小或经处理后创口已愈合者。

③ 陈旧性四肢骨折适合于手法复位者。

(2)夹板的选用　夹板是局部外固定的主要工具,有一定的弹性、韧性和可塑性,并能被 X 线穿透,一般以就地取材为宜。常用的有杉树皮、柳木板、竹片、厚纸板、粘合板、金属铝板和塑料板等。夹板固定的范围可分为超关节固定和不超关节固定两种。《仙授理伤续断秘方》指出:"凡夹缚杉木皮数片,周围紧夹缚,留开皆一缝"。因此,夹板宽度应按肢体周径而定,绑扎后要求每两夹板之间留一定的空隙。夹板厚度应根据其材料和长短决定,一般说来,夹板短、抗弯强度大,韧性好者,可薄一些;反之,应适当增厚。柳木夹板可根据肢体大小、伤病部位和类型、统一规格、型号大批生产。还可选取较厚、无虫蛀、无纵裂、无节的杉树皮,削去其表层,按规格大小剪裁,板的两端要剪成弧形,并稍压软之;如需弯曲的夹板,可贴上胶布后,敲打压弯。厚纸板也可随意剪裁,浸水可变软,任意塑形,干后有一定固定作用。

(3)衬垫外套　为了不使坚硬的固定器材直接压迫皮肤,可在接触皮肤的那一面贴上衬垫,并在外表封一层外套。衬垫应有一定的吸水性,可散热,质地柔软,对皮肤无刺激,常用棉花、海绵、棉毡为原料制造,其厚度约 0.3～0.5cm,平整、厚薄均匀,要覆盖夹板的面及其边缘。外套以绷带或具有一定弹性的针织布料制造较好。

(4)固定垫　利用它所产生的加压或杠杆作用以维持骨折断端在整复后的良好位置,但不可依赖固定垫对骨折段的挤压作用来代替手法复位,否则将引起压迫性溃疡或肌肉缺血性坏死等不良后果(图 5-20)。固定垫必须质软,有一定的弹性,能维持一定形态,有一定的支持力,能吸水,可散热,对皮肤无刺激作用。可用毛头纸、棉花或棉毡等材料制作。固定

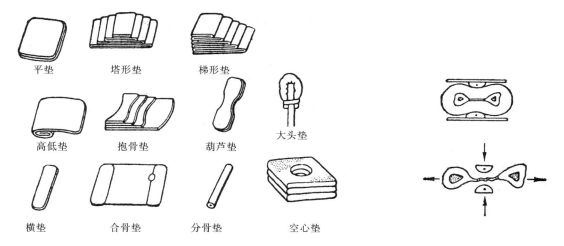

平垫　　　　塔形垫　　　　梯形垫

高低垫　　　抱骨垫　　　葫芦垫　　　大头垫

横垫　　　合骨垫　　　分骨垫　　　空心垫

图 5 - 20　固定垫种类　　　　　　图 5 - 21　分骨垫示意图

垫的大小、厚度及硬度等均可影响它对软组织产生的作用力。厚而太小、坚硬的固定垫,容易引起压迫性溃疡,并使夹板与肢体不能紧贴而固定不稳;薄而大的、柔软的固定垫,又因作用力过小,不能有效地发挥其作用。常用的固定垫有如下几种:

① 平垫:适用于肢体平坦的部位。方形或长方形,其宽度可稍宽于该侧夹板,用以扩大与肢体的接触面;其长度可根据作用部位而定,一般约 4～8cm;其厚度可根据患肢局部软组织的厚薄与强弱而定,约 1.5～4cm。软组织薄弱之处可用较薄的固定垫,软组织丰厚之处可用较厚的固定垫。

② 塔形垫:适用于肢体凹陷关节附近。做成中间厚、两边薄象宝塔形的固定垫。

③ 梯形垫:适用于肢体斜坡处。做成一边厚、一边薄象梯形踏步式的固定垫。

④ 高低垫:适宜于锁骨骨折。做成一边高、一边低的固定垫。

⑤ 抱骨垫:适用于髌骨骨折。呈半月状,可用绒毡剪成。

⑥ 葫芦垫:适用于桡骨头脱位。做成两头大、中间小,象葫芦状的固定垫。

⑦ 大头垫:适用于肱骨外科颈骨折。将棉垫包扎于夹板的一头,做成蘑菇状的固定垫。

⑧ 横垫:适用于桡骨远端骨折。一般长约 6～7cm,宽 1.5～2cm,厚约 0.3cm。

⑨ 合骨垫:适用于下尺桡关节分离。

⑩ 分骨垫:适用于前臂尺、桡骨骨折。骨折复位后,以一根铅丝为中心,外用棉花卷成梭形分骨垫(直径 1～1.5cm,长约 6～10cm),置于尺、桡骨骨间隙背侧、掌侧。分骨垫中放一短铅丝的作用是在 X 线检查时便于了解其位置是否安放恰当。分骨垫不宜卷得过硬和过粗,否则易产生压迫性溃疡(图 5－21)。

⑪ 空心垫:适用于内踝骨折、外踝骨折。骨折复位后须在内、外踝处放置固定垫时,为了适应内、外踝的骨隆凸外形,防止局部产生压迫性溃疡。可在平垫中央剪一圆孔,即成空心垫。

根据骨折的类型、移位的情况,在适当部位安置固定垫。常用的有两垫、三垫固定法。

两垫固定法:适用于有侧方移位的横断骨折。骨折复位后,两垫分别置于两骨折端原有

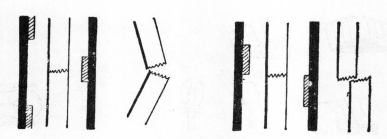

图 5－22　固定垫放置法

移位的一侧,以骨折线为界,两垫不能超过骨折线,以防骨折再发生侧方移位。

三垫固定法:适用于有成角移位的骨折。骨折复位后,一垫置于骨折成角移位的角尖处,另两垫置于尽量靠近骨干两端的对侧,三垫形成杠杆力,防止骨折再发生成角移位(图 5－22)。

(5) 扎带　用 1～2cm 宽的布带或绷带折叠成扎带 3～4 条,依次缠扎中间、远端、近端。活结扎在前侧或外侧板上。扎带的松紧度以包扎后能在夹板面上下移动 1cm 为适宜。

(6) 夹缚固定的包扎方法

① 续增包扎法:骨折复位后,维持患肢在合适的体位,敷贴上平整均匀、厚薄适宜的外治药物,再从患肢远端开始向近端包扎绷带 1～2 层,放置固定垫,安放对骨折起主要固定作用的两块夹板,以绷带包扎两圈后,再放置其他夹板。在夹板外再用绷带包扎覆盖,使能维持各块夹板的位置。然后从近侧到远侧缚扎带 3～4 根,每根扎带绕肢体两周后结扎(图 5－23①～③)。此法之优良是夹板不易移动,较为牢靠。

② 一次包扎法:骨折复位敷药后,先包绷带,然后将几块夹板一次安置于患肢四周,外

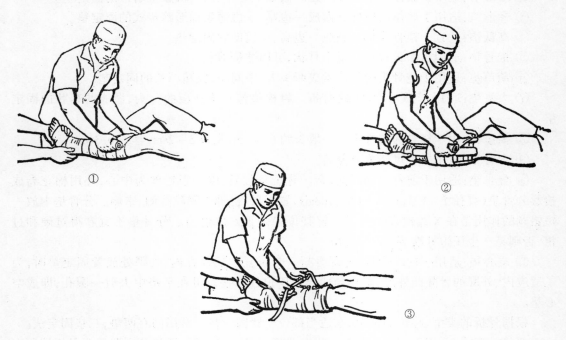

图 5－23　续增包扎法①～③

用 3~4 根扎带捆扎。此法使用的绷带较少,夹板的位置容易移动,应经常检查,以免影响骨折的固定。

夹板固定时遇有腋窝、腘窝等血管、神经丰富之处,经受不住过紧的扎缚,应加用棉垫保护。

夹缚松紧度要得宜,既要起到有效的固定作用,又要防止引起皮肤压迫性坏死、缺血性肌挛缩等并发症。

(7) 夹板固定后的注意事项

① 适当抬高患肢,以利肢体肿胀消退,可用软枕垫高。

② 密切观察患肢的血液循环情况,特别固定后 1~4 天内更应注意肢端动脉的搏动以及温度、颜色、感觉、肿胀程度、手指或足趾主动活动等。若发现有血液循环障碍,必须及时将扎带放松,如仍未好转,应拆开绷带,重新包扎。若不及时处理,可以发生缺血性肌挛缩,形成爪形手、爪形足畸形,甚至肢体坏疽,后果极为严重。肢体血液循环障碍最早的症状是剧烈的疼痛,切勿误认为是骨折引起的疼痛,以致麻痹大意。骨折引起的疼痛只限于骨折局部,一般骨折整复后疼痛逐渐减轻,若固定之后疼痛加重,被捆扎处远侧整段肢体出现搏动性疼痛,则为肢体血液循环障碍。对待患者的主诉要严肃认真进行分析,作出正确的判断和及时的处理。

③ 若在夹板内固定垫处、夹板两端或骨胳隆突部位出现固定的疼痛点时,应及时拆开夹板进行检查,以防发生压迫性溃疡。

④ 注意经常调整夹板的松紧度。患肢肿胀消退后,夹板也将松动,故应每天检查扎带的松紧度,及时予以调整。

⑤ 定期作 X 线透视或摄片检查,了解骨折是否再发生移动,特别在复位后 2 周内要勤于复查。若再发生移位,应再次进行复位。

⑥ 及时指导病人进行练功活动。

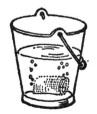
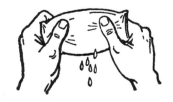
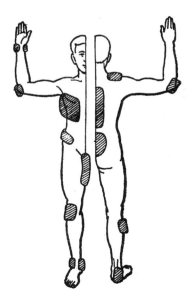

图 5-24　石膏卷的浸水及挤水法　　　　　　　图 5-25　需要放衬垫的部位

（8）解除夹板固定的日期　夹板固定时间的长短，主要是依据临床愈合的具体情况而定。

（二）石膏绷带　用熟石膏的细粉末撒布在特制的稀疏纱布绷带上，做成石膏绷带。熟石膏吸水结晶后，其晶体呈长条形，互相交织，十分坚固。将石膏绷带浸水后，缠绕在肢体上数层，使成管形或做成多层重叠的石膏托，用湿纱布绷带包在肢体上，凝固成坚固的硬壳，对骨折肢体起有效的固定作用。肢体关节必须固定在功能位或所需要的特殊位置（图 5 - 24、5 - 25）。其优点是能够根据肢体的形状而塑型，因而固定作用确实可靠。其缺点是无弹性，石膏固定后容易发生过紧或过松的现象，又不能随时调节松紧度，也不适于使用固定垫，掌握不当则易影响肢体血运或造成压疮。固定范围较大，一般须超过骨折部的上、下关节，使这些关节在骨折固定期内无法进行活动锻炼。如不注意加强被固定肢体的肌肉收缩活动，拆除石膏绷带后，可有关节僵硬等后遗症，妨碍患肢功能迅速恢复。

（三）持续牵引　持续牵引可以克服肌肉的收缩力，矫正重叠移位和肢体挛缩。我国古代许多伤科名医都善于使用软绳牵引的方法来治疗骨折，如《世医得效方》对脊柱骨折主张"须用软绳从脚吊起，坠下身直，其骨使自归窠，未直则未归窠，须要坠下，待其骨直归窠。"（图 5 - 26）又如《普济方》对颈椎骨折脱位，主张"用手巾一条，绳一根，系在房上，垂下来，以手巾兜缚颏下，系于后脑壳，缚接绳头，却以瓦罂一个，五六寸高，看按入深浅，斟酌高低。令患人端正坐于罂上，令伸脚坐定，医者用手掣按平正，说适令不知觉，以脚一踢，踢去罂子"等手法与软绳牵引结合的方法。《救伤秘旨》等书也有这种类似的方法记载。

有部分严重错位或不稳定骨折，因骨折部肌肉丰厚，肌力强大，有时用力牵引结合软绳牵引法尚未能复位；或用夹板固定，固定作用不够，断端仍不够稳定，可因肌肉收缩而纵行移位，此时，可用持续牵引法配合进行，以补助手法拔伸牵引及夹板之不足。

持续牵引有皮肤牵引、骨牵引及布托牵引等。持续牵引可以对抗患肢肌肉的牵引力，还可使患肢各关节处于肌松弛位，除复位作用外，还可防止骨折再发生成角、旋转和缩短等移位，并因骨折周围的肌肉被牵紧，形成围绕在骨折四周的压力，使碎骨片靠拢，从而达到固定的目的。但任何牵引方法，只能矫正骨折重叠移位，而不能纠正骨折侧方移位或成角畸形。因此，必须同时使用夹板和固定垫，矫正侧方移位和成角畸形，并能加强骨折固定，以便肢体在牵引下进行练功活动，充分发挥肢体活动时所产生的内在动力。通过外固定装置，不但可以保持骨折对位，对原来骨折端对位稍差的骨折，还可以自动地得到矫正。对新鲜闭合性股骨干骨折可先行手法复位、夹板固定，再作持续牵引。股骨、胫骨开放性骨折于清创术后，用持续骨牵引，有利于观察创口和换药，便于练功活动。持续牵引的缺点是不能及早离床活动。应用持续牵引时，必须注意患者的年龄、性别、骨折的部位及类型、肌肉发达的程度和软组织损伤的情况，随时调整牵引的重量。如牵引重量太大，可引起过度牵引，使骨折端发生分离移位；牵引力太小，则不能达到复位和固定的目的，而致骨折畸形愈合。

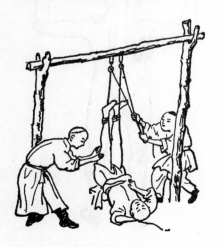

图 5 - 26　软绳牵引复位法

（1）皮肤牵引　系利用粘膏粘于皮肤，其牵引力量直接加于皮肤,间接牵拉肌肉和骨胳。此法简单易行,对于肢体损伤较小,且无骨胳穿针孔发生感染的危险。多用于下肢骨关节损伤和疾患,如十二岁以下的儿童股骨骨折、老人股骨转子间骨折,肱骨外科颈骨折有时亦可用上肢悬吊皮肤牵引。方法:剃除肢体的毛,涂上安息香酸酊,可增加粘性,减少胶布对皮肤的刺激,然后剪下所需长、阔度的粘胶条,贴在中央带孔的正方形木制扩张板中央,两端可各撕开 10 ~ 30cm,用少许棉花垫好骨突处,将胶布贴在患肢上,再以绷带包扎;最后将牵引绳拴在小方板中央,把患肢放在牵引架后,装上滑轮和牵引重量,抬高床的一端,借患者体重作对抗牵引。牵引重量以 1/6 体重为宜。皮肤创伤、静脉曲张、慢性溃疡、皮炎或对粘胶过敏者不适用。皮肤牵引时间一般不超过 4 ~ 6 周。牵引中胶布如有滑脱,应及时更换。

　　(2) 骨牵引　系利用钢针或牵引钳穿过骨质进行牵引,牵引力直接作用于骨胳。骨牵引可以承担较大重量,阻力较小,可缓解肌肉紧张,纠正骨折重叠或关节脱位所造成的畸形,牵引后便于检查患肢,牵引力可以适当加大,比皮肤牵引便于照顾。适用于需要较大力量才能整复的成人骨折、不稳定性骨折、开放性骨折以及颈椎骨折脱位等,患肢皮肤有裂伤、溃疡、皮炎或静脉曲张不适宜做皮肤牵引。应用此法必须严格注意无菌技术操作,防止穿刺部位发生感染,操作时要从安全穿刺方向进针,谨防穿入关节囊或损伤附近的主要神经血管。

　　① 股骨髁上或胫骨结节骨牵引:膝关节屈曲 40°,置于牵引架上,消毒周围的皮肤,铺无菌巾。股骨髁上穿针处,自髌骨上缘引一横线,再由腓骨小头前缘向上述横线引一垂线,此两线之交点即是;胫骨结节穿针处,在胫骨结节顶之下两横指处。在该处两侧作局部麻醉,麻醉剂直达骨膜。自外侧水平位穿入骨圆针或细钢针直达骨胳,然后用手摇钻钻入,使其穿出对侧骨皮质,再穿出皮外,并使两侧皮外的两段钢针长度相等(图 5 - 27),加上牵引弓即可进行牵引(图 5 - 28)。一般股骨髁上牵引用骨圆针,胫骨结节牵引用细钢针。适用于股骨骨折、骨盆骨折致患肢缩短者。一般约用体重 1/7 ~ 1/8 的重量作牵引力。

　　② 跟骨骨牵引:在小腿下方垫一沙袋使足跟抬高,消毒足跟周围皮肤,铺无菌巾,助手执患肢前足部,维持踝关节于中立位,在内踝与足跟顶联线之中点作为穿针点。局部麻醉后,用手摇钻将骨圆针自内侧旋转穿入,直达骨胳。骨圆针贯穿跟骨至对侧皮外,套上牵引弓即可。穿针时应注意穿针方向,胫腓骨骨干骨折时,针与踝关节面略呈倾斜 15°,即针的内侧进入处低,外侧出口处高,有利于恢复胫骨的正常生理弧度。骨圆针比细钢针固定稳妥。适用于胫腓骨骨折(图 5 - 29)。牵引重量 3 ~ 5kg。

　　③ 尺骨鹰嘴骨牵引:患者仰卧,屈肘 90°,前臂中立位。在尺骨鹰嘴尖端下 2cm、尺

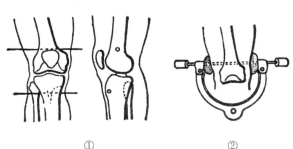

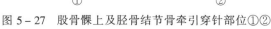

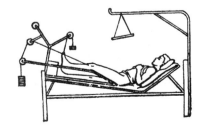

图 5 - 27　股骨髁上及胫骨结节骨牵引穿针部位①②　　　　　　　　图 5 - 28　骨牵引图

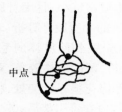
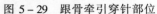

图 5 - 29　跟骨牵引穿针部位

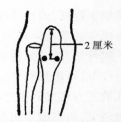

图 5 - 30　尺骨鹰嘴牵引穿针部位

骨嵴旁开一横指处,在无菌操作和局部麻醉下,将细钢针自内向外刺入,直达骨胳,注意保护尺神经切勿损伤,然后徐徐旋转手摇钻垂直钻入,使细钢针贯穿该处骨胳并穿出对侧皮外,装上牵引弓即可(图 5 - 30)。儿童患者作尺骨鹰嘴牵引则更为简便,可用大号巾钳(先将巾钳头端的前倾角敲平)代替细钢针和牵引弓,按测定点自尺骨嵴两侧钳入骨皮质内即可。适用于肱骨骨折。牵引重量 2 ~ 5kg。

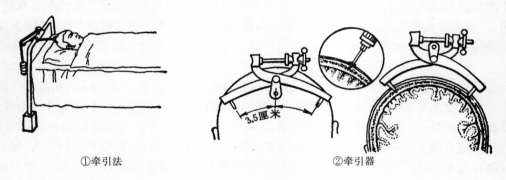

①牵引法　　　　　　　　　　　　　②牵引器

图 5 - 31　颅骨牵引①②

④ 颅骨牵引:剃光头发,常规头皮消毒,患者仰卧,头枕沙袋,以颅骨中线和两乳突在头顶部连线交点为中点,向两侧旁开 3.5cm,定为冰钳(颅骨牵引弓)钉尖插入部位,在局麻下分别作 1 ~ 2cm 的皮肤切口,用拴上安全螺丝帽骨钻钻头,按与颅骨呈 45°角的方向钻穿颅骨外板(成人约 4mm,儿童约 3mm),注意防止穿过颅骨而伤及脑组织。然后将冰钳钉尖插入骨孔内,旋紧并固定之,以酒精纱布覆盖伤口,抬高床头,牵引绳系上冰钳通过滑轮进行牵引。适用于颈椎骨折脱位(图 5 - 31①②)。第一、二颈椎用 4kg,每下一椎增 1kg,复位后用 4kg维持。

(3) 布托牵引　系利用厚布按局部体形制成各种布托,兜住患部,再用牵引绳通过滑轮连接布托和重量进行重力牵引。常用的布托牵引有以下两种:

① 枕颌布托牵引:将枕颌布带套在头部,抬高床头,系上牵引绳和重量,通过滑车进行牵引。3 周后亦可作坐位间歇牵引。适用于牵引时间短,只需稍作固定的无移位的颈椎损伤和疾患等。牵引重量一般不超过 5kg。

② 骨盆兜悬吊固定:利用其向中间挤压作用而进行整复固定。适用于耻骨联合分离。

(四)内固定　某些骨关节损伤采用非手术治疗效果不佳者,可应用手术治疗,如切开复位,或某些开放性骨折清创术后,为了保持骨位稳定,常采用内固定。《诸病源候论》指出:"若被疮截断,诸解身躯,肘中及腕膝髀,若踝际亦可连续,须急及热,其血气未寒,碎骨便更缝连。"《世医得效方》叙及:"诸骨碎骨折出臼者,每服(麻药)二钱,好红酒调下,麻倒不识痛处,或用刀割开,或用剪去骨锋者,以手整顿骨节归元、端正、用夹夹定,然后医治,或箭镞入骨不出,亦可用此麻之,或用铁钳拽出,或用凿凿开取出,后用盐汤或盐水与服立醒。"切开复位后,可以用对人体组织无不良反应的金属内固定物(如接骨板、螺丝钉、髓内钉、不锈钢丝与三翼钉等),或用自体或异体植骨片,将骨折段固定,从而达到解剖复位和相对固定的要求(图 5 – 32、33)。但内固定若不够牢固常须加用外固定。

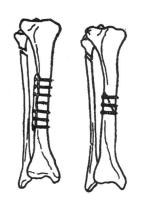

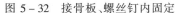

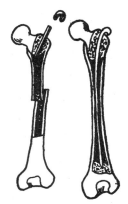

图 5 – 32 接骨板、螺丝钉内固定　　　　　　　图 5 – 33 髓内钉内固定

切开复位与内固定的适应证:

① 手法复位与外固定未能达到功能复位的标准而严重影响功能者。

② 骨折端间有肌肉、肌腱、骨膜或神经等软组织嵌入,手法复位失败者,如胫骨内踝骨折骨膜嵌入。

③ 关节内骨折手法复位不好,估计日后影响关节功能者,如胫骨平台凹陷性骨折等。

④ 骨折并发主要的血管损伤,在处理血管时,宜同时作切开复位与内固定术。

⑤ 多处骨折为了便于护理及治疗,防止发生并发症,可选择适当的部位施行切开复位与内固定术。

⑥ 骨折断端剪式伤力大,血液供应差,骨断端需要严格固定才能愈合者,如股骨颈囊内骨折。

⑦ 骨折不愈合或发生畸形愈合,功能恢复不良者。

切开复位也有不少缺点,应引起重视:①切开复位必须分离一定的软组织和外骨膜,可以影响骨折部的血液供应,导致骨折延迟愈合,甚至不愈合;②骨折周围的软组织受暴力作用后已有严重损伤,切开复位将增加软组织的损伤,致使局部抵抗力降低。若无菌技术不严,易于发生感染,引起化脓性骨髓炎;③内固定器材质量不佳者,可因生锈和电解作用,发生无菌性炎症,使骨折延迟愈合或不愈合;④内固定器材规格选择要求较严,如选择不当,可在术中发生困难,或影响固定效果;⑤骨折愈合后,某些内固定物需要拔除,还要再作一次手术。故应根据适应证和条件慎重考虑,《世医得效方》说:"又切不便轻易自恃有药,便割,便剪,便弄。须要详细审视,当行则行,尤宜仔细。"

三、练功

练功活动是骨折治疗的重要组成部分,骨折经固定后,必须尽早进行练功活动,使伤肢及全身在解除疼痛的情况下,作全面的主动活动,以促进骨折愈合,防止发生筋肉萎缩、骨质疏松、关节僵硬以及坠积性肺炎等并发症。古代伤科专著中对练功的重要性已有较正确的认识,认为骨折治疗不能以骨折愈合为满足,必须要求肢体的功能迅速而良好地恢复。如《仙授理伤续断秘方》已主张骨折固定后关节必须转动,"时时为之方可"。因此,应该重视练功活动。必须根据具体的骨折部位、类型、骨折稳定程度,选择适当的练功姿式,在医护人员指导下进行练功活动。动作要协调,循序渐进,逐步加大活动量,从复位、固定后即开始锻炼,并且贯穿于整个治疗过程中。

(一)骨折早期　伤后1~2周内,患肢局部肿胀、疼痛,容易再发生移位,筋骨正处于修复阶段。此期练功的目的是消瘀退肿,加强气血循环,方法是使患肢肌肉作舒缩活动,但骨折部上下关节则不活动或轻微活动。例如,前臂骨折时,可作轻微的握拳及手指伸屈活动,上臂仅作肌肉舒缩活动,而腕、肘关节不活动。下肢骨折时可作股四头肌舒缩及踝部屈伸活动等。健肢及身体其他各部关节也应进行练功活动,卧床患者并须加强深呼吸练习并结合自我按摩等。练功时以健肢带动患肢,次数由少到多,时间由短到长,活动幅度由小到大,以患部不痛为原则,切忌任何粗暴的被动活动。

(二)骨折中期　两周以后患肢肿胀基本消退,局部疼痛逐渐消失,瘀未尽去,新骨始生,骨折部日趋稳定。此期练功的目的是加强去瘀生新、和营续骨能力,防止局部筋肉萎缩、关节僵硬以及全身的并发症。练功活动的形式除继续进行患肢肌肉的舒缩活动外,并在医务人员的帮助下逐步活动骨折部上下关节。动作应缓慢,活动范围应由小到大,至接近临床愈合时应增加活动次数,加大运动幅度和力量。例如,股骨干骨折,在夹板固定及持续牵引的情况下,可进行撑臂抬臀,伸屈髋、膝等活动;胸腰椎骨折作飞燕点水、五点支撑、三点支撑法等活动。

(三)骨折后期　骨折已临床愈合,夹缚固定已解除,但筋骨未坚,肢体功能未完全恢复。此期练功的目的是尽快恢复患肢关节功能和肌力,达到筋骨劲强、关节滑利。练功的方法常取坐位、立位,以加强伤肢各关节的活动为重点,如上肢着重各种动作的练习,下肢着重于行走负重训练。在练功期间可同时进行热熨、熏洗等。部分患者功能恢复有困难时,或已有关节僵硬者可配合按摩推拿手法,以协助达到活血舒筋活络之功。

四、药物

内服与外用药物是治疗骨折的两个重要方法。古代伤科学家积累了不少秘方、验方,都各有特长,但总是以"跌打损伤,皆瘀血在内而不散也,血不活则瘀不能去,瘀不去则折不能续"和"瘀去、新生、骨合"作为理论指导的。内服和外用药物,对纠正因损伤而引起的脏腑、经络、气血功能紊乱,促进骨折的愈合均有良好作用。

(1) 外用药

① 初期:以活血化瘀、消肿止痛类的药膏为主,如消瘀止痛药膏、清营退肿膏、双柏散、定痛膏、紫荆皮散。焮红热痛时可外敷清营退肿膏。

② 中期:以接骨续筋类药膏为主,如接骨续筋药膏、外敷接骨散、驳骨散、碎骨丹等。

③ 后期:本期因骨已接续,可用舒筋活络类膏药外贴,如万应膏、损伤风湿膏、坚骨壮筋膏、金不换膏、跌打膏、伸筋散等。

骨折后期,如折断在关节附近,为防止关节强直、筋脉拘挛,可外用熏洗、熨药及伤药水揉擦,配合练功活动,达到活血散瘀、舒筋活络、迅速恢复功能的目的。一般常用的熏洗及熨药方有海桐皮汤、骨科外洗一方、骨科外洗二方、舒筋活血洗方、上肢损伤洗方、下肢损伤洗方等,常用的伤药水有伤筋药水、活血酒等。

（2）内服药

① 初期：由于筋骨脉络的损伤,血离经脉,瘀积不散,气血凝滞,经络受阻,故治宜活血化瘀、消肿止痛为主,可选用活血止痛汤、和营止痛汤、新伤续断汤、复元活血汤、夺命丹、八厘散、肢伤一方等药,如有伤口者多吞服玉真散。

如损伤较重,瘀血较多,应防其瘀血流注脏腑而出现昏沉不醒等症,则可用大成汤通利之。

② 中期：此期肿胀逐渐消退,疼痛明显减轻,但瘀肿虽消而未尽,骨尚未连接,故治宜接骨续筋为主,可选用新伤续断汤、续骨活血汤,或桃红四物汤、肢伤二方、接骨丹、接骨紫金丹等,接骨药有自然铜、血竭、地鳖虫、骨碎补、续断等。

③ 后期：一般已有骨痂生长,治宜壮筋骨、养气血、补肝肾为主,可选用壮筋养血汤、生血补髓汤、六味地黄汤、八珍汤、健步虎潜丸、肢伤三方和续断紫金丹等。

骨折后期,尚应适当注意补益脾胃,可用健脾养胃汤、补中益气汤、归脾丸等加减。

5·1·10　骨折畸形愈合、迟缓愈合、不愈合的处理原则

由于存在着影响骨折愈合的不利因素,可造成畸形愈合、迟缓愈合或不愈合,内治法应加强使用养气血、补肝肾、壮筋骨药物,外治法应按具体情况予以处理。

一、骨折畸形愈合

骨折发生重叠、旋转、成角而愈合,称骨折畸形愈合。只要在整复后,给予有效的固定、合理的功能锻炼,并密切观察或作 X 线复查,发现骨折断端再移位及时给予矫正,骨折畸形愈合是可以防止发生的。若骨折后仅 2～3 月左右,因骨痂尚未坚硬,可在麻醉下,用手法折骨,再行整复,给予正确的局部固定,使骨折在良好的位置中愈合。但邻近关节与小儿骨骺附近的畸形愈合,不宜作手法折骨,以免损伤关节周围韧带和骨骺。畸形愈合如较坚固,手法折骨不能进行时,可手术切开,将骨折处凿断,并清除妨碍复位的骨痂,作新鲜骨折处理矫正畸形,选用适当的外、内固定。对肢体功能无影响的轻度畸形,则不必行手术矫正。

二、骨折迟缓愈合

骨折经处理后,愈合速度缓慢,已超出该类骨折正常临床愈合时间较多,折端尚未连接,且患处仍有疼痛、压痛、纵轴叩击痛、异常活动现象,X 线片上显示骨折端所产生的骨痂较少,骨折线不消失,骨折断端无硬化现象,而有轻度脱钙。但骨痂仍有继续生长的能力,只要找出发生的原因,作针对性的治疗,骨折还是可以连接起来的,称骨折迟缓愈合。因固定不恰当引起者,常见于股骨颈囊内骨折后,骨折断端往往存在剪力和旋转力,一般的外固定,尚不能控制这两种伤力,比较理想的治疗是应用三翼钉内固定或钢针闭合内固定。腕舟状骨骨折,常存在剪式伤力,而局部血液供应也较差,应作较大范围和较长时间的固定。感染引起者,只要保持伤口的引流通畅和良好的制动,经过有效抗菌药物的应用,还是可以愈合的。如果感染伤口中,有死骨形成或其他异物存留,应给予清除。过度牵引引起者,应立即减轻重量,使骨折断端回缩,鼓励患者进行肌肉舒缩活动。如骨折断端牵开的距离较大,骨折愈合十分困难者,可考虑植骨手术治疗。

三、骨折不愈合

骨折所需愈合时间再三延长后,骨折仍没有愈合,断端仍有异常活动,X 线片显示骨折

断端互相分离、骨痂稀少,两断端萎缩光滑,骨髓腔封闭,骨端硬化者,称骨折不愈合。临床上常由于骨折端夹有较多的软组织,或开放性骨折扩创中过多地去除碎骨片,造成骨质缺损,多次的手术整复破坏了骨折部位的血液循环,对造成骨折迟缓愈合的因素没有及时去除,发展下去也可造成骨不愈合。常用的有效治疗方法为植骨术。

【附】 全身主要骨骼古今名称对照表(图 5-34)

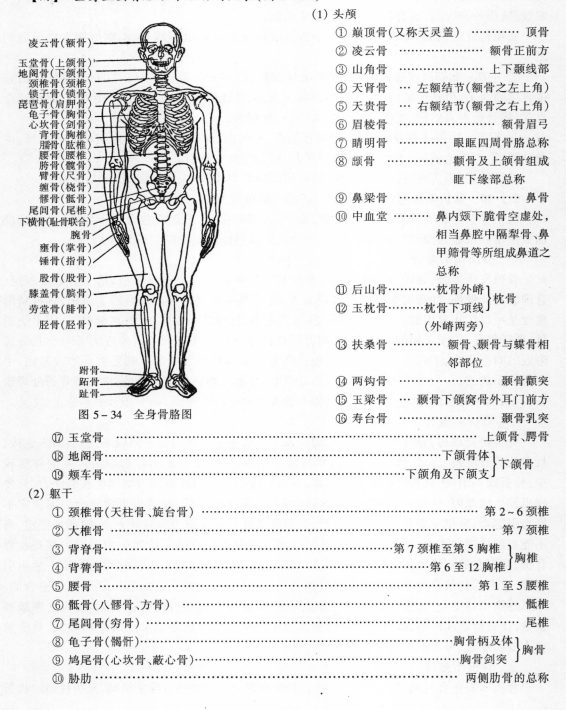

图 5-34 全身骨骼图

左侧标注(自上而下):
凌云骨(额骨)
玉堂骨(上颌骨)
地阁骨(下颌骨)
颈椎骨(颈椎)
锁子骨(锁骨)
琵琶骨(肩胛骨)
龟子骨(胸骨)
心坎骨(剑骨)
背骨(胸椎)
臑骨(肱椎)
腰骨(腰椎)
胯骨(髋骨)
臂骨(尺骨)
缠骨(桡骨)
髎骨(骶骨)
尾闾骨(尾椎)
下横骨(耻骨联合)
腕骨
壅骨(掌骨)
锤骨(指骨)
股骨(股骨)
膝盖骨(膑骨)
劳堂骨(腓骨)
胫骨(胫骨)
跗骨
跖骨
趾骨

(1) 头颅

① 巅顶骨(又称天灵盖) ………… 顶骨
② 凌云骨 ……………… 额骨正前方
③ 山角骨 ……………… 上下颞线部
④ 天贤骨 … 左额结节(额骨之左上角)
⑤ 天贵骨 … 右额结节(额骨之右上角)
⑥ 眉棱骨 ……………… 额骨眉弓
⑦ 睛明骨 ……… 眼眶四周骨骼总称
⑧ 颐骨 ……………… 颧骨及上颌骨组成
　　　　　　　　　　　　眶下缘部总称
⑨ 鼻梁骨 ………………………… 鼻骨
⑩ 中血堂 ……… 鼻内颅下脆骨空虚处,
　　　　　　　相当鼻腔中隔犁骨、鼻
　　　　　　　甲筛骨等所组成鼻道之
　　　　　　　总称
⑪ 后山骨……………枕骨外嵴 ｝枕骨
⑫ 玉枕骨……枕骨下项线
　　　　　　　(外嵴两旁)
⑬ 扶桑骨 ………… 额骨、颞骨与蝶骨相
　　　　　　　　　邻部位
⑭ 两钩骨 ……………… 颞骨颧突
⑮ 玉梁骨 … 颞骨下颌窝骨外耳门前方
⑯ 寿台骨 ……………… 颞骨乳突

⑰ 玉堂骨 …………………………………………………… 上颌骨、腭骨
⑱ 地阁骨…………………………………………………………下颌骨体 ｝下颌骨
⑲ 颊车骨 …………………………………………………… 下颌角及下颌支

(2) 躯干

① 颈椎骨(天柱骨、旋台骨) ……………………………………… 第2~6颈椎
② 大椎骨 ………………………………………………………………… 第7颈椎
③ 背脊骨………………………………………………… 第7颈椎至第5胸椎 ｝胸椎
④ 背膂骨………………………………………………… 第6至12胸椎
⑤ 腰骨 …………………………………………………………… 第1至5腰椎
⑥ 骶骨(八髎骨、方骨) ……………………………………………………… 骶椎
⑦ 尾闾骨(穷骨) …………………………………………………………… 尾椎
⑧ 龟子骨(髃骭) …………………………………………………胸骨柄及体 ｝胸骨
⑨ 鸠尾(心坎骨、蔽心骨) ……………………………………胸骨剑突
⑩ 胁肋 ………………………………………………………… 两侧肋骨的总称

　⑪ 岐骨··胸前两侧 7～10 肋软骨相连部分　}
　⑫ 凫骨··浮肋(11、12 肋)　　　　　　　　} 肋骨

（3）上肢
　　① 锁子骨(缺盆骨)··}
　　② 肩井骨(锁子骨肩峰端)··} 锁骨
　　③ 血盆骨(上横骨、锁子骨胸骨端)···}
　　④ 髃骨···肩峰　　　}
　　⑤ 肩解···肩关节盂附近 } 肩胛骨
　　⑥ 琵琶骨(锨板子骨)··肩胛骨体　}
　　⑦ 臑骨(胳膊骨)···肱骨
　　⑧ 肘骨(鹅鼻骨)···鹰嘴突　}
　　⑨ 臂骨···尺骨　　} 尺骨
　　⑩ 缠骨(辅骨)···桡骨
　　⑪ 上力骨···腕骨
　　⑫ 壅骨(驻骨)···掌骨
　　⑬ 锤骨(搦骨)···近节指骨
　　⑭ 竹节骨(助势骨)···中节指骨
　　⑮ 衬骨···末节指骨

（4）下肢
　　① 胯骨(髁骨)···髋骨
　　② 髀枢(环跳)···髋臼及其周围
　　③ 下横骨···耻骨
　　④ 楗骨···坐骨
　　⑤ 股骨(大楗骨、髀骨)···}
　　⑥ 髀杵···股骨颈及头 } 股骨
　　⑦ 髌骨(膝盖骨)···髌骨
　　⑧ 内辅骨···股骨内上髁及胫骨内髁
　　⑨ 外辅骨···股骨外上髁及腓骨头
　　⑩ 骺骨(膁胫骨)···胫骨
　　⑪ 劳堂骨(辅骨)···腓骨
　　⑫ 内踝骨···胫骨内踝
　　⑬ 外踝骨···腓骨外踝

5·2　上肢骨折

　　上肢是劳动操作的主要器官。它是以上臂和前臂为杠杆,各关节为运动枢纽,通过手部操作而体现其功能的。因此,对上肢功能的要求灵活性高于稳定性。治疗上,必须重视手部早期练功活动,固定时间一般较下肢略为缩短。

5·2·1　锁骨骨折

　　《医宗金鉴·正骨心法要旨》说:"锁子骨,经名挂骨,横卧于肩前缺盆之外,其两端外接肩解。"锁骨是有两个弯曲的长骨,位置表浅,桥架于胸骨与肩峰之间,是肩胛带同上肢与躯干间的骨性联系。锁骨呈"⌒"形,内侧段前凸,且有胸锁乳突肌和胸大肌附着,外侧段后突,有

三角肌和斜方肌附着。锁骨骨折较常见,多发生在中1/3处,尤以幼儿多见。

5·2·1·1　病因病理　多因肩部外侧或手掌先着地跌倒,外力经肩锁关节传至锁骨而发生,以短斜形骨折为多。骨折后,内侧段可因胸锁乳突肌的牵拉向后上方移位,外侧段则由于上肢的重力和胸大肌牵拉而向前下方移位(图5-35)。直接暴力多引起横断或粉碎骨折,临床较少见。骨折严重移位时,锁骨后方的臂丛神经和锁骨下动、静脉可能合并损伤。故《医宗金鉴·正骨心法要旨》说:"击打损伤,或骑马乘车,因取物偏坠于地,断伤此骨。"

5·2·1·2　诊断要点　因锁骨位于皮下,骨折后局部肌肉痉挛、肿胀、疼痛、压痛均较明显,可摸到移位的骨折端,故不难诊断。患肩向内、下、前倾斜,常以健手托着患侧肘部,以减轻上肢重量牵拉,头向患侧倾斜,下颌偏向健侧,使胸锁乳突肌松弛而减少疼痛(图5-36)。

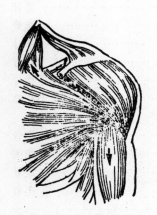

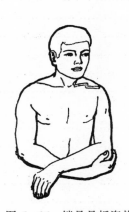

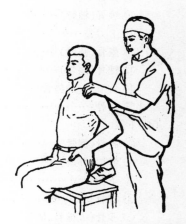

图5-35　锁骨骨折的典型移位　　　图5-36　锁骨骨折姿势　　　图5-37　锁骨骨折整复法

幼年患者缺乏自诉能力,且锁骨部皮下脂肪丰厚,不易触摸,尤其是青枝骨折,临床表现不明显,易贻误诊断,但在穿衣、上提其手或从腋下托起时,会因疼痛加重而啼哭,常可提示诊断。X线正位照片可显示骨折类型和移位方向。根据受伤史、临床表现和X线检查即可作出诊断。

5·2·1·3　辨证论治　幼儿无移位骨折或青枝骨折可用三角巾悬吊患侧下肢,轻度移位者用"∞"字绷带或双圈固定1~3周,有移位骨折可按下列方法治疗。

一、整复方法

患者坐位,挺胸抬头,双手叉腰,术者将膝部顶住患者背部正中,双手握其两肩外侧　向背部徐徐牵引,使之挺胸伸肩,此时骨折移位即可改善,如仍有侧方移位,可用捺正手法矫正(图5-37)。但此类骨折不必强求解剖复位,稍有移位对上肢功能也妨碍不大。

二、固定方法

《伤科汇纂》载《陈氏秘传》法:"布带一条从患处绑至那边腋下缚住,又用一条从患处腋下绑至那边肩上,亦用棉絮一团实其腋下,方得稳固"。今之"∞"字绷带固定类似此法,在两腋下各置棉垫,用绷带从患侧肩后经腋下,绕过肩前上方,横过背部,经对侧腋下,绕过对侧肩前上方,绕回背部至患侧腋下,包绕8~12层,包扎后,用三角巾悬吊患肢于胸前。亦可用双圈固定法(图5-38①②)。

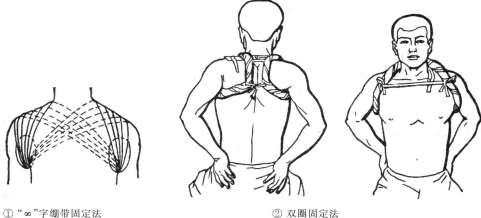

①"∞"字绷带固定法　　　　　　　　　　② 双圈固定法

图 5 - 38　锁骨骨折固定法①②

三、练功活动

初期可作腕、肘关节屈伸活动,中后期逐渐做肩部练功活动,重点是肩外展和旋转运动,防止肩关节因固定时间太长而致功能受限制。

四、药物治疗

初期宜活血祛瘀、消肿止痛,可内服活血止痛汤或肢伤一方加减,外敷消瘀止痛膏或双柏散;中期宜接骨续筋,内服可选用新伤续断汤、续骨活血汤、肢伤二方,外敷接骨续筋药膏;中年以上患者,易因气血虚弱,血不荣筋,并发肩关节周围炎,故后期宜着重养气血、补肝肾、壮筋骨,可内服六味地黄丸或肢伤三方,外贴坚骨壮筋膏。儿童患者骨折愈合迅速,如无兼症,后期不必用药。

5·2·2　肱骨外科颈骨折

肱骨外科颈位于解剖颈下 2～3cm,相当于大、小结节下缘与肱骨干的交界处,又为疏

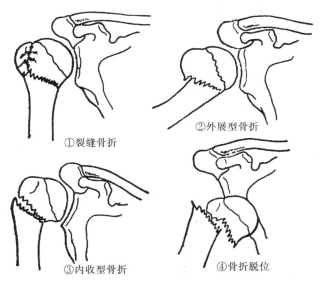

①裂缝骨折　　　　　　　　　　　　②外展型骨折

③内收型骨折　　　　　　　　　　　④骨折脱位

图 5 - 39　肱骨外科颈骨折类型①～④

松骨质和致密骨质交界处,常易发生骨折,而肱骨解剖颈很短,骨折较罕见。紧靠肱骨外科颈内侧有腋神经向后进入三角肌内,臂丛神经、腋动静脉通过腋窝,严重移位骨折时可合并神经血管损伤。

5·2·2·1　病因病理　多因跌倒时手掌或肘部先着地,传达暴力所引起,若上臂在外展位则为外展型骨折,若上臂在内收位则为内收型骨折。以老年人较多,亦可发生于儿童与成人。临床上有以下五种类型(图 5 – 39①～④)。

一、裂缝骨折

肩部外侧受到暴力,造成大结节骨裂与外科颈骨折,骨裂多系骨膜下,故骨折多无移位。

二、嵌插骨折

受传达暴力所致。断端互相嵌插。

三、外展型骨折

受外展传达暴力所致。断端外侧嵌插而内侧分离,多向前、内侧突起成角。有时远端向内侧移位,常伴有肱骨大结节撕脱骨折。

四、内收型骨折

受内收传达暴力所致。断端外侧分离而内侧嵌插,向外侧突起成角。

五、肱骨外科颈骨折合并肩关节脱位

受外展外旋传达暴力所致。若暴力继续作用于肱骨头,可引起前下方脱位,有时肱骨头受喙突、肩盂或关节囊的阻滞得不到整复,关节面向内下,骨折面向外上,位于远端的内侧。临床较少见,若处理不当,常容易造成患肢严重的功能障碍。

肱骨外科颈骨折是接近关节的骨折,周围肌肉比较发达,肩关节的关节囊和韧带比较松弛,骨折后容易发生软组织粘连,或结节间沟不平滑。中年以上患者,易并发肱二头肌长头肌腱炎、冈上肌腱炎或肩关节周围炎。

5·2·2·2　诊断要点　伤后局部肿胀、功能障碍、疼痛,有压痛和纵轴叩击痛,上臂内侧可见瘀斑,非嵌插性骨折可出现骨擦音和异常活动。X线正位、穿胸侧位(或外展侧位)照片可确定骨折类型及移位情况。根据受伤史、临床表现和 X 线检查可作出诊断。

5·2·2·3　辨证论治　无移位的裂缝骨折或嵌插骨折,仅用三角巾悬吊患肢 1～2 周即可开始活动。有移位骨折可按下列方法治疗。

一、整复方法

患者坐位或卧位,一助手用布带绕过腋窝向上提拉,屈肘90°,前臂中立位,另一助手握其肘部,沿肱骨纵轴方向牵拉,纠正缩短移位(图 5 – 40①),然后根据不同类型再采用不同的复位方法。

(一)外展型骨折　术者双手握骨折部,两拇指按于骨折近端的外侧,其他各指抱骨折远端的内侧向外捺正,助手同时在牵拉下内收其上臂即可复位(图 5 – 40②)。

(二)内收型骨折　术者两拇指压住骨折部向内推,其他四指使远端外展,助手在牵引下将上臂外展即可复位(图 5 – 40③)。如成角畸形过大,还可继续将上臂上举过头顶;此时术者立于患者前外侧,用两拇指推挤远端,其他四指挤按成角突出处,如有骨擦感,断端相互抵触,则表示成角畸形矫正(图 5 – 40④)。对合并肩关节脱位者,有些可先整复骨折,然后用手法推送肱骨头;亦可先持续牵引,使肩盂间隙加大,纳入肱骨头,然后整复骨折。

二、夹板固定

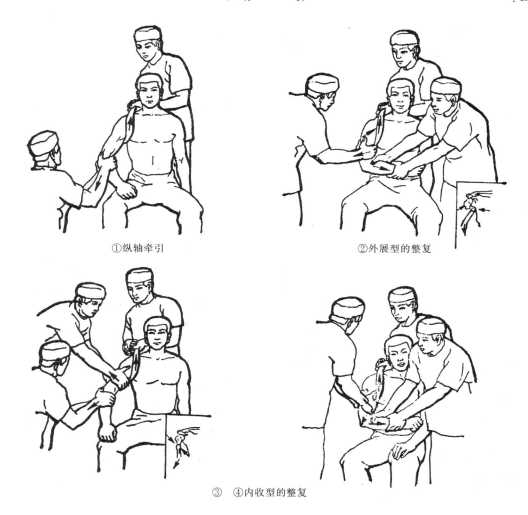

①纵轴牵引　　　　　　　　　　②外展型的整复

③　　④内收型的整复

图 5 - 40　肱骨外科颈骨折复位法①~④

（一）夹板规格　长夹板三块，下达肘部，上端超过肩部，夹板上端可钻小孔系以布带结，以便作超关节固定。短夹板一块，由腋窝下达肱骨内上髁以上，夹板的一端用棉花包裹，呈蘑菇头样，即成蘑菇头样大头垫夹板。

（二）固定方法　在助手维持牵引下，将棉垫3~4个放于骨折部的周围，短夹板放在内侧，若内收型骨折，大头垫应放在肱骨内上髁的上部；若外展型骨折，大头垫应顶住腋窝部，并在成角突起处放一平垫，三块长夹板分别放在上臂前、后、外侧，用三条横带将夹板捆紧，然后用长布带绕过对侧腋下用棉花垫好打结(图 5 - 41①②)。

对移位明显的内收型骨折，除夹板固定外，尚可配合皮肤牵引3周，肩关节置于外展前屈位，其角度视移位程度而定。

三、练功活动

初期先让患者握拳，屈伸肘、腕关节，舒缩上肢肌肉等活动，3周后练习肩关节各方向活动，活动范围应循序渐进，每日练习10多次。一般在4周左右即可解除外固定。后期应配合中药熏洗，以促进肩关节功能恢复。练功活动对老年患者尤为重要。

四、药物治疗

初期宜活血祛瘀、消肿止痛，内服可选用和营止痛汤、活血止痛汤、肢伤一方加减，外敷消瘀止痛药膏、双柏散；老年患者则因其气血虚弱，血不荣筋，易致肌肉萎缩，关节不利，故在中后期宜养气血、壮筋肾、补肝肾，还应加用舒筋活络、通利关节的药物，内服可选用接骨丹、生血补髓汤或肢伤三方加减，外敷接骨续筋膏和接骨膏等。解除固定后可选用海桐皮汤、骨科外洗一方、骨科外洗二方熏洗。

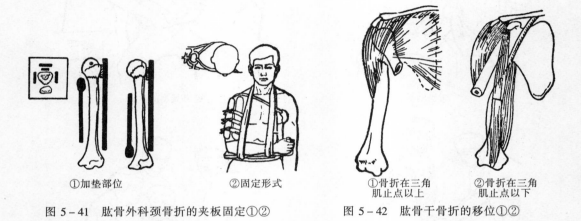

①加垫部位　　　　　②固定形式　　　　①骨折在三角　　②骨折在三角
　　　　　　　　　　　　　　　　　　　　肌止点以上　　　肌止点以下
图 5-41　肱骨外科颈骨折的夹板固定①②　　　图 5-42　肱骨干骨折的移位①②

5·2·3　肱骨干骨折

《左传》已有"三折肱知为良医"的记述，说明早在春秋时代对肱骨干骨折已有认识。《医宗金鉴·正骨心法要旨》说"臑骨，即肩下肘上之骨也。自肩下至手腕，一名肱，俗名肐膊，乃上身两大支之通称也。"由肱骨外科颈下 1cm 至内外髁上 2cm 处的一段长管状坚质骨，称为肱骨干，它上部较粗，自中 1/3 以下逐渐变细，至下 1/3 渐成扁平状，并稍向前倾。肱骨干骨折很常见。肱骨干中下 1/3 交界处后外侧有一桡神经沟，有桡神经通过，紧贴骨干，故中下 1/3 交界处骨折，易并发神经损伤。

5·2·3·1　病因病理　肱骨干中上部骨折多因直接暴力(如棍棒打击)引起，多为横断或粉碎骨折。肱骨干周围有许多肌肉附着，由于肌肉的牵拉，故在不同平面的骨折就会造成不同方向的移位。上 1/3 骨折(三角肌止点以上)时，近端因胸大肌、背阔肌和大圆肌的牵拉而向前、向内；远端因三角肌、喙肱肌、肱二头肌和肱三头肌的牵拉而向上、向外。中 1/3 骨折(三角肌止点以下)时，近端因三角肌和喙肱肌牵拉而向外、向前；远端因肱三头肌及肱二头肌牵拉而向上(图 5-42①②)。肱骨干下 1/3 骨折多由间接暴力(如投弹、掰手)所致，常呈斜形、螺旋形骨折。移位可因暴力方向、前臂和肘关节的位置而异，多为成角、内旋移位。

5·2·3·2　诊断要点　伤后局部有明显疼痛、压痛、肿胀和功能障碍。绝大多数为有移位骨折，上臂有短缩或成角畸形，并有异常活动和骨擦音。检查时应注意腕和手指的功能，以便确定桡神经是否有损伤。X 线正侧位照片可明确骨折的部位、类型和移位情况。根据受伤史、临床表现和 X 线检查可作诊断。

5·2·3·3　辨证论治　《伤科汇纂》载《陈氏秘传》说："有骨折断，其手短缩不能归原者，此筋脉紧急弦劲之故也。法令患人卧于地上，用大布带缚臂肘于医者腰间，医者坐于患者膝侧，双手按定患处，伸脚踏其腋下，倒腰向后，徐徐拔伸断骨，用手揣令归原……外用夹缚宽紧如法,用带兜其手臂,悬于项下。肘腕须时常伸屈,否则久而筋强,难以伸屈……若筋宽之人复遇骨折,手必纵长,故接骨秘法要将两手比较合掌验之,毋使稍有长短歪斜,贻害终身。然而筋急手短易医,筋宽手长难治"。治疗肱骨干骨折时,如过度牵引、反复多次整复或体质虚、肌力弱的横断骨折和粉碎骨折患者,再因上肢重量悬垂作用,在固定期间可逐渐发生分离移位。如处理不及时或不恰当,则可致骨折迟缓愈合,甚至不愈合。因此,在治疗过程中,必须防止骨折断端分离移位。参照前人的经验,采用下列方法治疗移位骨折。

一、整复方法

患者坐位或平卧位。一助手用布带通过腋窝向上,另一助手握持前臂在中立位向下、沿上臂纵轴对抗牵引,一般牵引力不宜过大,否则易引起断端分离移位。待重叠移位完全矫正后,根据骨折不同部位的移位情况进行整复。

(一)上 1/3 骨折　在维持牵引下,术者两拇指抵住骨折远端外侧,其余四指环抱近端内侧,将近端托起向外,使断端微向外成角,继而拇指由外推远端向内,即可复位(图 5-43①)。

(二)中 1/3 骨折　在维持牵引下,术者以两手拇指抵住骨折近端外侧推向内,其余四指环抱远端内侧拉向外(图 5-43②),纠正移位后,术者捏住骨折部,助手徐徐放松牵引,使断端互相接触,微微摇摆骨折远端或从前后内外以两手掌相对挤压骨折处,可感到断端摩擦音逐渐减小,直至消失,骨折处平直,表示已基本复位。

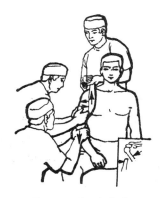
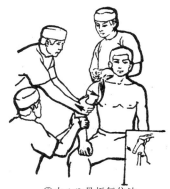

① 上 1/3 骨折复位法　　　　　　　　　　　　　②中 1/3 骨折复位法

图 5-43　肱骨干骨折复位法①②

(三)下 1/3 骨折　多为螺旋或斜形骨折,仅需轻微力量牵引,矫正成角畸形,将两斜面挤紧捺正。

二、夹板固定

前后内外四块夹板,其长度视骨折部位而定;上 1/3 骨折要超肩关节,下 1/3 骨折要超肘关节,中 1/3 骨折则不超过上、下关节,并应注意前夹板下端不能压迫肘窝。如果移位已完全纠正,可在骨折部的前后方各放一长方形大固定垫,将上、下骨折端紧密包围。若仍有轻度侧方移位时,利用固定垫两点加压;若仍有轻度成角,可利用固定垫三点加压,使其逐渐复位。若碎骨片不能满意复位时,也可用固定垫将其逐渐压回,但应注意固定垫厚度宜适中,防止皮肤压迫性坏死。在桡神经沟部位不要放固定垫,以防桡神经受压而麻痹。固定时间成人约 6~8 周,儿童约 3~5 周。中 1/3 处骨折是迟缓愈合和不愈合的好发部位,固定时间应适当延长,经 X 线复查见有足够骨痂生长才能解除固定。固定后肘关节屈曲90°,以木

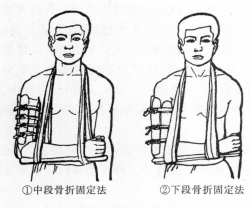

①中段骨折固定法　　②下段骨折固定法

图 5 – 44　肱骨干骨折固定法①②

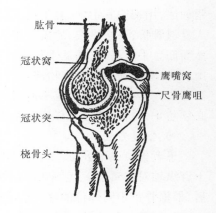

图 5 – 45　肘关节的矢状面

托板将前臂置于中立位,患肢悬吊在胸前(图 5 – 44①②)。应定期作 X 线透视或拍摄照片,以及时发现在固定期间骨折端是否有分离移位。若发现断端分离,应加用弹性绷带上下缠绕肩、肘部,使断端受到纵向挤压而逐渐接近。

三、练功活动

固定后即可作伸屈指、掌、腕关节活动,有利于气血畅通。肿胀开始消退后,患肢上臂肌肉应用力作舒缩活动,加强两骨折端在纵轴上的挤压力,防止断端分离,保持骨折部位相对稳定。手、前臂肿胀时,可嘱患者每日自行轻柔抚摩手和前臂。若发现断端分离时,术者可一手按肩,一手按肘部,沿纵轴轻轻挤压,使骨断端逐渐接触,并适当延长木托板悬吊日期,直到分离消失、骨折愈合为止。中期除继续初期的练功活动外,应逐渐进行肩、肘关节活动。骨折愈合后,应加强肩、肘关节活动,并配合药物熏洗,使肩、肘关节活动功能早日恢复。

四、药物治疗

按骨折三期辨证用药。骨折迟缓愈合者,应重用接骨续损药,如土鳖、自然铜、骨碎补之类。

闭合性骨折合并桡神经损伤,可将骨折复位,夹板固定,内服药还应加入行气活血、通经活络之品,如黄芪、地龙之类,选用骨科外洗二方、海桐皮汤熏洗,密切观察 2～3 个月,大多数能逐渐恢复。若骨折愈合后,神经仍无恢复迹象,可作肌电图测定,如有手术指征,可手术处理。观察期间应注意防止前臂屈肌群挛缩及手指关节僵硬,可安伸指及伸腕弹力装置,使屈肌群能经常被动伸展。

5·2·4　肱骨髁上骨折

肱骨下端较扁薄,髁上部处于疏松骨质和致密骨质交界处,后有鹰嘴窝,前有冠状窝,两窝之间仅为一层极薄的骨片,两髁稍前屈,并与肱骨纵轴形成向前 30°～50°的前倾角。前臂完全旋后时,上臂与前臂纵轴呈 10°～15°外翻的携带角,骨折移位可使此角改变而呈肘内翻或肘外翻畸形(图 5 – 45)。肱动脉和正中神经从肱二头肌腱膜下通过,桡神经通过肘窝前外方并分成深浅两支进入前臂,肱骨髁上骨折时,易被刺伤或受挤压而合并血管神经损伤(图 5 – 46)。

5·2·4·1　病因病理　肱骨髁上骨折多见于儿童,如爬高墙、攀树跌下,或嬉戏追逐跌倒所致。

　　根据暴力形式和受伤机理的不同,可将
肱骨髁上骨折分为伸直型、屈曲型和粉碎
型三种。若在伸肘位跌仆,手掌先触地,则
引起伸直型骨折,这是因地面反作用力经
手掌、前臂传达,将肱骨髁推向后上方,由
上而下的重力将肱骨干推向前方,容易合
并血管神经损伤。若在屈肘位跌仆,肘后
侧先触地,则引起屈曲型骨折,暴力从肘后
侧经过尺骨鹰嘴把肱骨髁由后下方推向前
上方,很少并发血管神经损伤。根据骨折
端侧方移位情况,伸直型及屈曲型又可分
为尺偏型和桡偏型。粉碎型骨折常因肱骨

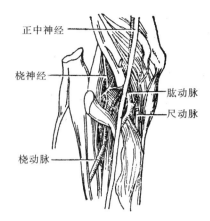

图 5 - 46　经过肘窝的神经和血管

下端受到压缩性的暴力所致,尺骨半月切迹向肱骨下端劈裂而分为内、外髁两骨片,故又称
肱骨髁间骨折,多见于成人,亦可分伸直型和屈曲型两种 (图 5 - 47①~③)。有时,受伤姿
势虽与骨折类型有关,但并非必然的因果关系。

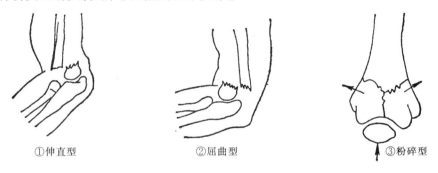

①伸直型　　　　　　　②屈曲型　　　　　　　③粉碎型

图 5 - 47　肱骨髁上骨折类型①~③

　　5·2·4·2　诊断要点　无移位骨折肘部可有肿胀、疼痛,肱骨髁上处有压痛,功能障碍。
骨折有移位者,肘部疼痛、肿胀较明显,甚至出现张力性水泡,肘部呈靴形畸形,但肘后肱骨
内、外上髁和鹰嘴三点关系仍保持正常,这一点可与肘关节后脱位相鉴别。此外,还应注意
桡动脉的搏动,腕和手指的感觉、活动、温度、颜色,以便确定是否合并神经或血管损伤。神
经损伤表现为该神经支配范围的运动和感觉障碍,以桡神经、正中神经损伤为多见。若肘部
严重肿胀,桡动脉搏动消失,患肢剧痛,手部皮肤苍白、发凉、麻木,被动伸指有剧烈疼痛者为
肱动脉损伤或受压,处理不当则前臂屈肌发生肌肉坏死,纤维化后形成缺血性肌挛缩。骨折
畸形愈合的后遗症以肘内翻为多见,肘外翻少见。粉碎型骨折多后遗肘关节不同程度的屈
伸活动功能障碍。肘关节正侧位 X 线片可显示骨折类型和移位方向。伸直型骨折远端向
后上移位,骨折线多从前下方斜向后上方。屈曲型骨折远端向前上方移位,骨折线从后下方
斜向前上方。粉碎型骨折两髁分离,骨折线呈"T"型或"Y"型。根据受伤史、临床表现和 X
线照片可作出诊断。

　　5·2·4·3　辨证论治　无移位骨折可置患肢于屈肘 90°位,用颈腕带悬吊 2~3 周,有移
位骨折应按以下方法处理。

一、整复方法

肱骨髁上骨折整复手法较多,现将临床上常用的两种整复手法介绍如下:

(一)患者仰卧,两助手分别握住其上臂和前臂,作顺势拔伸牵引,术者两手分别握住远近段,相对挤压,纠正重叠移位。若远段旋前(或旋后),应首先纠正旋转移位,使前臂旋后(或旋前)。纠正上述移位后,若整复伸直型骨折,则以两拇指从肘后推远端向前,两手其余四指重叠环抱骨折近段向后拉,同时用捺正手法矫正侧方移位,并令助手在牵引下徐徐屈曲肘关节,常可感到骨折复位时的骨擦感;整复屈曲型骨折时,手法与上述相反,应在牵引后将远端向背侧压下,并徐徐伸直肘关节[图 5 - 48(1)]。

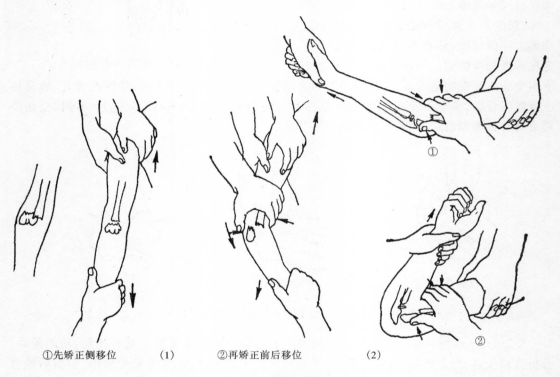

①先矫正侧移位　　　　(1)　　　　②再矫正前后移位　　　　(2)

图 5 - 48　肱骨髁上骨折整复法(1)(2)

(二)患者仰卧,助手握患肢上臂,术者两手握腕部,先顺势拔伸,再在伸肘位充分牵引,以纠正重叠及旋转移位。整复伸直型尺偏型骨折时,术者以一手拇指按在内上髁处,把远端推向桡侧,其余四指将近端拉回尺侧,同时用手掌下压,另一手握患肢腕部,在持续牵引下徐徐屈肘。这样,桡偏或尺偏和向后移位同时可以矫正[图 5 - 48(2)]。尺偏型骨折容易后遗肘内翻畸形,是由于整复不良或尺侧骨皮质遭受挤压,而产生塌陷嵌插所致。因此,在整复肱骨髁上骨折时,应特别注意矫正尺偏畸形,以防止发生肘内翻。

开放性骨折则应在清创后进行手法复位,再缝合伤口。若系粉碎型骨折或软组织肿胀严重,水泡较多而不能手法整复或整复后固定不稳定者,可在屈肘 45°～90°位置进行尺骨鹰嘴牵引或皮肤牵引,重量 1～2 公斤,一般在 3～7 天后再进行复位。肱骨髁上粉碎骨折并发血循环障碍者,必须紧急处理,首先应在麻醉下整复移位的骨折断端,并行尺骨鹰嘴牵引,以解除骨折端对血管的压迫,如冰冷的手指温度逐渐转暖,手指可主动伸直,则可继续观察。如经上述处理无效,就必须及时探查肱动脉情况。肱骨髁上骨折所造成的神经损伤一般多为挫伤,在 3 个月左右多能自行恢复,除确诊为神经断裂者外,不须过早地进行手术探查。

二、固定方法

复位后固定肘关节于屈曲 90°～110° 位置 3 周。夹板长度应上达三角肌中部水平,内外侧夹板下达(或超过)肘关节,前侧板下至肘横纹,后侧板远端呈向前弧形弯曲,并嵌有铝钉,使最下一条布带斜跨肘关节缚扎而不致滑脱;采用杉树皮夹板固定时,最下一条布带不能斜跨肘关节,而在肘下仅扎内外侧夹板。为防止骨折远端后移,可在鹰嘴后方加一梯形垫;为防止内翻,可在骨折近端外侧及远端内侧分别加塔形垫。夹缚后用颈腕带悬吊(图 5 －49)。屈曲型骨折应固定肘关节于屈曲 40°～60° 位置 2 周,以后逐渐屈曲至 90° 位置 1～2 周。如外固定后患肢出现血循环障碍,应立即松解全部外固定,置肘关节于屈曲 45° 位置进行观察。

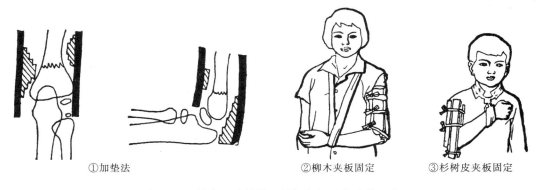

①加垫法　　　　　　　　②柳木夹板固定　　　　　③杉树皮夹板固定

图 5－49　伸直型肱骨髁上骨折夹板固定法①～③

三、练功活动

固定期间多作握拳、腕关节屈伸等活动,粉碎骨折应于伤后 1 周在牵引固定下开始练习肘关节屈伸活动,其他类型骨折应在解除固定后,积极主动锻炼肘关节伸屈活动,严禁暴力被动活动。

四、药物治疗

肱骨髁上骨折的患者以儿童占大多数,且骨折局部血液供应良好,愈合迅速。内服药治则,早期重在活血祛瘀、消肿止痛。肿胀严重、血运障碍者加用三七、丹参,并重用祛瘀、利水、消肿药物,如茅根、木通之类。中、后期内服药可停用;成人骨折仍按三期辨证用药。合并神经损伤者,应加用行气活血、通经活络之品。早期局部水泡较大者可用针头刺破,或将泡内液体抽吸,并用酒精棉球挤压干净,外涂紫药水。解除夹板固定以后,可用中药熏洗,有舒筋活络、通利关节的作用,是预防关节强直的重要措施。

5·2·5　肱骨外髁骨折

儿童肘关节有六个骨骺,即肱骨下端四个骨骺、桡骨头骨骺和鹰嘴骨骺。肘部各骨骺的出现和融合有一定年龄(图 5－50)。肱骨外髁包含非关节面(包括外上髁)和关节面两部分。前臂伸肌群附着于肱骨外髁。肱骨外髁骨折是儿童常见的一种肘关节损伤。

5·2·5·1　病因病理　本病多由间接暴力所致,跌倒时手部先着地,肘关节处于外展位或内收位均可引起肱骨外髁骨折,绝大多数发生在 5～10 岁的儿童。一般多由外力从手部

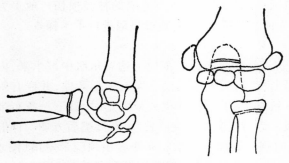

图 5-50 肘关节各骨骺出现与闭合年龄

传达至桡骨头撞及肱骨外髁而引起,或因附着肱骨外髁的前臂伸肌群强烈收缩而将肱骨外髁拉脱。分离的骨折块包括整个肱骨外髁、肱骨小头骨骺、邻近的肱骨滑车一部分和属于肱骨小头之上的一部分干骺端。外髁骨折后,由于前臂伸肌群的牵拉,骨折块可发生翻转移位,有的甚至可达180°。根据骨折块移位的情况,可分为无移位骨折、轻度移位骨折和翻转移位骨折三种(图5-51),翻转移位骨折又可分为前移翻转型和后移翻转型。若旋转发生于两个轴上,表明骨折块上的筋膜完全被撕裂,由于前臂伸肌群的牵拉,致关节面指向内侧,而骨折面指向外侧。在纵轴上旋转,还可致骨折块的内侧部分转向外侧,而外侧部分转向内侧。

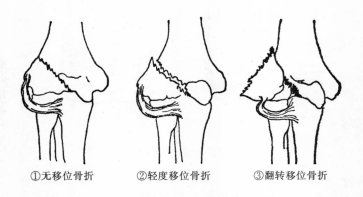

①无移位骨折   ②轻度移位骨折   ③翻转移位骨折

图 5-51 肱骨外髁骨折①~③

5·2·5·2 诊断要点 伤后肘关节呈半屈伸位,活动功能严重障碍,以肘外侧为中心明显肿胀、疼痛,相当于肱骨外髁部压痛明显,分离移位时,在肘外侧可摸到活动的骨折块或骨擦感,但早期可因明显肿胀而掩盖了畸形,及至消肿以后,在肘外侧才发现骨突隆起,肘关节活动障碍。晚期可出现骨不连接、进行性肘外翻和牵拉性尺神经麻痹。

肘关节正侧位X线照片可明确骨折类型和移位方向。在年幼时,大部分骨折块是属于软骨性的,仅骨化中心才在X线照片上显影,以致常被误认为仅是一块小骨片的轻微骨折,甚致被漏诊。事实上,骨折块是相当大的一块,几乎等于肱骨下端的一半,属关节内骨折,若处理不恰当,往往会引起肢体严重的畸形和功能障碍,故在处理时,应当充分估计这一点,不能完全以X线显示的形态来衡量骨折的严重程度。根据受伤史、临床表现和X线检查可作出诊断。

5·2·5·3 辨证论治 无明显移位的肱骨外髁骨折,仅屈肘90°、前臂悬吊胸前即可。有移位的骨折,要求解剖复位,最好争取于软组织肿胀之前,在适当的麻醉下,予以手法整复。若伤后时间超过一周或闭合复位不满意,应切开复位。晚期未复位者,则视肘关节的外形和功能而考虑是否手术。如晚期肘外翻引起牵拉性尺神经麻痹,可施行尺神经前置术。

一、整复手法

如单纯向外移位者,屈肘、前臂旋后,将骨折块向内推挤,使骨折块进入关节腔而复位。有翻转移位者,凡属前移翻转型者,先将骨折块向后推按,使之变为后移翻转型,然后用以下方法整复(以右肱骨外髁翻转骨折为例,阐述其整复步骤)。

复位时,可先用拇指指腹轻柔按摩骨折部,仔细摸认骨折块的滑车端和骨折面,辨清移位的方向及翻转、旋转程度。然后术者左手握患肢腕部,置肘关节于屈曲45°前臂旋后位,加大肘内翻使关节腔外侧间隙增宽,腕背伸以使伸肌群松弛。并以右食指或中指扣住骨折块的滑车端,拇指扣住肱骨外上髁端,先将骨折块稍平行向后方推移,再将滑车端推向后内下方,把肱骨外上髁端推向外上方以矫正旋转移位,然后用右拇指将骨折块向内挤压,并将肘关节伸屈、内收、外展以矫正残余移位。若复位确已成功,则可扪及肱骨外髁骨嵴平整,压住骨折块进行肘关节伸屈活动良好,且无响声。另一方法是用钢针插入顶拨翻转移位的外髁骨折块的上缘,使之复位。

二、固定方法

有移位骨折闭合整复后,肘伸直,前臂旋后位,外髁处放固定垫(应注意垫的厚度要适宜,如一旦引起皮肤压迫坏死,复查骨位又不满意时,就失去切开复位的条件),尺侧肘关节上、下各放一固定垫,四块夹板从上臂中上段到前臂中下段,四条布带缚扎,使肘关节伸直而稍外翻位固定2周,以后改屈肘90°固定1周。亦可用四块夹板固定肘关节屈曲60°位3周,骨折临床愈合后解除固定。

三、练功活动

有移位骨折在复位1周内,可作手指轻微活动,不宜作强力前臂旋转、握拳、腕关节屈伸活动。1周后,逐渐加大指、掌、腕关节的活动范围。解除固定之后,开始进行肘关节屈伸、前臂旋转和腕、手的功能活动。

四、药物治疗

与肱骨髁上骨折相同。

5·2·6　肱骨内上髁骨折

肱骨内上髁为前臂屈肌群和旋前圆肌的附着处,其后方有尺神经紧贴尺神经沟通过。

5·2·6·1　病因病理　肱骨内上髁骨折多由间接暴力所致。常见于儿童跌倒时手掌着地引起;或青少年的举重、投掷等运动损伤。受伤时,肘关节处于伸直、过度外展位,使肘部

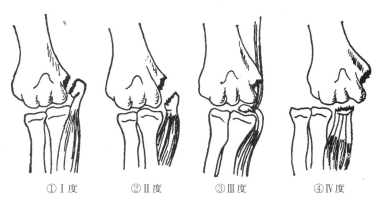

①Ⅰ度　　　②Ⅱ度　　　③Ⅲ度　　　④Ⅳ度

图 5－52　肱骨内上髁骨折①～④

内侧受到外翻应力,同时前臂屈肌群急骤收缩,而将其附着的内上髁撕脱,骨折块被拉向前下方,甚至产生旋转。根据骨折块移位的程度一般可分为四度(图 5 - 52①~④)。

第Ⅰ度:裂缝骨折或仅有轻度移位,因其部分骨膜尚未完全断离。

第Ⅱ度:骨折块有分离和旋转移位,但骨折块仍位于肘关节间隙的水平面以上。

第Ⅲ度:由于肘关节遭受强大的外翻暴力,使肘关节的内侧关节囊等软组织广泛撕裂,肘关节腔内侧间隙张开,致使撕脱的内上髁被带进其内,并有旋转移位,且被肱骨滑车和尺骨半月切迹关节面紧紧夹住。

第Ⅳ度:骨折块有旋转移位并伴有肘关节向桡侧脱位,骨折块的骨折面朝向滑车,并嵌入尺骨鹰嘴和肱骨滑车之间。此类骨折常易被忽略,而被误认为单纯肘关节脱位,仅采用一般肘关节脱位复位手法,致使骨折块嵌入尺骨鹰嘴和肱骨滑车之间,转成第Ⅲ度骨折。

5·2·6·2　诊断要点　伤后肘关节呈半屈伸位,肘关节功能障碍,肘内侧肿胀、疼痛、压痛明显,有皮下瘀斑。分离移位时在肘内侧可扪及活动的骨折块,第Ⅰ、Ⅱ度骨折时仅有肘内侧牵拉性疼痛,关节活动轻度障碍,第Ⅲ度骨折时肘关节屈伸明显障碍,第Ⅳ度骨折时肘关节明显畸形,肿胀较严重,肘后三点关系不正常,有弹性固定。第Ⅲ度和第Ⅳ度骨折可合并尺神经损伤,晚期因骨痂压迫或尺神经沟粗糙,亦有可能损伤尺神经,应注意检查。肘关节正侧位 X 线照片可明确骨折类型和移位方向。但 6 岁以下儿童该骨骺尚未出现,只要临床检查符合即可诊断,不必完全依赖 X 线照片。

5·2·6·3　辨证论治

一、整复手法

第Ⅰ度骨折者用夹板固定屈肘 90°约 2 周即可。第Ⅱ度骨折手法整复时,在屈肘 45°前臂中立位,术者以拇、食指固定骨折块,拇指自下方向上方推挤,使其复位。第Ⅲ度骨折手法复位时,在拔伸牵引下,伸直肘关节,前臂旋后、外展,造成肘外翻,使肘关节的内侧间隙增宽,术者拇指在肘关节内侧触到骨折块的边缘时,助手即强度背伸患肢手指及腕关节,使前臂屈肌群紧张,将关节内的骨折块拉出,必要时术者还可用拇指和食指抓住尺侧屈肌肌腹的近侧部向外牵拉,以辅助将骨折块拉出关节间隙,以后再按第Ⅱ度骨折作手法整复。第Ⅳ度骨折应先将脱位的肘关节整复,助手两人分别握住患肢远、近端,尽量内收前臂,使肘内侧间隙变窄,防止骨折块进入关节腔内,术者用推挤手法整复肘关节侧方脱位,使其转化为第Ⅰ度或第Ⅱ度骨折,再按上法处理,整复时应注意勿使转变为第Ⅲ度,整复后应及时进行 X 线复查。若手法复位不能成功,则切开复位,并作尺神经前置术。整复后,应常规检查尺神经有无损伤。

二、固定方法

对位满意后,在骨折块的前内下方放一固定垫,再用夹板超肘关节固定于屈肘 90°位 2~3 周。

三、练功活动

1 周内只作手指轻微屈伸活动;1 周后可逐渐加大手指屈伸活动幅度,禁忌作握拳及前臂旋转活动;2 周后可开始作肘关节屈伸活动;解除固定后可配合中药熏洗并加强肘关节屈伸活动。

四、药物治疗

与肱骨髁上骨折相同。

5·2·7　尺骨鹰嘴骨折

《医宗金鉴·正骨心法要旨》说："肘骨者,肱髆中节上、下支骨交接处也,俗名鹅鼻骨。"尺骨鹰嘴为肱三头肌的附着处,尺骨半月切迹关节面与肱骨滑车关节面构成肱尺关节,是肘关节屈伸的枢纽。

5·2·7·1　病因病理　尺骨鹰嘴骨折多数由间接暴力造成。跌倒时,肘关节突然屈曲,同时肱三头肌强烈收缩,则发生尺骨鹰嘴撕脱骨折,近端被肱三头肌牵拉而向上移位(图5－53)。直接暴力亦可造成尺骨鹰嘴骨折,如肘后部受直接打击,或跌倒时肘后着地而使鹰嘴受直接撞击,常发生粉碎骨折,但多数无明显移位。鹰嘴骨折线多数侵入半月切迹,为关节内骨折;少数撕脱的骨折片较小,骨折线可不侵入关节。成年人多见,少年儿童亦可发生。

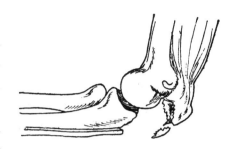

图5－53　尺骨鹰嘴骨折移位

5·2·7·2　诊断要点　伤后尺骨鹰嘴部疼痛,压痛明显,局限性肿胀,肘关节屈曲活动障碍。分离移位时,在局部可扪到鹰嘴骨片向上移和明显的骨间隙或骨擦感,主动伸肘功能丧失。关节内积血时,鹰嘴两侧凹陷处隆起。肘关节X线侧位照片可明确骨折类型和移位程度。

根据受伤史、临床表现和X线检查,可作出诊断。

5·2·7·3　辨证论治　无移位骨折或老人粉碎性骨折移位不显著者,不必手法整复。有分离移位者,则必须整复。

一、整复方法

先把血肿抽吸干净,术者站在患肢近端外侧,两手环握患肢,以两拇指推迫其近端向远端靠拢,两食指与两中指使肘关节徐徐伸直,即可复位。若手法整复不成功,可切开复位;若移位明显的粉碎骨折,应将骨碎片切除,行肱三头肌成形术。

二、固定方法

无移位骨折、已施行内固定者或肱三头肌成形术者,可固定肘关节于屈曲20°～60°位3周;有移位骨折手法整复后,在尺骨鹰嘴上端用抱骨垫固定,并用前、后侧超肘夹板固定肘关节于屈曲0～20°位3周,以后再逐渐改固定在90°位1～2周。

三、练功活动

3周以内只作手指、腕关节屈伸活动,禁止肘关节屈伸活动,第4周以后才逐步作肘关节主动屈伸锻炼,严禁暴力被动屈肘。此外,可配合进行肩关节练功活动。

四、药物治疗

按骨折三期辨证用药,解除固定后加强中药熏洗。

5·2·8　桡骨头骨折

桡骨近端包括桡骨头、颈和结节。桡骨头关节面呈浅凹形,与肱骨小头构成肱桡关节。桡骨头尺侧边缘与尺骨的桡切迹相接触,构成尺桡上关节。桡骨头和颈的一部分位于关节囊内,环状韧带围绕桡骨头。桡骨头骨折临床上易被忽略,若未能及时治疗,将造成前臂旋转功能障碍或引起创伤性关节炎。

5·2·8·1　病因病理　桡骨头骨折多由间接暴力造成。跌倒时手掌先着地,肘关节处于

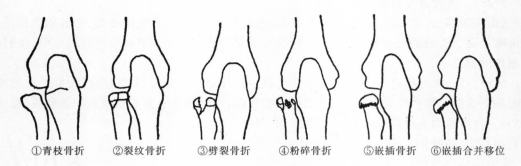

①青枝骨折　　②裂纹骨折　　③劈裂骨折　　④粉碎骨折　　⑤嵌插骨折　　⑥嵌插合并移位

图 5 – 54　桡骨头骨折① ~ ⑥

伸直和前臂旋前位,暴力沿前臂桡侧向上传达,引起肘部过度外翻,使桡骨头撞击肱骨小头,产生反作用力,使桡骨头受挤压而发生骨折。少年儿童多见,青壮年亦可发生。在儿童则发生桡骨头骨骺分离。桡骨头骨折可分为幼年青枝骨折,无移位或轻度移位骨折,有移位的嵌插、粉碎和劈裂骨折等(图 5 – 54① ~ ⑥)。

5·2·8·2　诊断要点　伤后肘部疼痛,肘外侧明显肿胀(若血肿被关节囊包裹,可无明显肿胀),桡骨头局部压痛,肘关节伸旋转活动受限制,尤以旋转前臂时,桡骨头处疼痛加重。肘关节 X 线正侧位照片可明确骨折类型和移位程度。但 5 岁以下儿童,该骨骺尚未出现,只要临床表现符合,即可诊断,不必完全依赖 X 线照片。

5·2·8·3　辨证论治　对无移位或轻度移位骨折的嵌插骨折而关节面倾斜度在 30°以下者,估计日后影响肘关节功能不大,则不必强求解剖复位。对明显移位骨折则应施行整复。

一、整复方法

整复前先用手指在桡骨头外侧进行按摩,准确地摸出移位的桡骨头。复位时一助手固定上臂,术者一手牵引前臂在肘关节伸直内收位来回旋转,另一手的拇指把桡骨头向上、向内侧推挤,使其复位。

若手法整复不成功,可使用钢针拨正法:局部皮肤消毒,铺巾,在 X 线透视下,术者用不锈钢针自骨骺的外后方刺入,针尖顶住骨骺,向内、上方拨正。应用此法时,要求术者必须熟悉局部解剖,避开桡神经,并注意无菌操作。

移位严重,经上述方法仍不能整复者,应切开复位,如成年人的粉碎、塌陷、嵌插骨折,关节面倾斜度在 30°以上者,可作桡骨头切除术,但十四岁以下的儿童不宜作桡骨头切除术。

二、固定方法

各类型骨折复位后均应固定肘关节于 90°位置 2 ~ 3 周。

三、练功活动

整复后即可作手指、腕关节屈伸活动,2 ~ 3 周后作肘关节屈伸活动。桡骨头切除术后,肘关节的练功活动应更提早一些。

四、药物治疗

早期治则是活血祛瘀、消肿止痛,儿童骨折愈合较快,在中后期主要采用中药熏洗,内服药可减免。

5·2·9　尺骨上 1/3 骨折合并桡骨头脱位

尺骨上 1/3 骨折合并桡骨头脱位是指尺骨半月切迹以下的上 1/3 骨折,桡骨头同时自肱桡关节、尺桡上关节脱位,而肱尺关节没有脱位。这与肘关节前脱位合并尺骨鹰嘴骨折应有所区别。

5·2·9·1　病因病理　直接暴力和间接暴力均能引起尺骨上 1/3 骨折合并桡骨头脱位,而以间接暴力所致者为多。根据暴力方向及骨折移位情况,临床上可分为伸直、屈曲、内收三型(图 5 – 55①～③)。

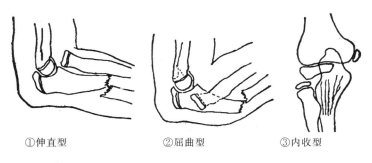

①伸直型　　　　　②屈曲型　　　　　③内收型

图 5 – 55　尺骨上 1/3 骨折合并桡骨头脱位的类型①～③

一、伸直型

比较常见,多见于儿童。跌倒时,手掌先着地,肘关节处于伸直位或过伸位可造成伸直型骨折。传达暴力由掌心通过尺桡骨传向上前方,先造成尺骨斜形骨折,继而迫使桡骨头冲破或滑出环状韧带,向前外方脱出,骨折断端随之突向掌侧及桡侧成角。在成人,外力直接打击背侧,亦可造成伸直型骨折,为横断或粉碎骨折。

二、屈曲型

多见于成人。跌倒时,手掌着地,肘关节处于屈曲位可造成屈曲型骨折。传达暴力由掌心传向上后方,先造成尺骨横断或短斜形骨折,并突向背侧、桡侧成角,桡骨头向后外方滑脱。

三、内收型

多见于幼儿。跌倒时,手掌着地,肘关节处于内收位可造成内收型骨折。传达暴力由掌心传向上外方,造成尺骨冠状突下方骨折并突向桡侧成角,桡骨头向外侧脱出。

5·2·9·2　诊断要点　伤后肘部及前臂肿胀,移位明显者,可见尺骨成角畸形,在肘关节前、外或后方可摸到脱出的桡骨头,骨折和脱位处压痛明显。检查时应注意腕和手指感觉和运动功能,以便确定是否因桡骨头向外脱位而合并桡神经挫伤。对儿童的尺骨上 1/3 骨折,必须仔细检查桡骨头是否同时脱位。凡有移位的桡尺骨干单骨折的 X 线照片须包括肘、腕关节,以免遗漏桡尺上下关节脱位的诊断。正常桡骨头与肱骨小头相对,桡骨干纵轴线向上延长,一定通过肱骨小头的中心。肱骨小头骨骺一般在 1～2 岁时出现,因此对 1 岁以内的患儿,最好同时摄健侧 X 线片以便对照。桡骨头脱位后可能自动还纳,X 线照片仅见骨折而无脱位,若此时忽略对桡骨头的固定,可能发生再脱位。

5·2·9·3　辨证论治

一、整复方法

原则上先整复桡骨头脱位,后整复尺骨骨折。患者平卧,前臂置中立位,两助手顺势拔伸,矫正重叠移位,对伸直型骨折,术者两拇指放在桡骨头外侧和前侧,向尺侧、背侧推挤,同时肘关节徐徐屈曲 90°,使桡骨头复位,然后术者捏住骨折断端进行分骨,在骨折处向掌侧加大成角,再逐渐向背侧按压,使尺骨复位;对屈曲型骨折,两拇指放在桡骨头的外侧、背侧,向内侧、掌侧推按,同时肘关节徐徐伸直至 0 位,使桡骨头复位,有时还可听到或感觉到桡骨头复位的滑动声,然后先向背侧加大成角,再逐渐向掌侧挤按,使尺骨复位;对内收型骨折,助手在拔伸牵引的同时,外展患侧的肘关节,术者拇指放在桡骨头外侧,向内侧推按桡骨头,使之还纳,尺骨向桡侧成角亦随之矫正。手法整复失败者应早期切开整复内固定。对陈旧性骨折畸形愈合者,成人可行桡骨头切除术,儿童则须切开整复,将桡骨头整复、环韧带重建、尺骨骨折复位内固定。

二、固定方法

先以尺骨骨折平面为中心,在前臂的掌侧与背侧各置一分骨垫,在骨折的掌侧(伸直型)或背侧(屈曲型)置一平垫;在桡骨头的前外侧(伸直型)或后外侧(屈曲型)或外侧(内收型)放置葫芦垫;在尺骨内侧的上下端分别放一平垫 (图 5 – 56),用胶布固定。然后在前臂掌、背侧与桡、尺侧分别放上长度适宜的夹板,用四道布带捆绑。伸直型骨折脱位应固定于屈肘位 4～5 周;屈曲型或内收型宜固定于伸肘位 2～3 周后,改屈肘位固定 2 周。

三、练功活动

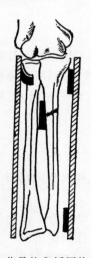
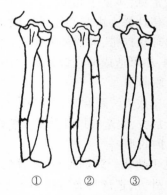

图 5 – 56　分骨垫和纸压垫的放置法　　　　图 5 – 57　不同外力所致的桡尺骨干双骨折①～③

在伤后 3 周内,作手腕诸关节的屈伸锻炼,以后逐步作肘关节屈伸锻炼。前臂的旋转活动须在 X 线照片显示尺骨骨折线模糊并有连续性骨痂生长,才开始锻炼。

四、药物治疗

按骨折三期辨证用药,中后期加强中药熏洗。

5·2·10　桡、尺骨干双骨折

《仙授理伤续断秘方》指出前臂“有两胫”,即尺骨和桡骨,骨折后有左右侧方移位和重叠移位。《医宗金鉴·正骨心法要旨》有更进一步的认识,指出:“臂骨者,自肘至腕有正辅二根。其在下而形体长大,连肘尖者为臂骨。其在上而形体短细者为辅骨,俗名缠骨。叠并相倚,俱下接于腕骨焉。”正常的尺骨是前臂的轴心,通过上、下尺桡关节及骨间膜与桡骨相连。桡骨沿尺骨旋转,自旋后位至旋前位,回旋幅度可达 150°。前臂肌肉较多,有屈肌群、伸肌群、旋前肌和旋后肌等。骨折后可出现重叠、成角、旋转及侧方移位,故整复较难。前臂骨间膜是致密的纤维膜,几乎连接桡尺骨的全长,其松紧度是随着前臂的旋转而发生改变。前臂中立位时,两骨干接近平行,骨干间隙最大,骨干中部距离最宽,骨间膜上下松紧一致,对桡尺骨起稳定作用;当旋前或旋后位时,骨干间隙缩小,骨间膜上下松紧不一致,而两骨间的稳定性消失。因此,在处理桡尺骨干双骨折时,为了保持前臂的旋转功能,应使骨间膜上下松紧一致,并预防骨间膜挛缩,故尽可能在骨折复位后将前臂固定在中立位。

5·2·10·1　病因病理　《普济方·折伤门》说:"凡两手臂打断者有碎骨,跌断者无碎骨"。《医宗金鉴·正骨心法要旨》进一步指出:"凡臂骨受伤者,多因迎击而断也,或断臂辅两骨,或惟断一骨,瘀血凝结疼痛。"桡尺骨干双骨折可由直接暴力、传达暴力或扭转暴力所造成(图5-57①~③)。直接暴力所致者,其骨折线往往在同一平面上,以粉碎、横断骨折较多;传达暴力所致者,桡骨骨折线在上,以横断、短斜形为多;扭转暴力所致者,骨折线向一侧倾斜,且往往由内上向外下,尺骨骨折线在上端,以螺旋骨折为多。多见于儿童或青壮年。

5·2·10·2　诊断要点　伤后局部肿胀、疼痛,压痛明显,前臂功能丧失。完全骨折时多有成角畸形、骨擦音和异常活动,但儿童青枝骨折仅有成角畸形。X线照片时应包括肘关节和腕关节,除确定骨折类型和移位方向外,还可确定有无桡尺上、下关节脱位。

5·2·10·3　辨证论治　《普济方·折伤门》对前臂骨折的治疗,采用"令患人正坐,用手拿患人肱膊伸舒,揣捏平正,用消毒散数贴,外用薄板片纸裹,绢带子缚定","换药依前扎缚,痊可为妙。"目前临床上常用的分骨手法即属揣捏的范畴。《医宗金鉴·正骨心法要旨》介绍:"以手法接对端正,贴万灵膏,竹帘裹之,加以布条扎紧。俟三日后开帘视之,以手指按其患处,或仍有未平,再揉摩其瘀结之筋,令复其旧,换贴膏药,仍以竹帘裹之,每日清晨服正骨紫金丹。"根据前辈医家经验,可采用下述方法治疗。

一、整复方法

患者平卧,肩外展90°,肘屈曲90°,中、下1/3骨折取前臂中立位,上1/3骨折取前臂旋后位,由两助手作拔伸牵引,矫正重叠、旋转及成角畸形。桡尺骨干双骨折均为不稳定时,如骨折在上1/3,则先整复尺骨;如骨折在下1/3,则先整复桡骨;骨折在中段时,应根据两骨干骨折的相对稳定性来决定。若前臂肌肉比较发达,加之骨折后出血肿胀,虽经牵引后重叠未完全纠正者,可用折顶手法加以复位。若斜形骨折或锯齿形骨折有背向侧方移位者,应用回旋手法进行复位。若桡尺骨骨折断端互相靠拢时,可用挤捏分骨手法,术者用两手拇指和食、中、环三指分置骨折部的掌、背侧,用力将尺、桡骨间隙分到最大限度,使骨间膜恢复其紧张度,向中间靠拢的桡、尺骨断端向桡、尺侧各自分离。手法整复失败者,可切开整复内固定。

二、固定方法

若复位前桡尺骨相互靠拢者,可采用分骨垫放置在两骨之间(图5-58①②),若骨折原有成角畸形,则采用三点加压法。各垫放置妥当后,依次放上掌、背、桡、尺侧夹板,掌侧板由肘横纹至腕横纹,背侧板由鹰嘴至腕关节或掌指关节,桡侧板由桡骨头至桡骨茎突,尺侧板自肱骨内上髁下达第五掌骨基底部,掌背两侧夹板要比桡尺两侧夹板宽,夹板间距离约1厘米。缚扎后,再用铁丝托或有柄托板固定,屈肘90°,三角巾悬吊,前臂原则上放置在中立位(图5-59),固定至临床愈合,成人约6~8周,儿童约3~4周。

三、练功活动

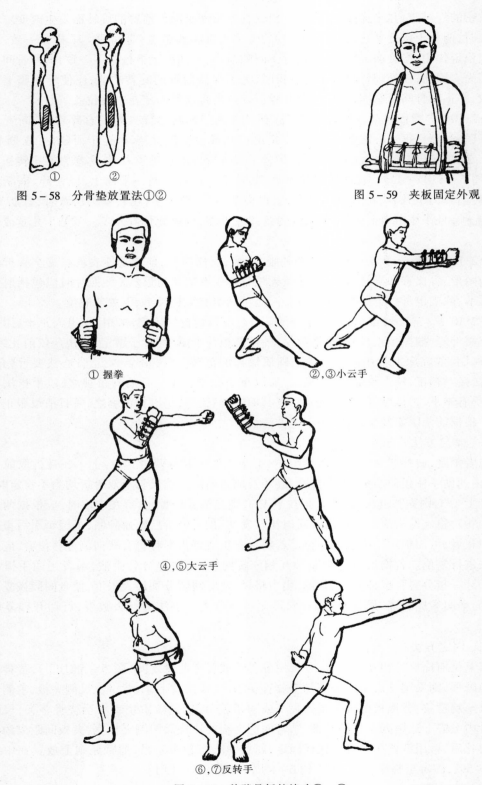

①   ②

图 5－58   分骨垫放置法①②

图 5－59   夹板固定外观

① 握拳   ②,③小云手

④,⑤大云手

⑥,⑦反转手

图 5－60   前臂骨折的练功①～⑦

初期鼓励患者作手指、腕关节屈伸活动及上肢肌肉舒缩活动;中期开始作肩、肘关节活动(如小云手、大云手等),活动范围逐渐增大,但不宜作前臂旋转活动。解除固定后作前臂旋转活动(如反转手等)(图 5 - 60①～⑦)。

四、药物治疗

按骨折三期辨证用药,若尺骨下 1/3 骨折愈合迟缓时,要着重补肝肾、壮筋骨以促进其愈合,若后期前臂旋转活动仍有障碍者,应加强中药熏洗。

5·2·11　桡、尺骨干单骨折

桡尺骨干单骨折多发生于青少年,临床较少见。

5·2·11·1　病因病理　直接暴力与间接暴力均可造成。桡、尺骨干单骨折,因为有对侧骨的支持,一般无严重移位;由于骨间膜作用,折端易向对侧骨移位,但当有明显移位时,可合并上或下桡尺关节脱位,而出现成角、重叠畸形。成人桡骨干上 1/3 骨折,骨折线位于旋前圆肌止点之上时,由于附着于桡骨结节的肱二头肌以及附着于桡骨上 1/3 的旋后肌的牵拉,骨折近段向后旋转移位;附着于桡骨中部及下部的旋前圆肌和旋前方肌的牵拉,骨折远段向前旋转移位(图 5 - 61①)。桡骨干中 1/3 或中下 1/3 骨折,骨折线位于旋前圆肌止点以下时,因肱二头肌与旋后肌的旋后倾向,被旋前圆肌的旋前力量相抵消,骨折近段处于中立位;骨折远段因受旋前方肌的牵拉而向前旋转移位(图 5 - 61②)　幼儿多为青枝骨折。

5·2·11·2　诊断要点　伤后局部肿胀、疼痛、压痛明显,完全骨折时,可有骨擦音,前臂旋转功能障碍,但不全骨折时,尚可有旋转功能。较表浅骨段,可触及折端。前臂 X 线正侧位照片应包括上、下关节,注意有无合并脱位。根据受伤史、临床表现和 X 线检查可作出诊断。

5·2·11·3　辨证论治

一、整复方法

患者平卧、肩外展、肘屈曲,两助手行拔伸牵引。骨折在中或下 1/3 时,前臂置中立位牵引 3～5 分钟,待断端重叠拉开后,若两骨靠拢移位,可采用分骨手法纠正;若掌背侧移位则用提按手法纠正;但在桡骨干上 1/3 骨折时,应逐渐由中立位改成旋后位牵引,桡骨干单骨折则将远段推向桡侧、背侧,术者用拇指挤按近段向尺侧、掌侧。手法复位失败可考虑切开

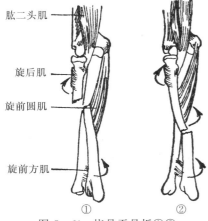

肱二头肌

旋后肌

旋前圆肌

旋前方肌

①　　　　②

图 5 - 61　桡骨干骨折①②

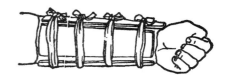

图 5 - 62　桡骨干骨折固定外形

整复内固定。

二、固定方法

先放置掌、背侧分骨垫各一个,再放好其他固定垫,桡骨上 1/3 骨折须在近端的桡侧再放一个小固定垫,以防止向桡侧移位。然后放置掌、背侧夹板并用手捏住,再放桡、尺侧板。桡骨干下 1/3 骨折时,桡骨板下端超腕关节,将腕部固定于尺偏位,借紧张的腕桡侧副韧带限制远端向尺偏移位(图 5－62),尺骨下 1/3 骨折则尺侧板须超腕关节,使腕部固定于桡偏位。最后用 4 条布带固定。一般屈肘 90°,前臂中立位,用三角巾悬挂于胸前。

三、练功活动

初期鼓励患者作握拳锻炼,待肿胀基本消退后,开始肩、肘关节活动(如小云手、大云手等)。解除固定后,可作前臂旋转活动锻炼(如反转手等)。

四、药物治疗

与桡尺骨干双骨折相同。

5·2·12　桡骨下 1/3 骨折合并下桡尺关节脱位

桡骨下 1/3 骨折合并下桡尺关节脱位多见于成人,儿童较少见。桡骨下 1/3 骨折极不稳定,整复固定较难,下桡尺关节脱位容易漏诊,造成不良后果。故对这种损伤应予足够重视。

5·2·12·1　病因病理　间接和直接暴力均可引起此类骨折。多因跌倒时手掌着地,传达暴力向上传至桡骨下 1/3 处而发生骨折,由于桡骨下端向近侧移位,同时引起三角纤维软骨破裂与下桡尺关节脱位,有时可合并尺骨茎突骨折。跌倒时,如前臂旋前,则桡骨远侧段可向背侧移位;如前臂旋后,则桡骨远侧段可向掌侧和尺侧移位。直接暴力,则多因前臂被机器的轮带卷伤所致。常见骨折端向尺侧与背侧成角。桡骨远侧段向尺侧移位,主要因围绕桡骨远侧段的外展拇长肌、伸拇短肌在前臂旋前时,可将其压向前臂的掌侧和尺侧,及旋前方肌的牵拉所致(图 5－63①②)。

桡骨骨折合并下桡尺关节脱位的病理变化,比较复杂,临床可分为三型:

第一型:桡骨干下 1/3 骨折(一般为青枝型),合并尺骨下端骨骺分离,皆为儿童。

第二型:桡骨干下 1/3 横断、螺旋或斜形骨折,骨折移位较多,下桡尺关节明显脱位,多

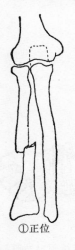

①正位

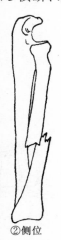

②侧位

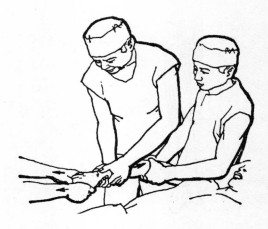

图 5－63　桡骨下段骨折合并下尺桡关节脱位①②　　　　图 5－64　整复下桡尺关节脱位

属传达暴力造成。此型最常见。

第三型:桡骨干下1/3骨折,下桡尺关节脱位合并尺骨干骨折或弯曲畸形,多为机器绞伤。

5·2·12·2　诊断要点　伤后前臂肿胀,疼痛,桡骨下1/3部向掌侧或背侧成角畸形。腕部亦有肿胀,压痛,下桡尺关节松弛并有挤压痛。当检查桡骨有明显假关节活动而尺骨尚完整时,即应想到本病。拍摄 X 线片时,必须包括腕关节,以观察下桡尺关节的分离程度,是否伴有尺骨茎突骨折。

5·2·12·3　辨证论治　第一型骨折按桡骨下端骨折处理。第二型骨折先整复下桡尺关节,然后整复骨折,按前臂骨折处理。第三型骨折对尺骨仅有弯曲无骨折者,须先将尺骨的弯曲畸形矫正,桡骨骨折及下桡尺关节脱位才能一起复位。尺骨弯曲畸形不能矫正,或整复固定失败者,则切开整复内固定。现将第二型骨折的整复固定方法分述如下:

一、整复方法

患者平卧。肩外展,肘屈曲,前臂中立位,两助手行拔伸牵引3～5分钟,将重叠移位拉开。然后术者用左手拇指及食、中二指挤平掌侧移位(图5-64),再用两拇指由桡尺侧向中心扣紧下桡尺关节(图5-65)。关节脱位整复后,将备妥的合骨垫置于腕部背侧,由桡骨茎突掌侧1厘米处绕过背侧到尺骨茎突掌侧1厘米,作半环状包扎,再用4厘米宽绷带缠绕4～5周固定。然后嘱牵引远段的助手,用两手环抱腕部维持固定,持续牵引。

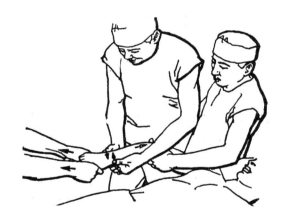
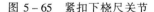
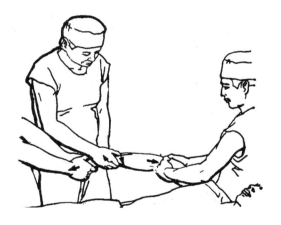

図5-65　紧扣下桡尺关节　　　　　　　图5-66　矫正远折段向掌侧移位

桡骨远折段向尺侧掌侧移位时,一手作分骨,另一手拇指按近折段向掌侧,食、中、环三指提远折段向背侧,使之对位(图5-66)。

桡骨远折段向尺侧背侧移位时,一手作分骨,另一手拇指按远折段向掌侧,食、中、环三指提近折段向背侧,使之对位(图5-67)。

骨折整复后,再次扣挤下桡尺关节。如合骨垫松脱,则重新固定。用分骨垫、夹板固定后,经 X 线透视检查,位置满意,再正式包扎固定。

二、固定方法

在维持牵引和分骨下,捏住骨折部,敷消肿药膏,再用绷带松松包3～4层。掌、背侧各放一个分骨垫。分骨垫在折线远侧占2/3,近侧占1/3(图5-68)。用手捏住掌、背侧分骨

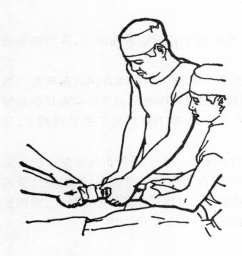

图 5－67　矫正远折段向背侧移位

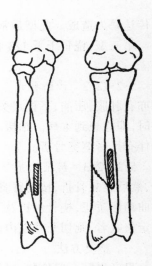

图 5－68　分骨垫放置法

垫，各用二条粘膏固定。根据骨折远段移位方向，再加用小平垫。然后再放置掌、背侧夹板，用手捏住，再放桡、尺侧板，桡侧板下端稍超过腕关节，以限制手的桡偏。尺侧板下端不超过腕关节，以利于手的尺偏，借紧张的腕桡侧副韧带牵拉桡骨远折段向桡侧，克服其尺偏倾向（图 5－69）。对于桡骨骨折线自外侧上方斜向内侧下方的患者，分骨垫置骨折线近侧（图 5－68），尺侧夹板改用固定桡、尺骨干双骨折的尺侧夹板（即长达第 5 掌骨颈的尺侧夹板），以限制手的尺偏，利于骨折对位。

三、练功活动与药物治疗

与桡、尺骨干双骨折大致相同。

5·2·13　桡骨下端骨折

《普济方·折伤门》首先记载了伸直型桡骨下端骨折移位特点，采用超腕关节夹板固定。《伤科汇纂》把桡骨下端骨折分为向背侧移位和向掌侧移位两种类型，即伸直型和屈曲型，并采用合理的整复和固定。

桡骨下端（包括桡骨远侧端 3 厘米以内）骨折，在临床上比较常见。桡骨远端与腕骨（舟状骨与月骨）而形成关节面，其背侧边缘长于掌侧，故关节面向掌侧倾斜为 10°～15°，桡骨下端内侧缘稍成切迹与尺骨头形成下尺桡关节，切迹的下缘为三角纤维软骨的基底部附着，三角软骨的尖端起于尺骨茎突基底部。前臂旋转时桡骨沿尺骨头回旋，而以尺骨头为中心。桡骨下端外侧的茎突，较其内侧长 1～1.5 厘米，故其关节面还向尺侧倾斜 20°～25°。这些关系在骨折时常被破坏，在整复时应尽可能恢复正常解剖。

5·2·13·1　病因病理　多为间接暴力所致，跌倒时，躯干向下的重力与地面向上的反作

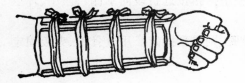

图 5－69　固定外形

用力交集于桡骨下端而发生骨折。骨折是否有移位与暴力的大小有关。根据受伤姿势和骨折移位的不同，可分为伸直型和屈曲型两种。跌倒时，腕关节呈背伸位，手掌先着地，可造成伸直型骨折。伸直型骨折远段向背侧和桡侧移位，桡骨远段关节面改向背侧倾斜，向尺侧倾斜减少或完全消失，

甚至形成相反的倾斜。如合并尺骨茎突骨折,下桡尺关节的三角纤维软骨盘随骨折片移向桡侧背侧;如尺骨茎突完整,骨折远端移位明显时,三角纤维软骨盘附着点必然破裂,掌侧屈肌腱及背侧伸肌腱亦发生相应的扭转和移位,跌倒时,腕关节呈掌屈位,手背先着地,可造成屈曲型骨折。屈曲型骨折远段向桡侧和掌侧移位。此类骨折较少见。直接暴力造成的骨折为粉碎型。老人、青壮年、儿童均可发生。在 20 岁以前,桡骨下端骨骺尚未融合,可发生骺离骨折。

5·2·13·2　诊断要点　伤后局部肿胀、疼痛、手腕功能部分或完全丧失。骨折远端向背侧移位时,可见"餐叉样"畸形(图 5 - 70);向桡侧移位时,呈枪上刺刀状畸形;缩短移位时,可扪及桡骨茎突上移;无移位或不完全骨折时,肿胀多不明显,仅觉得局部疼痛和压痛,可有环状压痛和纵轴压痛,腕和指运动不便,握力减弱,须注意与腕部组织扭伤鉴别。腕关节 X 线正侧位照片,可明确骨折类型和移位方向。

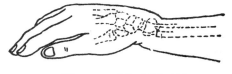

图 5 - 70　"餐叉样"畸形

5·2·13·3　辨证论治　无移位的骨折不需要整复,仅用掌、背两侧夹板固定 2～3 周即可,有移位的骨折则必须整复。

一、整复方法

患者坐位,老年人则平卧为佳,肘部屈曲 90°,前臂中立位。整复骨折线未进入关节、骨折段完整的伸直型骨折时,一助手把住上臂,术者两拇指并列置于远端背侧,其他四指置于其腕部,扣紧大小鱼际肌,先顺势拔伸 2～3 分钟,待重叠移位完全纠正后,将远段旋前(图 5 - 71①)并利用牵引力,骤然猛抖,同时迅速尺偏掌屈,使之复位(图 5 - 71②);若仍未完全整复,则由两助手维持牵引,术者用两拇指迫使骨折远段尺偏掌屈,即可达到解剖对位;整复骨折线进入关节或骨折块粉碎的伸直型骨折时,则在助手和术者拔伸牵引纠正重叠移位后,术者双手拇指在背侧按压骨折远端,双手余指置于近端的掌侧端提近端向背侧,以矫正掌背侧移位,同时使腕掌屈、尺偏,以纠正侧方移位。整复屈曲型骨折时,由两助手拔伸牵引,术者可用两手拇指由掌侧将远段骨折片向背侧推挤,同时用食、中、环三指将近段由背侧向掌侧压挤,然后术者捏住骨折部,牵引手指的助手徐徐将腕关节背伸,使屈肌腱紧张,防止复位的骨折片移位。

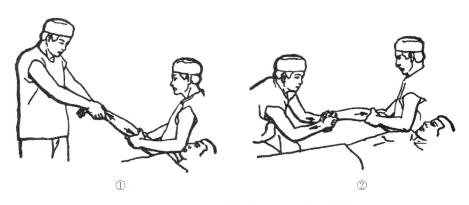

①　　　　　　　　　　　　　　　②

图 5 - 71　桡骨下端伸直型骨折复位法①②

二、固定方法

伸直型骨折先在骨折远端背侧和近端掌侧分别放一平垫,然后放上夹板,夹板上端达前臂中、上 1/3,桡、背侧夹板下端应超过腕关节,限制手腕的桡偏和背伸活动;屈曲型骨折则在远端的掌侧和近端的背侧各放一平垫,桡、掌侧夹板下端应超过腕关节,限制桡偏和掌屈活动,扎上三条布带,最后将前臂悬挂胸前,保持固定 4～5 周。

三、练功活动

固定期间积极作指间关节、指掌关节屈伸锻炼及肩肘部活动。解除固定后,作腕关节屈伸和前臂旋转锻炼。

四、药物治疗

儿童骨折早期治则是活血祛瘀、消肿止痛,中后期内服药中减免。中年骨折按三期辨证用药。老人骨折中后期着重养气血、壮筋骨、补肝肾。解除固定后,均应用中药熏洗以舒筋活络,通利关节。

5·2·14　腕舟骨骨折

《医宗金鉴》曰:"腕骨……其上并接臂辅两骨之端,其外侧之骨为高骨,一名锐骨,亦名踝骨,俗名龙骨,以其能宛屈上下,故名曰腕"。舟骨是最大的一块腕骨,略弯曲呈舟状,中段较细者为腰,骨折多发生于此处。

5·2·14·1　病因病理　多为间接暴力所致,跌倒时,手掌先着地,腕关节强度桡偏背伸,暴力向上传达,舟骨被锐利的桡骨关节面的背侧缘或茎突缘切断。骨折可发生于腰部、近端或结节部(图 5－72①～③),其中以腰部多见。由于掌侧腕横韧带附着在舟骨结节部,而舟骨其余表面多为关节软骨所覆盖,血液供应较差,故除结节部骨折愈合较佳外,其余部位骨折容易发生迟缓愈合、不愈合或缺血性坏死。多见于成年人。

5·2·14·2　诊断要点　伤后局部轻度疼痛和腕关节活动功能障碍,阳溪穴部位鼻烟窝肿胀、压痛明显,将腕关节桡倾、屈曲拇指和食指而叩击其掌指关节时亦可引起疼痛。X 线检查,腕部正位、侧位和尺偏斜位照片可协助诊断。但第一次照片未发现骨折而临床表现仍有可疑时,可于 2～3 周以后重复照片,因此时骨折端的骨质被吸收,骨折线较易显露。

5·2·14·3　辨证论治　舟骨骨折很少移位,一般不须整复。若有移位时,可在用手牵引下使患腕尺偏,以拇指向内按压骨块,即可复位。阳溪穴处放棉花球作固定垫,然后用塑形夹板或纸壳夹板固定腕关节伸直而略向尺侧偏、拇指于对掌位,固定范围包括前臂下 1/3、腕、拇掌及拇指指间关节,新鲜及陈旧性骨折均可采用。亦可用短臂石膏管形固定腕关节于背伸 25°～30°、尺偏 10°、拇指对掌和前臂中立位。结节部骨折一般约 6 周均可愈合,其余

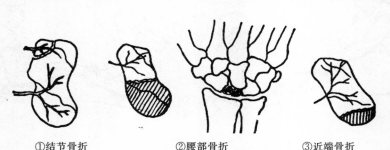

①结节骨折　　　　②腰部骨折　　　　③近端骨折

图 5－72　舟骨骨折的不同部位①～③

部位骨折愈合时间可为3~6个月,甚至更长时间,故应定期作X线照片检查,如骨折仍未愈合则须继续固定,加强功能锻炼,直至正斜位X线照片证实骨折线消失、骨折已临床愈合,才能解除外固定。对迟缓愈合的腕舟骨骨折,中后期应加强接骨续损,补肝益肾中药内服和熏洗。

5·2·15　掌骨骨折

5·2·15·1　诊断要点　掌骨全长均可在皮下摸到,骨折时局部肿痛,功能障碍,有明显压痛,纵压或叩击掌骨头则疼痛加剧,如有重叠移位,则该掌骨短缩,可见掌骨头凹陷。宜摄手掌的正位与斜位X线片,因侧位片2~4掌骨互相重叠,容易漏诊。掌骨骨折可分下列几种:

一、第一掌骨基底部骨折

多由间接暴力引起,骨折远端受屈拇长肌、屈拇短肌与拇指内收肌的牵拉,近端受外展拇长肌的牵拉,骨折总是向桡背侧突起成角。

二、第一掌骨基底部骨折脱位

亦由间接暴力引起,骨折线呈斜形经过第一掌腕关节面,第一掌骨基底部内侧的三角形骨块,因有掌侧韧带相连,仍留在原位,而骨折远端从大多角骨关节面上脱位至背侧及桡侧(图5-73①②)。

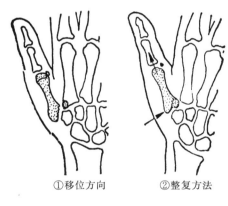

①移位方向　　②整复方法

图5-73　第一掌骨基底部骨折脱位①②　　　　　图5-74　掌骨颈骨折畸形

三、掌骨颈骨折

由间接暴力或直接暴力所致。但以握拳时掌骨头受到冲击的传达暴力所致者为多见。第五掌骨因其易暴露和受打击,故最多见,第二、第三掌骨次之。骨折后断端受骨间肌与蚓状肌的牵拉,而向背侧突起成角,掌骨头向掌侧屈转(图5-74);又因手背伸肌腱牵拉,以致近节指骨向背侧脱位,掌指关节过伸,手指越伸直,畸形越明显。

四、掌骨干骨折

可为单根骨折或多根骨折。由直接暴力所致者,多为横断或粉碎骨折。扭转及传达暴力引起者,多为斜行或螺旋骨折。骨折后因骨间肌及屈指肌的牵拉,使骨折向背侧成角及侧方移位,单根的掌骨骨折移位较轻,而多根骨折则移位较甚,且对骨间肌的损伤也比较严重。

5·2·15·2　辨证论治

一、第一掌骨基底部骨折

在常规麻醉下,先将拇指向远侧与桡侧牵引,以后将第一掌骨头向桡侧与背侧推扳,同时以拇指用力向掌侧与尺侧压顶骨折处以矫正向桡侧与背侧突起成角。手法整复后应用外展夹板固定(图5－75),4周解除外固定,进行功能锻炼。

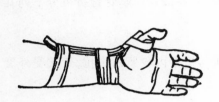

图5－75　第一掌骨基底部骨折固定法

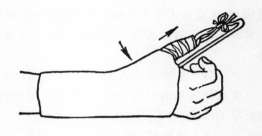

图5－76　第一掌骨基底骨折脱位的石膏固定与拇指牵引

二、第一掌骨基底部骨折脱位

整复手法和固定方法同掌骨基底部骨折。但因这种骨折脱位很不稳定,容易引起短缩与移位。若复位后不能稳定时,可采用细钢针经皮肤作闭合穿针内固定。亦可采用局部加压短臂石膏管形外固定的同时加用拇指牵引,在石膏上包一粗铁丝,于拇指的两侧粘一条2厘米×10厘米胶布作皮肤牵引,或作拇指末节指骨骨牵引(图5－76)3～4周。陈旧性骨折脱位宜行切开整复内固定,固定拇指于握拳位。

三、掌骨颈骨折

由于骨折片向背侧成角,常有错误地将掌指关节固定于过伸位者。因在过伸位时,侧副韧带松弛,掌骨头仍向掌侧屈转不能整复。只有在屈曲90°位,侧副韧带紧张,然后用食指压顶近节指骨头,使指骨基底部位于掌骨头之侧,将骨断片向背侧顶,同时用拇指将掌骨干向掌侧压才能准确整复(图5－77①～④)。

四、掌骨干骨折

横断骨折、短斜骨折整复后比较稳定者,宜采用手法整复、夹板固定。在牵引下先矫正向

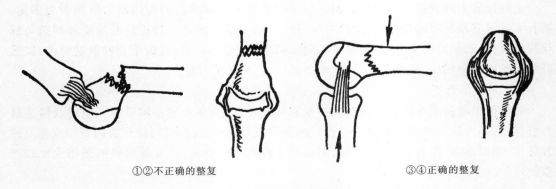

①②不正确的整复　　　　　③④正确的整复

图5－77　掌骨颈骨折的整复①～④

背侧突起成角,以后用食指与拇指在骨折的两旁自掌侧与背侧行分骨挤压,并放两个分骨垫以胶布固定(图 5 - 78①),如骨折片向掌侧成角则在掌侧放一小毡垫以胶布固定(图 5 - 78②),最后在掌侧与背侧各放一块夹板,厚 2~3 毫米,以胶布固定,外加绷带包扎(图 5 - 78③)。斜形、粉碎、短缩较多的不稳定骨折,宜加用指骨末节骨牵引。

5·2·16　指骨骨折

5·2·16·1　诊断要点　指骨骨折多由直接暴力所致,易引起开放性骨折。有横断、斜行、螺旋、粉碎或波及关节的骨折。骨折可发生于近节、中节或末节,而以近节骨干骨折最多见,指骨均在皮下,只要注意检查,不易漏诊。骨折时有明显肿胀、疼痛和骨擦音。

一、近节指骨骨折

骨折断端因骨间肌与蚓状肌牵拉而向掌侧突起成角(图 5 - 79)。

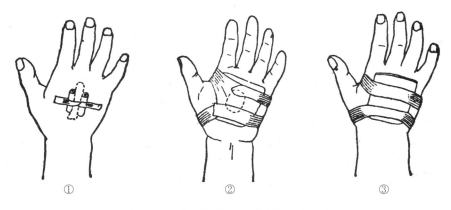

①　　　　　　　　　　　②　　　　　　　　　　　③

图 5 - 78　第三掌骨干短斜形骨折①~③

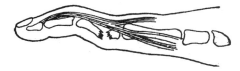

图 5 - 79　近节指骨骨折的移位

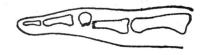

图 5 - 80　指骨颈骨折的移位

二、指骨颈骨折

骨折亦向掌侧突起成角,由于伸肌腱中央部的牵拉,远端可向背侧旋转达 90°,使远端的背侧与近端的断面相对而阻止骨片的整复(图 5 - 80)。

三、末节指骨基底背侧骨折

末节指骨基底背侧为指伸肌腱扩张的止点,多由于手指伸直时,指端受暴力弯曲引起撕脱性骨折。如在接球时,指端被球撞击所致。骨折后末节手指屈曲呈典型的锤状畸形,不能主动伸直,又称锤状指。

5·2·16·2　辨证论治

一、指骨干骨折

在神经阻滞麻醉下拔伸牵引,用拇指与食指自尺桡侧挤压矫正侧向移位,然后将远端逐渐掌屈,同时以另一手拇指将近端自掌侧向背侧顶住以矫正向掌侧突起成角。复位后根据成角情况放置小固定垫,用夹板局部固定患指,再令患指握一裹有 3～4 层纱布的小圆柱状固定物(小木棒或玻璃瓶),使手指屈向舟状骨结节,以胶布固定(图 5-81),外加绷带包扎。3 周后去除固定,用舒筋活血药熏洗,进行功能锻炼。

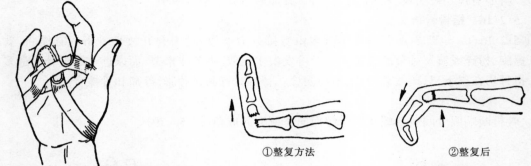

图 5-81　近节指骨骨折整复后的固定方法　　　　图 5-82　指骨颈骨折①②

二、指骨颈骨折

整复时应加大畸形,用反折手法:将骨折远端呈 90°向背侧牵引,然后迅速屈曲手指,屈曲时应将近端的掌侧顶向背侧(图 5-82①②)。固定方法与指骨干骨折相同。

三、末节指骨基底背侧撕脱骨折

整复和固定较容易,只要将近侧指间关节屈曲、远侧指间关节过伸,便可使指骨基底向被撕脱的骨片靠近,然后用塑料夹板或石膏固定(图 5-83①～③)。如系末节指骨粉碎骨折或指端骨折,其折块较小,又合并开放性骨折时,在清创缝合时,应将碎片切除,以免将来指端引起疼痛。

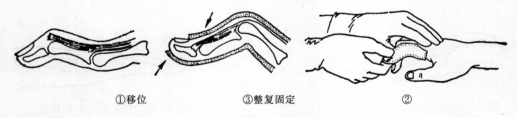

图 5-83　远节指骨基底背侧撕脱骨折①～③

5·3　下肢骨折

下肢的主要功能是负重和行走,需要良好的稳定性,两下肢要等长。因此,骨折的整复要求有良好的对位和对线。若成角畸形,将会影响肢体的承重力;若缩短在 2 厘米以上,就会出现明显跛行(图 5-84)。

下肢肌肉发达,整复后不易维持对位,如股骨干骨折及不稳定型的胫腓骨干骨折,常需配合持续牵引。固定时间应相应长些,防止因过早负重而发生畸形和再骨折。

5·3·1　股骨颈骨折

《医宗金鉴·正骨心法要旨》说:"环跳者,髋骨外向之凹,其形似臼,以纳髀骨之上端为杵者也。"这里说的"髀骨之上端为杵者",包括股骨头、股骨颈和大小转子。

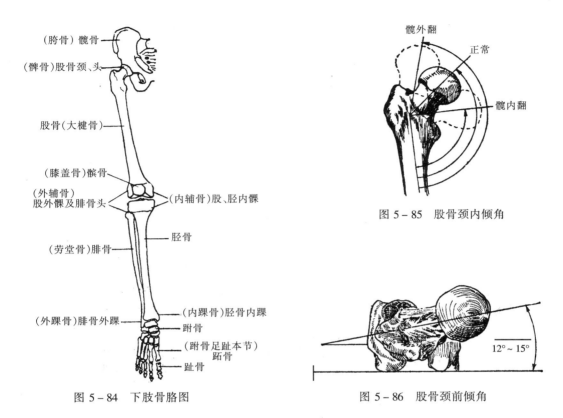

图 5 - 84　下肢骨胳图

图 5 - 85　股骨颈内倾角

图 5 - 86　股骨颈前倾角

　　股骨颈、头和髋臼构成髋关节。股骨头呈球形,朝向上、内、前方。关节囊起自髋臼边缘,前面止于转子间线,后面止于股骨颈中下 1/3 交界处。因此,股骨颈前面全部在关节囊内,后面仅有 2/3 在关节囊内。股骨颈和股骨干之间形成一个内倾角,或称颈干角。正常值在 110°～140°之间。颈干角随年龄的增加而减小,儿童平均为 151°,而成人男性为 132°,女性为 127°。颈干角大于正常值为髋外翻,小于正常值为髋内翻(图 5 - 85)。股骨颈的中轴线与股骨两髁中点间的连线形成一个角度,叫前倾角或扭转角,初生儿约为 20°～40°,随年龄增长逐渐减少,成年人约为 12°～15°(图 5 - 86)。在治疗股骨颈及转子间骨折时,必须注意保持这两个角度(尤其是颈干角),否则会遗留髋关节畸形,影响髋关节的功能。

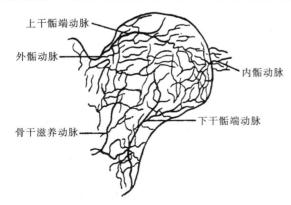
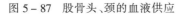

图 5 - 87　股骨头、颈的血液供应

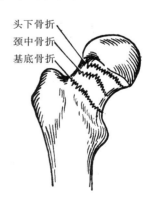

图 5 - 88　股骨颈骨折的部位

股骨头、颈部的血运主要来自三个途径(图 5 - 87):(1)关节囊的小动脉来源于旋股内动脉、旋股外动脉、臀下动脉和闭孔动脉的吻合部到关节囊附着部,分为骺外动脉、上干骺端动脉和下干骺端动脉进入股骨颈,供应股骨颈和大部分股骨头的血运。(2)股骨干滋养动脉仅达股骨颈基底部,小部分与关节囊的小动脉有吻合枝。(3)圆韧带的小动脉较细,仅能供应股骨头内下部分的血运,与关节囊小动脉之间有吻合枝。

5·3·1·1　病因病理　股骨颈骨折多见于老人,女略多于男。股骨颈部细小,处于疏松骨质和致密骨质交界处,负重量大,老年人因肝肾不足,筋骨衰弱,骨质疏松,有时仅受较轻微的旋转外力便可引起骨折。典型受伤姿势是平地滑倒,髋关节旋转内收,臀部先着地。青壮年、儿童多由车祸、高处坠下等强大暴力而致伤。股骨颈骨折按其部位之不同,可分为头下部、中央部和基底部骨折(图 5 - 88)。前两者骨折线在关节囊内,故又叫囊内骨折;后者因骨折线的后部在关节囊外,故又叫囊外骨折。而股骨头的血液供应主要依靠关节囊和圆韧带的血管,如损伤其中之一,可通过另一血管的吻合支代偿,维持股骨头的血运。如股骨颈的骨折线越高,越易破坏颈部的血液供应,因而骨折不愈合、股骨头缺血性坏死和创伤性关节炎的发生率就越高。按 X 线照片表现可分为外展型和内收型骨折两种(图 5 - 89①②)。外展型骨折多在头下部,移位少,或呈嵌插骨折,骨折线与股骨干纵轴的垂直线所成的倾斜角往往小于 30°,骨折局部剪力小、较稳定,血运破坏较少,故愈合率较高。内收型骨折的颈干角小于正常值,骨折线与股骨干纵轴的垂直线所成的倾斜角往往大于 50°,此类骨折很少嵌插,移位较多,骨折远端多内收上移,血运破坏较大,骨折愈合率低,股骨头缺血性坏死率较高(图 5 - 90①~③)。

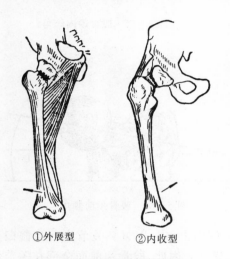

①外展型　　②内收型

图 5 - 89　股骨颈骨折的类型

股骨颈骨折在 X 线照片上虽有"外展"和"内收"之分,但骨折线形态均呈螺旋形,只是承受暴力的程度不同,骨折移位过程中不同阶段的表现,而在 X 线投影上出现不同的角度。在刚承受暴力(或较轻力量)而骨折时,断端会表现为嵌插型,骨折线接近水平位;当暴力持续下去,嵌插就变成分离,骨折线也变成接近垂直位。因此,外展嵌插型骨折若不给予有效的制动或固定,亦可转变为严重移位的内收型骨折。

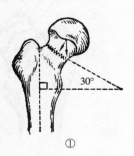
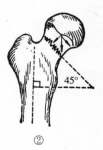
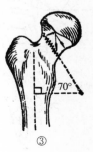

①　　　　　　　　　②　　　　　　　　　③

图 5 - 90　骨折线的倾斜角与剪式伤力的关系①~③

5·3·1·2 诊断要点 伤后有髋部疼痛,髋关节任何方向的被动或主动活动都能引起局部剧烈疼痛,有时疼痛沿大腿内侧向膝部放射。腹股沟中点附近有压痛和纵轴叩击痛。囊内骨折有关节囊包裹,局部血液供应较差,其外为厚层肌肉,故肿胀瘀斑不明显。囊外骨折则肿胀较明显,或伴有瘀斑。伤后即不能站立行走,髋关节功能丧失。但部分嵌插骨折仍可能站立或跛行,检查时应加以注意。有移位骨折,患肢呈外旋、缩短畸形,髋、膝关节轻度屈曲。囊内骨折受关节囊的束缚,外旋角度较小(约 45°~60°),囊外骨折则外旋角度较大(常达 90°),并可扪及股骨大转子上移。临床上要注意与髋关节脱位相鉴别。

老人伤后气血更加虚弱,常出现神色憔悴,面色苍白,倦怠懒言,胃纳呆减,舌质淡白,脉细弱等。津液亏损,中气不足,舟无水不行,可出现大便秘结。长期卧床还可出现褥疮、泌尿系感染、结石、坠积性肺炎等并发症。老年患者感染发热,有时体温不一定很高,而仅出现低热。

摄髋关节正侧位照片可明确骨折部位、类型和移位情况,对决定治疗及估计预后均有帮助。若受伤后,临床症状可疑,初次 X 线照片虽未发现明显骨折线,仍应摄健侧照片对比,或两周后再照片检查。

根据受伤史、临床表现和 X 线检查可作出诊断。

5·3·1·3 辨证论治 应按骨折的时间、类型、患者的全身情况等决定治疗方案。新鲜无移位或嵌插骨折不须复位,但患肢应制动;移位骨折应尽早给予复位和固定;陈旧骨折可采用三翼钉内固定或改变负重力线的截骨术,以促进骨折愈合或改善功能;儿童股骨颈骨折复位后采用钢针或螺纹钉内固定。

一、整复方法

(一)手牵足蹬法 《伤科汇纂》说:"令患人仰卧于地,医人对卧于患人之足后,两手将患脚拿住,以右足伸荦患人胯下臀上,两手将脚拽来,用足荦去,身子往后卧倒,手足身子并齐用力,则入窠臼矣。"此法适合于有移位的股骨颈骨折和髋关节脱位。

(二)屈髋屈膝法 患者仰卧,助手固定骨盆,术者握其腘窝,并使膝、髋均屈曲 90°、向上牵引,纠正缩短畸形,然后伸髋内旋外展以纠正成角畸形,并使折面紧密接触。复位后可作手掌试验,如患肢外旋畸形消失,表示已复位(图 5-91①~④)。

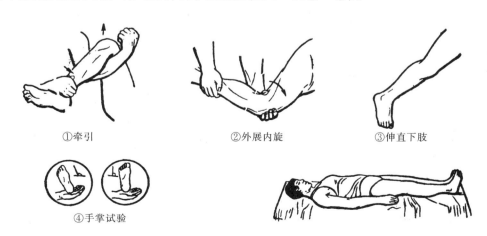

①牵引   ②外展内旋   ③伸直下肢

④手掌试验

图 5-91 股骨颈骨折复位法手掌试验①~④

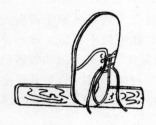

图 5 - 92　丁字鞋

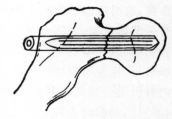

图 5 - 93　股骨颈骨折三翼钉内固定

为了减少软组织损伤,保护股骨头的血运,近年来已较多采用骨牵引逐渐整复法,若经骨牵引后仍未完全复位,还可配合轻柔的手法整复剩余的轻度移位。

二、固定方法

无移位或嵌插骨折可用丁字鞋(图 5 - 92)或轻重量皮肤牵引制动 6~8 周。移位骨折则可选用持续牵引维持固定或三翼钉内固定(图 5 - 93),并保持患肢于外展中立(或稍内旋)位。持续牵引需较长的卧床时间,内固定可早期离床活动,提高了骨折愈合率,从而减少因长期卧床而发生的并发症。

三、练功活动

卧床期间应加强全身锻炼,鼓励患者每天做气功或深呼吸,主动按胸咳嗽排痰,给臀部垫气圈或泡沫海绵垫,预防发生长期卧床并发症;同时应积极进行患肢股四头肌舒缩活动、踝关节和足趾屈伸功能锻炼,以防止肌肉萎缩、关节僵直的发生。无移位骨折三个月后可扶拐步行锻炼,一般不宜负重太早,应根据 X 线照片显示骨折愈合情况,考虑患肢逐步负重锻炼。

四、药物治疗

无移位骨折或嵌插骨折若初期瘀肿不甚,可按骨折三期辨证施治。提前使用补肝肾、壮筋骨药物。老年患者出现并发症要细心观察,不能麻痹大意。用药时应按病情的标本轻重缓急,分析矛盾的主次;强调整体观念。对老年患者把保存生命放在首位。

5·3·2　股骨转子间骨折

转子间骨折又叫股骨粗隆间骨折。患者多为老年人,男多于女,青壮年发病者较少。股骨转子部位血液供应丰富,很少发生骨折不愈合或股骨头缺血性坏死,其预后远较股骨颈骨折为佳。

5·3·2·1　病因病理　受伤原因及机制与股骨颈骨折相同。因转子部骨质松脆,故多为

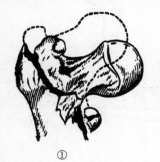

①

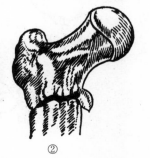

②

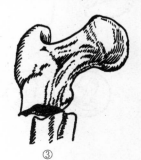

③

图 5 - 94　股骨转子间骨折的类型

粉碎型骨折。根据骨折线的方向和位置,临床上可分为三型:顺转子间型、反转子间型、转子下型(图 5 – 94① ~ ③)。

一、顺转子间型骨折

骨折线自大转子顶点开始,斜向内下方行走,达小转子部。依据暴力的情况不同,小转子或保持完整,或成为游离骨片。但股骨上端内侧的骨支柱保持完整,骨的支撑作用还比较好,髋内翻不严重,移位较少。由于骨折线在关节囊和髂股韧带附着点的远侧,因而骨折远段处于外旋位。粉碎型则小转子变为游离骨块,大粗隆及其内侧骨支柱亦破碎,髋内翻严重,远端明显上移、外旋。

二、反转子间骨折

骨折线自大转子下方斜向内上行走,达小转子的上方。骨折线的走向与转子间线或转子间嵴大致垂直。骨折近端因外展肌与外旋肌的收缩而外展、外旋,远端因内收肌与髂腰肌的牵拉而向内、向上移位。

三、转子下骨折

骨折线经过大小转子的下方。

顺转子间粉碎型、反转子间骨折和转子下骨折均属不稳定骨折。

5·3·2·2　诊断要点　伤后局部疼痛、肿胀明显。患者不能站立或行走,患肢明显缩短内收、外旋畸形。股骨转子间骨折和股骨颈骨折的受伤姿势、临床表现、全身并发症大致相仿。但股骨转子部血运丰富,肿胀明显,有广泛的瘀斑,压痛点多在大转子处,预后良好;而股骨颈骨折瘀肿较轻,压痛点在腹股沟中点,囊内骨折愈合较难。X 线照片可明确骨折类型和移位情况。

5·3·2·3　辨证论治　无移位骨折可采用丁字鞋制动或悬重 3 ~ 5 公斤持续牵引 6 ~ 7周。有移位骨折着重纠正患肢缩短和髋内翻,应采用手法整复(与股骨颈骨折同)。整复后,采用持续牵引、悬重 6 ~ 8 公斤,固定患肢于外展中立位 8 周(稳定型骨折)至 10 周(不稳定型骨折)。固定期间,应注意不盘腿,不侧卧,经常做患肢肌肉运动和全身锻炼。解除牵引后,可扶双拐作不负重步行锻炼,尤其是不稳定骨折,应通过临床、X 线照片证实骨折愈合后才可逐步负重。药物治疗与股骨颈骨折相仿,但早期尤应注意采用活血祛瘀、消肿止痛之品。老人体衰,气血虚弱,不宜重用桃仁、红花,应用三七、丹参等,祛瘀而不伤新血。

5·3·3　股骨干骨折

《左传》已有"卫候折股"的记载。《医宗金鉴·正骨心法要旨》说:"大楗骨,一名髀骨,上端如杵,入于髀枢之臼,下端如锤,接于骱骨,统名曰股,乃下身两大支之通称也,俗名大腿骨"。股骨是人体中最长的管状骨,股骨干是指转子下至股骨髁上的部分,由厚而坚固的圆柱形的皮质骨所构成,表面光滑,后方有一粗线,为肌肉附着处。骨干有轻度向前突出的弧度,有利于股四头肌发挥其伸膝作用。骨髓腔略呈圆形,上、中 1/3 的内径大体均匀一致,下 1/3 的内径较膨大。

5·3·3·1　病因病理　股骨干骨折多见于青壮年、儿童,多由高处坠下、车祸或受重物打击、挤压等强大直接暴力或间接暴力而引起。男多于女。直接暴力引起者多为横断或粉碎骨折,间接暴力引起的多为斜形或螺旋骨折,均属不稳定性骨折,骨折断端若移位明显,软组织损伤也比较严重,尤其是直接暴力打击、绞伤或挤压伤所致者更甚。儿童则可能为不完全骨折或青枝骨折,均类属稳定性骨折。成人一侧股骨干骨折后,即使是闭合性损伤,内出血亦可多达 500～1,500 毫升,加之疼痛剧烈,早期可能出现休克,若同时有多处骨折者更应注意。大腿挤压伤又可引起挤压综合征。

骨折断端因受肌群收缩以及下肢本身重力等影响,往往呈现典型的移位。股骨干上 1/3 骨折时,骨折近段因受髂腰肌、臀中肌、臀小肌及其他外旋肌的牵拉而产生屈曲、外展、外旋移位,骨折远段由于内收肌群作用则向后、向上、向内移位;中 1/3 骨折时两端除有重叠外,移位无一定规律,多数骨折近端呈外展屈曲倾向,远端因内收肌的作用,其下端向内上方移位,故骨折断端多向前外突起成角;下 1/3 骨折时,因膝后方关节囊及腓肠肌的牵拉,骨折远端往往向后移位,严重者骨折端有损伤腘动、静脉及坐骨神经的危险(图 5-95①～③)。

5·3·3·2　诊断要点　伤后局部肿胀、疼痛、压痛、功能丧失,出现缩短、成角和旋转畸形,可扪及骨擦音、异常活动,一般诊断并不困难。由于剧痛和出血早期可合并外伤性休克。严重挤压伤、粉碎骨折或多发骨折,还可并发脂肪栓塞。严重移位的股骨下 1/3 骨折,在腘窝部有巨大的血肿,小腿感觉和运动障碍,足背、胫后动脉搏动减弱或消失,末梢血循环障碍,应考虑为血管、神经受压损伤。X 线正侧位照片可以显示骨折的类型及移位的方向。

根据受伤史、临床表现和 X 线检查可作出诊断。

5·3·3·3　辨证论治　因下肢重而长,杠杆作用大,如果不适当的搬动和扭动能引起极其严重的血管、神经或其他软组织损伤。因此,股骨干骨折的急救处理很重要,现场严禁脱鞋、脱裤或作不必要的检查,应用最简单而有效的方法固定,急速送往医院。

唐·蔺道人已认识到股骨干骨折移位倾向力大,提出用复位和夹板固定治疗时,要用穿线绳作扎带,以增强外固定力。目前常用的方法是:(1)手法复位、夹板固定配合持续牵引;(2)持续牵引复位加夹板固定;(3)切开复位和内固定。

一、整复方法

《陈氏秘传》云:"令患者仰卧,绑其胸胁于凳脑上。如左足伤者,直伸左足,竖屈右足。医者侧立其右手凳沿边,系其左足之胫骨,着力挽带拔伸患骨,复又揣扪患骨归原接定,双手按住勿动,令伸其足,试其齐否,然后贴膏药,外加夹缚。按《疡医选粹》用苎麻夹缚,两边用袜袋盛米挨定患处外,又用砖块挨定"。参照此法,整复手法如下:患者取仰卧位,一助手固定骨盆,另一助手用双手握小腿上段,顺势拔伸,并徐徐将患肢屈髋 90°,屈膝 90°,沿股骨纵轴

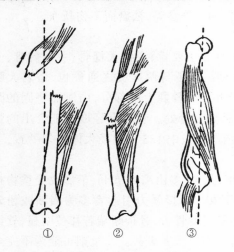

图 5-95　股骨干骨折移位①～③

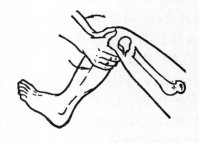

图 5-96　股骨干下 1/3 骨折复位法

方向用力牵引,矫正重叠移位后,再按骨折不同部位分别采用下列手法:

(一)上 1/3 骨折 将患肢外展,并略加外旋,然后由助手握近端向后挤按,术者握住远端由后向前端提。

(二)中 1/3 骨折 将患肢外展,同时以手自断端的外侧向内挤压,然后以双手在断端前后、内外夹挤。

(三)下 1/3 骨折 在维持牵引下,膝关节徐徐屈曲,并以紧挤在腘窝内的两手作支点将骨折远端向近端推迫(图 5 – 96)。

若股骨干骨折重叠移位较多,手法牵引未能完全矫正时,可用反折手法矫正。若斜行、螺旋骨折背向移位,可用回旋手法矫正,往往断端的软组织嵌顿亦随之解脱。若有侧方移位,可用两手掌指合抱或两前臂相对挤压,施行端提捺正。

二、固定方法

儿童的稳定骨折用夹板固定 3 周即可,对不稳定骨折须夹板固定配合持续牵引。

(一)夹板固定 复位后根据上、中、下 1/3 不同部位放置压垫,上 1/3 骨折放在近端的前方和外侧,中 1/3 骨折放在断端的外侧和前方,下 1/3 骨折放在近端的前方(图 5 – 97①②),再放置夹板,内侧板由腹股沟至股骨内髁,外侧板由股骨大转子至股骨外髁,前侧板由腹股沟至髌骨上缘,后侧板由臀横纹至腘窝上缘,然后用布带捆扎。

(二)持续牵引 夹板固定后,还应按不同年龄采用不同的牵引方式。皮肤牵引适用于儿童和年老、体弱的成年人;骨骼牵引适用于下肢肌肉比较发达的青壮年或较大的儿童。儿童牵引重量约 1/6 体重,时间约 3 周,成人牵引重量约为 1/7 体重,时间约 8～10 周。第一周床边 X 线照片复查骨位良好,即可将牵引重量逐渐减轻至维持重量(一般成人用 5 公斤,儿童用 3 公斤)。若复位不良,应调整牵引的重量和方向,检查牵引装置,保持牵引效能,但要防止过度牵引。

1.垂直悬吊皮肤牵引 适用于三岁以下的幼儿。此法把患肢和健肢同时垂直向上悬吊,可避免幼儿不合作引起的断端旋转,治疗和护理都比较方便,患儿很快能适应,牵引期间臀部要离床,并要注意双下肢血循环情况(图 5 – 98)。

2.水平位持续牵引 较大儿童和成年患者持续牵引时的肢体位置和牵引部位可根据骨折部位和类型而定。股骨髁上牵引,适用于中 1/3 骨折及远侧骨折端向后移位的下 1/3

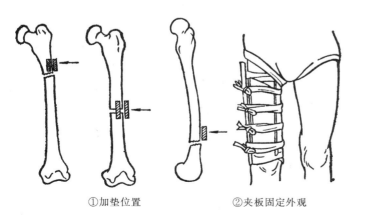

①加垫位置　　　②夹板固定外观

图 5 – 97 加垫法①②

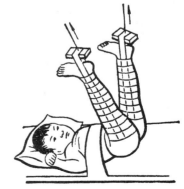

图 5 – 98 垂直悬吊皮肤牵引法

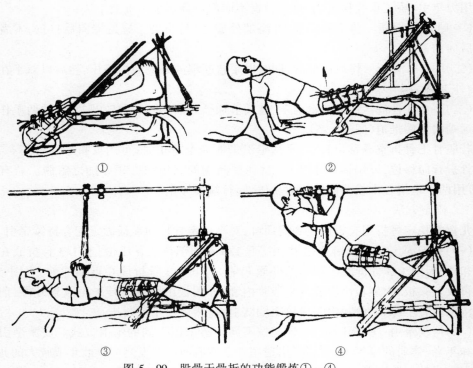

图 5－99　股骨干骨折的功能锻炼①～④

骨折。股骨髁间牵引,适用于骨折位置很低且远端向后移位的 1/3 骨折。胫骨结节牵引,适用于上 1/3 骨折及骨折远端向前移位的下 1/3 骨折。上 1/3 骨折应置于屈髋外展位,中 1/3 骨折置于外展中立位,下 1/3 骨折远端向后移位时应置于屈髋屈膝中立位。

三、练功活动

较大儿童、成人患者的练功活动应从复位后第 2 天起,开始练习股四头肌舒缩及踝关节、跖趾关节屈伸活动(图 5－99①)。如小腿及足出现肿胀可适当配合按摩。从第 3 周开始,直坐床上,用健足蹬床,以两手扶床练习抬臀,使身体离开床面,以达到使髋、膝关节开始活动的目的(图 5－99②)。从第 5 周开始,两手提吊杆,健足踩在床上支撑,收腹、抬臀、臀部完全离床,使身体、大腿与小腿成一平线,以加大髋、膝关节活动范围(图 5－99③)。经照片或透视,骨折端无变位,可从第 7 周开始扶床架练习站立(图 5－99④)。解除牵引后,对上 1/3 骨折加用外展夹板,以防止内收成角,在床上活动 1 周即可扶双拐下地作患肢不负重的步行锻炼。当骨折端有连续性骨痂时,患肢可循序渐进地增加负重。经观察证实骨折端稳定,可改用单拐。1～2 周后才弃拐行走。这时再拍 X 线照片检查,若骨折没有重新变化,且愈合较好,方可解除夹板固定。

四、药物治疗

初期可服肢伤一方或新伤续断汤;中期服肢伤二方或接骨丹;后期可服肢伤三方或健步虎潜丸。

股骨干畸形愈合成角大于 10°～15°,旋转大于 30°、重叠在 2～3 厘米以上者,若骨折在 3 个月以内,愈合未坚固,患者体质较好,可在充分麻醉下,重新折骨复位后给予外固定;如骨折已经超过 3 个月,愈合坚强,手法折骨困难者,可切开复位,然后给予持续牵引或内固定。对迟缓愈合者,应加强外固定,延长固定时间,可在骨折局部按摩、卡挤和纵向压力刺激,同时内服中药应加强补肝肾、壮筋骨,以促进骨折愈合。骨折不愈合者应施行手术内固定和植骨术。若缩短较多,周围软组织亦已挛缩,采用手术凿开骨痂后,采用持续牵引缓慢复位为宜,若采用一次快速复位,可引起神经、血管损伤。

5·3·4 股骨髁上骨折

发生于股骨自腓肠肌起始点上 2～4 厘米范围内的骨折称股骨髁上骨折。多发生于青壮年患者。

5·3·4·1 病因病理 多由高处跌下,足部或膝部着地,间接暴力所引起,也可因直接打击所造成。此外,若膝关节强直、废用性骨质疏松,更容易因外力而发生髁上骨折。

股骨髁上骨折可分为屈曲型、伸直型,一般以屈曲型多见。屈曲型骨折线多由后上斜向前下方,呈斜形骨折或横断骨折,远段因受腓肠肌的牵拉和关节囊的紧缩,而向后移位,容易压迫或损伤腘动、静脉和神经;伸直型骨折线从前上斜向后下,远段向前移位。

5·3·4·2 诊断要点 临床表现与股骨干下 1/3 骨折类似,检查时应注意防止膝关节过伸而造成血管神经损伤。若局部出现较大血肿,且胫后动脉、足背动脉脉搏减弱或消失时,应考虑为腘动脉损伤。膝关节正侧位 X 线照片,可确定骨折类型和移位情况。

5·3·4·3 辨证论治 对青枝骨折或无移位的骨折,应将膝关节内的积血抽吸干净,然后用夹板固定,前侧板下端至髌骨上缘,后侧板的下端至腘窝中部,两侧板以带轴活动夹板超膝关节固定,小腿部的固定方法与小腿骨折相同,膝上以四根布带固定,膝下亦以四根布带固定。有移位的屈曲型骨折(图 5－100①、②)可采用股骨髁部冰钳或细钢针牵引;伸直型骨折(图 5－100③、④)则采用胫骨结节牵引。骨牵引后只要稍为配合手法即可复位,整复时要注意保护腘窝神经血管,用力不宜过猛;复位困难者,可加大牵引重量后再整复。骨折对位后局部用夹板固定,两侧板的下端呈叉状,骑在冰钳或细钢针上。若用上述方法仍不能复位或合并腘动、静脉损伤和压迫者,考虑手术探查、切开整复内固定。练功方法与股骨骨干骨折基本相同,但因骨折靠近关节,易发生膝关节功能受限,所以应尽早进行股四头肌舒缩活动和关节屈伸功能锻炼。5～7 周后解除牵引,改用超膝关节夹板固定直至骨折愈合。药物治疗按骨折三期辨证施治,解除夹板固定后应用中药熏洗并结合按摩。

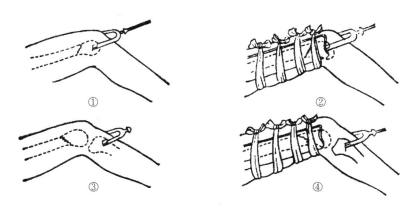

图 5－100 股骨髁上骨折及牵引法①～④

5·3·5 股骨髁间骨折

股骨髁间骨折的病因病理、诊断要点同髁上骨折相类似,多因自高处坠下,足部触地,先发生股骨髁上骨折,如暴力继续传达,骨折近端嵌插于股骨髁之间,将股骨髁劈开分内外两块,成为"T"或"Y"型骨折(图 5 – 101),故多严重移位。髁间骨折为关节内骨折,关节腔常有大量积血。

治疗股骨髁间骨折,应达到良好的对位,关节面光滑完整,才能有效地恢复关节的功能和防止发生创伤性关节炎。

整复前应先抽净关节内积血。对内外二髁分离者,可采用股骨髁冰钳牵引;无明显移位者,用胫骨结节牵引。在牵引下用两手掌压迫股骨内外二髁,使骨折块复位,然后施行超关节夹板固定(固定方法见股骨髁上骨折)。在牵引期间应舒缩股四头肌,6~8 周后解除牵引,继续用超关节夹板固定,指导患者练习不负重步行锻炼和关节屈伸活动。骨折愈合坚强后,再负重行走。骨折块有明显移位,手法整复不能达到满意的复位者,应施行切开复位内固定手术。

5·3·6 髌骨骨折

早在春秋时期,医家对髌骨的解剖和生理作用已有认识。明清以后对髌骨骨折的认识则较深入。《医宗金鉴·正骨心法要旨》曰:"膝盖骨即连骸,亦名髌骨,形圆而扁,复于楗骭上下两骨之端,内面有筋联属"。髌骨系人体中最大的种子骨,呈三角形,底边在上而尖端在下,后面是软骨关节面。股四头肌腱连接髌骨上部,并跨过其前面,移行为髌下韧带止于胫骨结节。髌骨有保护膝关节,增强股四头肌力量的作用。髌骨骨折多见于成年人和老年人,儿童极为少见。

5·3·6·1 病因病理 髌骨骨折可由直接暴力或间接暴力所造成,以后者多见。直接暴力所致者,是由于髌骨直接碰撞地面而引起,多呈粉碎骨折,髌骨两侧的股四头肌筋膜以及关节囊一般尚完整,对伸膝功能影响较少。间接暴力所致者,大多是在膝关节半屈曲位跌倒时,为了避免倒地,股四头肌强力收缩,髌骨与股骨滑车顶点密切接触成为支点,髌骨受到强力牵拉而骨折,多呈横断骨折,髌骨两旁的股四头肌筋膜和关节囊的破裂,使两骨块分离移位,伸膝装置受到破坏(图 5 – 102),如不正确治疗,可影响伸膝功能。

5·3·6·2 诊断要点 伤后局部肿胀、疼痛、膝关节不能自主伸直,常有皮下瘀斑以及膝部皮肤擦伤,骨折有分离移位时,可以摸到凹下呈沟状的骨折断端,可有骨擦音或异常活动,膝关节 X 线侧、轴位照片可以明确骨折的类型和移位情况。根据受伤史、临床表现和 X 线检查可作出诊断。

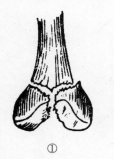
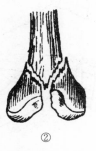

图 5 – 101　股骨髁间骨折类型①②

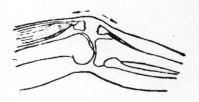

图 5 – 102　髌骨骨折分离移位情况

5·3·6·3　辨证论治　治疗髌骨骨折时,要求恢复伸膝装置的功能,并保持关节面的完整光滑,防止创伤性关节炎的发生。《普济方·折伤门》把髌骨损伤按无移位和有移位两种类型,采用不同处理方法。该书指出:"其膝盖骨跌剉开者,可用竹箍箍定,敷药夹定,要四截缚之。膝盖不开也,按直,用贴药夹一月。"《医宗金鉴·正骨心法要旨》曰:"抱膝者,有四足之竹圈也。以竹片作圈,较膝盖稍大些须,再用竹片四根,以麻线紧缚圈上,作四足之形,将白布条通缠于竹圈及四足之上,用于膝盖,虽拘制而不致痛苦矣。"根据前辈医家的经验,按骨折不同类型可以采用几种方法治疗:

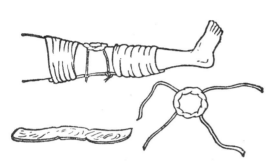

图 5-103　抱膝环固定法

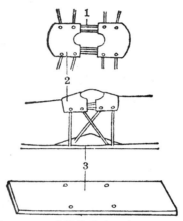

图 5-104　弹性抱膝兜固定法

一、无移位的髌骨骨折

其关节面仍保持光滑完整,筋膜扩张部及关节囊亦无损伤者,在患肢后侧(由臀皱纹至足跟部)用单夹板固定膝关节于伸直位;有轻度分离移位的骨折,可在局麻下,先将膝关节内的积血吸干净,患肢置于伸直位,术者用两手拇、食、中指捏住断端对推,使之相互接近,然后用一手的拇、食指按住上下两断端,以另一手,触摸髌骨,以确定是否完整、如完整者可用抱膝环固定(图 5-103)或弹性抱膝兜固定(图 5-104),后侧长夹板将膝关节固定在伸直位四周,外敷活血祛瘀、消肿止痛药物。

二、两折端分离 2 厘米以上的骨折

可分别在两骨折片水平方向闭合钻入细骨圆针,针的两端均露在皮肤外,手法复位后,把两支细骨圆针互相靠紧,捆扎橡皮筋予以固定,至临床愈合后拔针,也可采用切开复位与钢丝内固定。

三、粉碎骨折

难以整复及内固定的上下极粉碎骨折可作髌骨部分切除术(部分骨块无法保留者可作髌骨全切除术),术后固定膝关节于伸直位 4～5 周。

凡髌骨骨折固定期间,应逐步加强股四头肌舒缩活动,并每天每小时操练 4～5 分钟。解除固定后,进行膝关节屈伸锻炼,中药熏洗。

髌骨骨折早期瘀肿非常明显,应重用活血祛瘀消肿的药物。中期应采用接骨续筋,通利关节的药物。后期(尤其是年老肾气虚弱者),应着重服用补肝肾壮筋骨的药物。

5·3·7　胫骨髁骨折

胫骨上端的扩大部分为内髁和外髁,其平坦的关节面称胫骨平台,故胫骨髁骨折又称胫骨平台骨折。

5·3·7·1 病因病理 多由间接暴力所致。受伤姿势是高处坠下,足先着地、膝关节过度内翻或外翻引起。青壮年多见。若两髁受力不相等时,则受力较大的一髁发生骨折;若内外两髁所受压力相等时,则两髁同时发生骨折。膝关节过度外翻可造成胫骨外髁压缩塌陷骨折,有时甚至合并内侧副韧带和半月板损伤;内翻时可造成胫骨内髁骨折或合并外侧副韧带损伤,骨折后多有不同程度的关节面破坏(图 5 – 105①～③)。

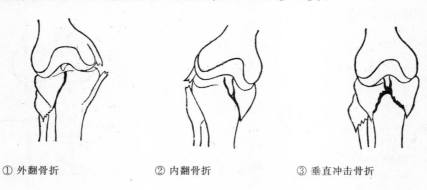

① 外翻骨折   ② 内翻骨折   ③ 垂直冲击骨折

图 5 – 105 胫骨髁骨折的类型①～③

5·3·7·2 诊断要点 伤后膝部明显瘀肿、疼痛、功能障碍,可有膝外、内翻畸形。若侧副韧带断裂,则侧向试验阳性。若交叉韧带亦断裂时,则抽屉试验阳性。膝关节 X 线正侧位照片可显示骨折类型和移位情况,疑有侧副韧带损伤者,还应在被动外(内)翻位拍摄双侧膝关节正位 X 线照片,与健侧对比关节间隙的距离。

5·3·7·3 辨证论治 无移位骨折可固定膝关节于伸直位置约 4～5 周;有移位骨折,应施行手法整复或持续牵引,力求恢复胫骨关节面的完整和下肢正常的生理轴线,以防止损伤性关节炎的发生。整复后用内、外、后侧三块夹板固定。若移位严重,且关节面有压缩者,可考虑切开整复和内固定。合并韧带断裂者,早期作韧带修补术或晚期作重建术,以稳定膝关节。无论采用何种方法治疗均须早期积极作肌四头肌和膝关节主动活动锻炼,后期可配合按摩和熏洗。

5·3·8 胫腓骨干骨折

早在《论语》已有"壮士斩其骱"的记载,《仙授理伤续断秘方》记载了胫腓骨干骨折。《医说》报告了一例胫骨多段骨折切开复位治疗。《证治准绳》对本病采用手法整复和夹板固定治疗。《医宗金鉴·正骨心法要旨》说:"骱骨,即膝下踝上之小腿骨,俗名臁胫骨也。其骨二根,在前者名成骨,又名骭骨,其形粗;在后者名辅骨,其形细,又俗名劳堂骨。"胫骨干中上段横截面呈三角形,由前、内、外三嵴将胫骨干分成内、外、后三面,胫骨嵴前突并向外弯曲,形成胫骨的生理弧度,其上端为胫骨结节。胫骨干下 1/3 处,横截面变成四方形。该中下 1/3 交界处比较细弱、为骨折的好发部位。

胫腓骨干骨折很常见,各种年龄均可发病,尤以 10 岁以下儿童或青壮年为多,儿童为青枝骨折或无移位骨折。《伤科汇纂》曰:"其断各有不同,或截断,或斜断,或碎断,或单断,或二根俱断。"儿童的骨折以胫骨干骨折最多,胫腓骨干双骨折次之,腓骨干骨折少见。成人的骨折以胫腓骨干双骨折为大多数。

5·3·8·1　病因病理　直接暴力或间接暴力均可造成胫腓骨干骨折。从高处坠下，足部先着地，小腿旋转，或受重物直接打击、挤压引起。

一、直接暴力

暴力多由外侧或前外侧来，而骨折多是横断、短斜面，亦可造成粉碎骨折。胫腓骨两骨折线都在同一水平，软组织损伤较严重（图 5－106①）。

二、间接暴力

由传达暴力或扭转暴力所致，多为斜形或螺旋骨折。双骨折时，腓骨的骨折线较胫骨为高。软组织损伤较轻（图 5－106②）。

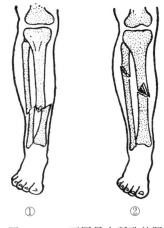

图 5－106　不同暴力所致的胫腓骨干骨折①②

影响骨折移位的因素，主要是暴力的方向、肌肉的收缩、小腿和足部的重力造成的，可以出现重叠、成角或旋转畸形。股四头肌和腘绳肌分别附着在胫骨上端的前侧和内侧，此两肌能使骨节近段向前、向内移位。小腿的肌肉主要在胫骨的后面和外面，由于肢体内动力的不平衡，故肿胀消退后，易引起断端移位。正常人的踝关节与膝关节是在两个相互平行的轴上运动，若发生成角和旋转移位，必然破坏二轴心的平行关系，既影响步行和负重功能，并可导致创伤性关节炎的发生。胫骨的前缘与前内侧面表浅，仅有皮肤遮盖，骨折时容易刺破皮肤形成开放性骨折。腘动脉在进入比目鱼肌的腱弓后，分为胫前、后动脉，此二动脉都贴近胫骨下行，胫骨上端骨折移位时，有可能损伤血管。此外，胫骨骨折可造成小腿筋膜间隔区内肿胀，压迫血管，可引起缺血性挛缩。胫骨的营养血管由胫骨干上 1/3 的后方进入，在致密骨内下行一定距离，而后进入于髓腔，胫骨下 1/3 又缺乏肌肉附着，故胫骨干中、下段发生骨折后，往往因局部血液供应不良，而发生迟缓愈合或不愈合。

5·3·8·2　诊断要点　伤后患肢肿胀、疼痛和功能丧失，可有骨擦音和异常活动。有移位骨折者，可有肢体缩短、成角及足外旋畸形。损伤严重者，在小腿前、外、后侧间隔区单独或同时出现极度肿胀，扪之硬实，肌肉紧张而无力，有压痛和被动牵拉痛，胫后或腓总神经分布的皮肤感觉丧失，即属筋膜间隔区综合征的表现。严重挤压伤、开放性骨折，应注意早期创伤性休克的可能。《医宗金鉴·正骨心法要旨》曰："若被跌打损伤，其骨尖斜突外出，肉破血流不止，疼痛呻吟声细，饮食少进，若其人更气血素弱，必致危亡。"胫骨上 1/3 骨折者，检查时应注意腘动脉的损伤。腓骨上端骨折时要注意腓总神经的损伤。小儿青枝骨折或裂缝骨折，临床症状可能很轻，但患孩拒绝站立或行走，局部有轻微肿胀及压痛。正侧位 X 线照片可以明确骨折类型、部位及移位方向。因胫骨和腓骨骨折处可以不在同一平面（尤其是间接暴力引起的骨折），故 X 线照片应包括胫腓骨全长。

根据受伤史，临床表现和 X 线检查可作出诊断。

5·3·8·3　辨证论治　胫腓骨骨折的治疗原则主要是恢复小腿的长度和负重功能。因此，应重点处理胫骨骨折。对骨折端的成角和旋转移位，应予纠正。无移位骨折只需用夹板固定，直至骨折愈合；有移位的稳定性骨折（如横断骨折），可用手法整复，夹板固定；不稳定性骨折（如粉碎骨折、斜形骨折），可用手法整复，夹板固定，配合跟骨牵引。

开放性骨折应彻底清创，尽快闭合伤口，将开放性骨折变为闭合性骨折。合并筋膜间隔区综合征者应切开深筋膜,彻底减压。创口缝合困难时,可在两侧作减张切口。陈旧性骨折畸形愈合者,可用手法折骨、夹板固定或配合牵引;对畸形愈合牢固,或骨折不愈合者,应切开复位加植骨术。

一、整复方法

患者平卧,膝关节屈曲 20°~30°,一助手用肘关节套住患者腘窝部,另一助手握住足部、沿胫骨长轴作拔伸牵引 3~5 分钟,矫正重叠及成角畸形。若近端向前内移位,则术者两手环抱小腿远端并向前端提,一助手将近端向后按压,使之对位。如仍有左右侧移位,可同时推近端向外,推远端向内,一般即可复位。螺旋、斜形骨折时,远端易向外侧移位,术者可用拇指置于胫腓骨间隙,将远端向内侧推挤;其余四指置于近段的内侧,向外用力提拉,并嘱助手将远端稍稍内旋,可使完全对位(图 5-107①②)。然后,在维持牵引下,术者两手握住骨折处,嘱助手徐徐摇摆骨折远段,使骨折端紧密相插。最后以拇指和食指沿胫骨前嵴及内侧面来回触摸骨折部,检查对线对位情况。

二、固定方法

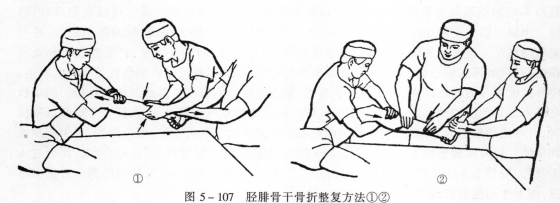

图 5-107　胫腓骨干骨折整复方法①②

根据骨折断端复位前移位的方向及其倾向性而放置适当的压力垫。上 1/3 部骨折时,膝关节置于屈曲 40°~80°位,夹板下达内、外踝上 4cm,内外侧板上超过膝关节 10cm,胫骨前嵴两侧放置两块前侧板,外前侧板正压在分骨垫上。两块前侧板上端平胫骨内、外两髁,后侧板的上端超过腘窝部,在股骨下端作超膝关节固定(图 5-108①)。中 1/3 部骨折时,外侧板下平外踝,上达胫骨外髁上缘;内侧板下平内踝,上达胫骨内髁上缘;后侧板下端抵于跟骨结节上缘,上达腘窝下 2cm,以不妨碍膝关节屈曲 90°为宜;两前侧板下达踝上,上平胫骨结节(图 5-108②)。下 1/3 部骨折时,内、外侧板上达胫骨内、外髁平面,下平齐足底;后侧板上达腘窝下 2cm,下抵跟骨结节上缘;两前侧板与中 1/3 骨折同(图 5-108③)。将夹板按部位放好后,横扎 3~4 道布带。下 1/3 骨折的内外侧板在足跟下方作超踝关节结扎固定;上 1/3 骨折内、外侧板在股骨下端作超膝关节结扎固定,腓骨小头处应以棉垫保护,避免夹板压迫腓总神经而引起损伤。需要配合跟骨牵引加以妥善处理,穿钢针时,跟骨外侧要比内侧高 1cm(相当于 15°斜角),牵引时足跟便轻度内翻,恢复了小腿生理弧度,骨折对位更稳定。牵引重量一般为 3~5 公斤,牵引后 48 小时内拍摄 X 线照片检查骨折对位情况。如果患肢严重肿胀或大量水泡,则不宜采用夹板固定,以免造成压疮、感染,暂时单用跟骨牵引,待消肿后再上夹板固定。运用夹板固定时,要注意松紧度适当,既要防止消肿后外

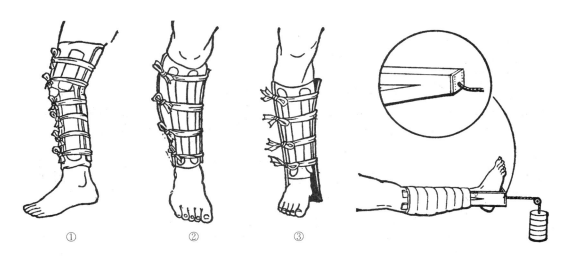

①　　　　　　②　　　　　　③

图5-108　胫腓骨干骨折的夹板固定①～③　　　　　图5-108　跟骨引牵④

固定松动而致骨折重新移位,又要防止夹缚过紧而防碍患肢血运或造成压疮。并注意抬高患肢,下肢在中立位置,膝关节屈曲20°～30°,每天注意调整布带的松紧度,检查夹板、压力垫有无移位,加垫处或骨突部位有无受压而产生持续性疼痛。若骨位良好,则4～6周后拍摄X线照片复查,如有骨痂生长,则可解除牵引。

三、练功活动

整复固定后,即可作踝、足部关节屈伸活动及股四头肌舒缩活动。跟骨牵引者,还可以用健腿和两手支持体重抬起臀部。稳定性骨折从第二周开始进行抬腿及膝关节活动,在第四周开始扶双拐作不负重步行锻炼。不稳定性骨折则解除牵引后仍需在床上锻炼5～7天后,才可扶双拐作不负重步行锻炼。此时患肢虽不负重,但足底要放平,不要用足尖着地,免致远折段受力引起骨折旋转或成角移位。锻炼后骨折部若无疼痛,自觉有力,即可改用单拐逐渐负重锻炼,在3～5周内为了维持小腿的生理弧度和避免骨折段的向前成角,在床上休息时,可用两枕法。若解除跟骨牵引后,胫骨有轻度向内成角者,可令患者屈膝90°、髋屈曲外旋,将患者的足放于健肢的小腿上,呈盘腿姿势,利用肢体本身的重力来恢复胫骨的生理弧度(图5-109①～⑥)。8～10周根据X线照片及临床检查,达到临床愈合标准,即可去除外固定。

四、药物治疗

按骨折三期辨证施治。开放性骨折早期在活血祛瘀方药中加以凉血清热、祛风解毒之品,如银花、连翘、蒲公英、地丁、防风。早期局部肿甚,宜酌加利水消肿之药,如木通、薏苡仁等。胫骨中、下1/3骨折局部血供较差,容易发生骨折迟缓愈合或不愈合,故后期内治法应着重补气血、养肝肾、壮筋骨。陈旧骨折施行手法折骨或切开复位、植骨术后,亦应及早使用补法。

5·3·9　踝部骨折脱位

《医宗金鉴·正骨心法要旨》说:"踝骨者,衙骨之下,足跗之上,两旁突出的高骨也。在内者名内踝,俗名合骨;在外者为外踝,俗名核骨。"踝关节由胫、腓骨下端和距骨组成。外踝比较窄而长,位于内踝的稍后方。内踝的三角韧带较外踝的腓距、腓跟韧带坚强。故阻止外翻的力量大,阻止内翻的力量小。内、外、后三踝构成踝穴,而距骨居于其中,形成屈戌关节。

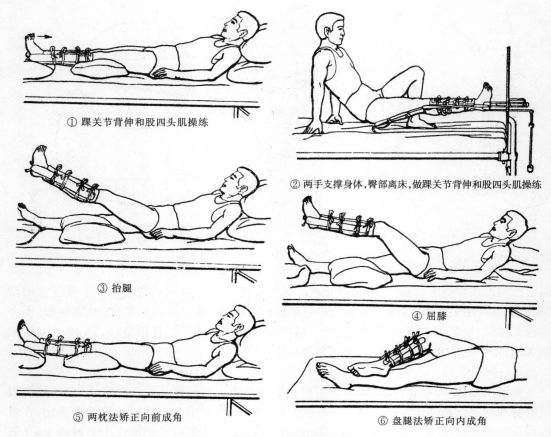

① 踝关节背伸和股四头肌操练

② 两手支撑身体,臀部离床,做踝关节背伸和股四头肌操练

③ 抬腿

④ 屈膝

⑤ 两枕法矫正向前成角

⑥ 盘腿法矫正向内成角

图 5－109　胫腓骨干骨折的功能锻炼①～⑥

胫腓骨下端之间被坚强而有弹性的下胫腓韧带连接在一起。距骨分体、颈、头三部,其体前宽后窄,其上面为鞍状关节面,当作背伸运动时,距骨体之宽部进入踝穴,腓骨外踝稍向外后侧分开,而踝穴较跖屈时能增宽 1.5～2 毫米,以容纳距骨体。当下胫腓韧带紧张时,关节面之间紧贴,关节稳定,不容易扭伤,但暴力太猛仍可造成骨折。而踝关节处于跖屈位时,下胫腓韧带松弛,关节不稳定,容易发生扭伤。

5·3·9·1　病因病理　从高处坠下、下楼梯、下斜坡、走崎岖不平的道路,容易引起踝关节损伤。《世医得效方》已将踝关节损伤分为内翻与外翻两大类型。踝关节呈内翻姿势损伤者为内翻损伤,呈外翻姿势损伤者为外翻损伤,亦即《医宗金鉴·正骨心法要旨》谓曰:"或驰马坠伤,或行走错误,则后跟骨向前,脚尖向后"而引起。踝部损伤原因复杂,类型很多。韧带损伤、骨折、脱位可单独或同时发生。根据受伤的姿势可有内翻、外翻、外旋、纵向挤压、侧方挤压、跖屈和背伸等多种暴力,其中以内翻暴力最多见,外翻暴力次之。

一、内翻暴力

由于足踝强力内翻,使内踝侧受挤迫,内踝多为斜形骨折,外踝受牵拉多为撕脱性横断骨折或腓侧副韧带、下胫腓韧带撕裂,距骨向内脱位(图 5－110)。

二、外翻暴力

由于足踝强力外翻,使外踝侧受挤迫,外踝多为斜形骨折,内踝受牵拉多为斯脱性横断

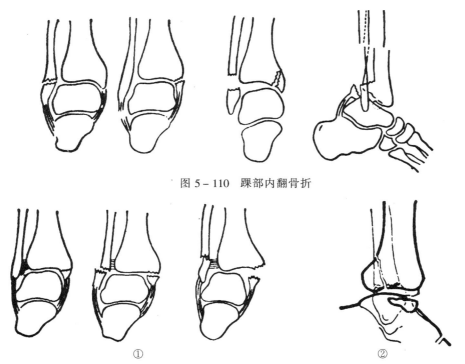

图 5 - 110　踝部内翻骨折

图 5 - 111　踝部外翻骨折 ①②

骨折或三角韧带、下胫腓韧带撕裂,距骨向外脱位(图 5 - 111①②)。

在上述暴力作用时,若踝关节处于跖屈位,距骨可向后撞击胫骨后踝,引起三踝骨折并向后脱位;若此时踝关节处于背伸位,可引起胫骨前唇骨折。

根据骨折脱位的程度,损伤又可分为三度:单踝骨折为一度;双踝骨折、距骨轻度脱位为二度;三踝骨折、距骨脱位为三度。

5·3·9·2　诊断要点　伤后局部瘀肿、疼痛和压痛、功能障碍,可闻及骨擦音。外翻骨折多呈外翻畸形,内翻骨折多呈内翻畸形,距骨脱位时,则畸形更加明显。踝关节 X 线正侧位照片可显示骨折脱位程度和损伤类型。并可根据骨折线的走向,分析骨折脱位发生的机理,有助于正确的复位和固定。

根据受伤史、临床表现和 X 线检查可作出诊断。

5·3·9·3　辨证论治　踝部骨折是关节内骨折,无移位骨折仅将踝关节固定在 0 中立位 3～4 周即可,有移位骨折,要求准确的复位、有效的固定和早期合理的练功活动。

一、整复方法

元代危亦林早已提出牵引反向复位法。他在《世医得效方》中介绍:"或骨突出在内,用手正从此骨头拽归外;或骨突向外,须用力拽归内。"《伤科汇纂》在这基础上加以改进,提出整拽并施复位法:"令患者坐定,以突出之足垂下,另倩一人,将膝胫抱住。如患者在左足,骨向内侧突出者,医人用两手将患足矫起,上面两大拇指按在骨陷处,下面八指托在突骨处,以两手掌揪在患足跟跗之上,两手托起,两掌揪落,略带拽势,并齐着力一来,无有不入窠臼矣。如骨突外侧者,令患人侧转,使骨突向下,用前法揣入。右足治同。如骨碎者,应用夹缚绑扎。"根据前辈医家经验,采用具体手法如下:

　　患者平卧屈膝,助手抱住其大腿,术者握其足跟和足背作顺势拔伸,外翻损伤使踝部内翻,内翻损伤使踝部外翻。如有下胫腓关节分离,可在内外踝部加以挤压;如后踝骨折合并距骨后脱位,可用一手握胫骨下段向后推,另一手握前足向前提,并徐徐将踝关节背伸。利用紧张的关节囊将后踝拉下,或利用长袜套套住整个下肢,下端超过足尖20cm,用绳结扎,作悬吊滑动牵引,利用肢体重量,使后踝逐渐复位(图5–112①～⑥)。若手法整复失败或系开放性骨折脱位,可考虑切开复位内固定,陈旧性骨折脱位则可考虑切开复位植骨术或关节融合术。

二、固定方法

　　先在内外两踝的上方各放一塔形垫,下方各放一梯形垫,或放置一个空心垫,防止夹板直接压在两踝骨突处。用五块夹板进行固定,其中内、外、后板上自小腿上1/3,下平足跟,

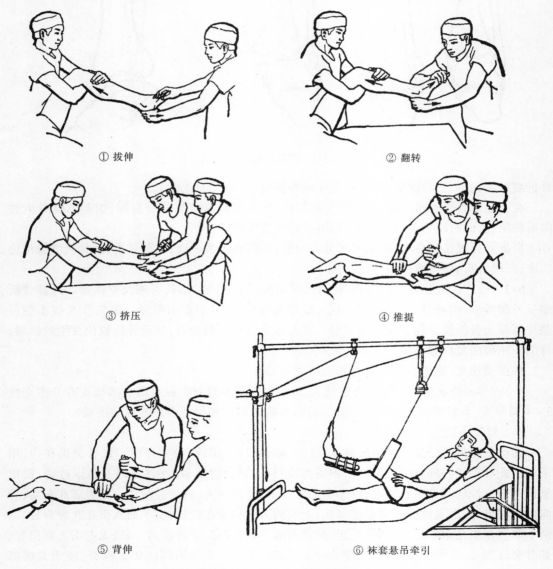

① 拔伸　　　　　　　　　　　　　　② 翻转

③ 挤压　　　　　　　　　　　　　　④ 推提

⑤ 背伸　　　　　　　　　　⑥ 袜套悬吊牵引

图5–112　内外翻骨折合并距骨脱位复位法①～⑥

前内侧及前外侧夹板较窄,其长度上起胫骨结节,下至踝关节上方。夹板必须塑形,使内翻骨折固定在外翻位,外翻骨折固定在内翻位。最后可加用踝关节活动夹板(铝制或木制),将踝关节固定于90°位置4~6周(图5-113①~③)。兼有胫骨后唇骨折者,还应固定踝关节于稍背伸位,胫骨前唇骨折者,则固定在跖屈位,并抬高患肢,以利消肿。施行关节融合术者,固定3个月。

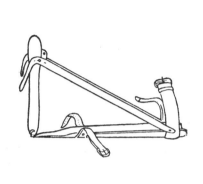 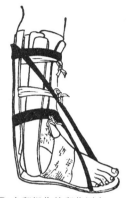 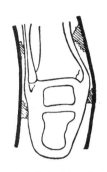

① 踝关节活动夹板　　　　　② 内翻损伤外翻位固定　　　　③ 外翻固定后侧观

图5-113　踝部骨折的固定①~③

三、练功活动

整复固定后,鼓励患者主动背伸踝部和足趾。双踝骨折从第2周起,可在保持夹板固定的情况下加大踝关节的主动活动范围,并辅以被动活动。被动活动时,术者一手握紧内、外侧夹板,另一手握前足,只作背伸和跖屈,但不作旋转或翻转活动,3周后可将外固定打开,对踝关节周围的软组织(尤其是肌腱经过处)进行按摩,理顺筋络,点按商丘、解溪、丘墟、昆仑、太溪等穴,并配合中药熏洗。若采用袜套悬吊牵引法,亦应多作踝关节的主动伸屈活动。

四、药物治疗

除按骨折三期辨证用药外,中期以后应注意舒筋活络、通利关节;后期若局部肿胀难消者,宜行气活血、健脾利湿;关节融合术后则须补肾壮骨,促进骨折愈合。

5·3·10　距骨骨折

《医宗金鉴·正骨心法要旨》曰:"跗者足背也,一名足趺,俗名脚面,其骨乃足趾本节之骨也。"足骨由28块组成,其中包括跗骨7块、跖骨5根、趾骨14根、固定的子骨2块,由韧带与肌肉相连,构成三个足弓:即内侧纵弓、外侧纵弓与跖骨间的横弓。足弓有负重、推进行走与吸收震荡的功能。距骨是足弓的顶,上接胫骨下端,下连跟骨与舟状骨。

5·3·10·1　病因病理　踝关节背伸外翻暴力使胫骨下端的前缘象凿子一样插入距骨颈体之间,将距骨劈成前后两段,而引起距骨颈及体部骨折,其中尤以颈部骨折为多见。如暴力继续作用,则合并跟距关节脱位,跟骨、距骨头连同足向前上方移位。因跟腱与周围肌腱的弹性,足向后回缩,跟骨的载距突常钩住距骨体下面之内侧结节,而使整个骨折的距骨体向外旋转,骨折面朝向外上方,甚至还合并内踝骨折(图5-114①~③)。踝关节跖屈内翻暴力可引起距骨前脱位,单纯跖屈暴力可因胫骨后踝与距骨体后唇猛烈顶压而引起距骨后唇

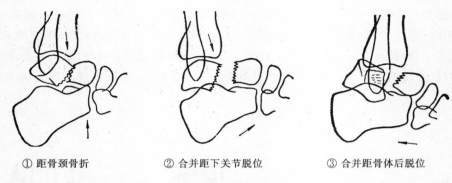

① 距骨颈骨折　　　　② 合并距下关节脱位　　　　③ 合并距骨体后脱位

图 5-114　踝背伸外翻暴力引起的距骨颈骨折脱位①~③

骨折,临床较为少见。

距骨表面 3/5 为软骨面,故发生骨折时,骨折线多经过关节面,发生创伤性关节炎的机会较多。距骨的主要血液供应自距骨颈部进入,距骨颈骨折时,来自足背动脉的血液供应,常受损害,以致距骨体很容易发生缺血性坏死。

5·3·10·2　诊断要点　有明显的外伤史。伤后局部肿胀、疼痛,不能站立行走,骨折明显移位则出现畸形。踝部与跗骨正侧位 X 线照片,可以明确骨折的移位、类型以及有无合并脱位。

5·3·10·3　辨证论治

一、整复方法

单纯距骨颈骨折时,患肢膝关节屈至 90°,助手把住小腿。术者一手握住前足,轻度外翻后,向下向后推压,另手握住胫骨下端后侧向前端提,使距骨头与距骨体两骨折块对合;合并距骨体后脱位时,应先增加畸形,即将踝关节极度背伸、稍向外翻,以解除载距突与距骨体的交锁,并将距骨体向前上方推压,使其复入踝穴,然后用拇指向前顶住距骨体,稍跖屈踝关节,使两骨折块对合;距骨后唇骨折伴有距骨前脱位时,先将踝关节极度跖屈内翻,用拇指压住距骨体的外上方用力向内后方将其推入踝穴。距骨脱位复位后,往往其后唇骨折片亦随之复位。新鲜骨折手法整复失败,可切开整复。距骨体缺血性坏死、距骨粉碎骨折、距骨体陈旧性脱位或并发踝关节严重创伤性关节炎者,应行胫距、距跟关节融合术。

二、固定方法

距骨颈骨折整复后,应将踝关节固定在跖屈稍外翻位 8 周,距骨后唇骨折伴有距骨前脱位者,应固定在功能位 4~6 周;切开整复内固定或关节融合术者,应用管形石膏固定踝关节在功能位 3 个月。

三、练功活动

固定期间应作足趾、膝关节屈伸锻炼,因一般骨折需 3~4 月才能愈合,故在固定期间不宜早期负重。解除固定后应施行局部按摩,配合中药熏洗,并进行踝关节屈伸、内翻、外翻活动锻炼,开始扶拐作逐渐负重走行锻炼。施行关节融合术者,则扶拐锻炼时间要长些。

四、药物治疗

距骨骨折容易引起骨的缺血性坏死,故中后期应重用补气血、养肝肾、壮筋骨的药物,以促进骨折愈合。

5·3·11　跟骨骨折

《医宗金鉴·正骨心法要旨》说:"跟骨者,足后跟骨也,上承衡辅二骨之末,有大筋附之,俗名脚挛筋。"正常足底是三点负重,在跟骨、第一跖骨头和第五跖骨头三点组成的负重面上。跟骨和距骨组成纵弓的后臂,负担 60% 的重量。通过跟距关节还可使足内收、内翻或外展、外翻,以适应在凹凸不平的道路上行走。跟骨结节为跟腱附着处,腓肠肌、比目鱼肌收缩,可作强有力的跖屈动作。跟骨结节上缘与跟距关节面成 30°~45° 的结节关节角,为跟距关系的一个重要标志(图 5 – 115)。跟骨前面与骰骨构成跟骰关节。跟骨载距突承受距骨颈,也是跟舟韧带的附着处,跟舟韧带很坚强,支持距骨头,并承担体重。

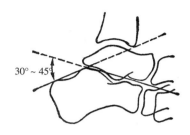

图 5 – 115　跟距关节面所成结节关节角

5·3·11·1　病因病理　跟骨骨折多由传达暴力造成。从高处坠下或跳下时,足跟先着地,身体重力从距骨下传至跟骨,地面的反作用力从跟骨负重点上传至跟骨体,使跟骨被压缩或劈开;亦有少数因跟腱牵拉而致撕脱骨折。跟骨骨折后常有足纵弓塌陷,结节关节角减小甚至变成负角,从而减弱了跖屈的力量和足纵弓的弹簧作用。

根据骨折线的走向可分为不波及跟距关节面骨折和波及跟距关节面骨折两类(图 5 – 116①②)。前者预后较好,后者预后较差。

5·3·11·2　诊断要点　伤后跟部肿胀、瘀斑、疼痛、压痛明显,足跟部横径增宽,严重者足弓变平。跟骨 X 线侧位、轴位照片可明确骨折类型、程度和移位方向。轴位照片还能显示距骨下关节和载距突。

从高处坠下时,若冲力强大,足跟部先着地,继而臀部着地,脊柱前屈,引起脊椎压缩性骨折或脱位,甚至冲力沿脊柱上传,引起颅底骨折和颅脑损伤,所以诊断跟骨骨折时,应常规询问和检查脊柱和颅脑的情况。

 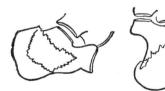

甲、跟骨结节纵形骨折　　　乙、跟骨结节横断骨折　　　丙、载距突骨折
　　　　　　　　　　　　　　①不波及跟距关节面骨折

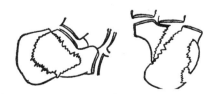 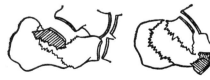

甲、跟骨外侧跟距关节面塌陷骨折　　　　　乙、跟骨全部关节塌陷骨折

②波及跟距关节面骨折

图 5 – 116　跟骨骨折①②

根据受伤史、临床表现和 X 线检查可作出诊断。

5·3·11·3　辨证论治

一、不波及跟距关节面骨折

跟骨结节纵形骨折的骨折块一般移位不大,早期采用祛瘀活血药物外敷,局部制动,扶拐不负重步行锻炼 3～4 周即可。跟骨结节骨骺未闭合前,骨折块有明显向上移位者,如不予以整复,则跟骨底不平,影响日后步行和站立,故应在适当麻醉下,以骨圆针穿过结节骨块中部,将膝关节屈曲,由两助手分别把住患足及小腿,术者握紧牵引弓,先向后牵引,松解骨折面的交锁,然后向下牵引,直到骨折片复位为止。复位后采用外固定患肢于膝微屈、足跖屈位 4 周。4 周后拔去钢针,再固定 2～3 周。

跟骨结节横形骨折是一种跟腱撕脱骨折。若撕脱骨块移位不大,可外固定患肢于跖屈位 4 周即可。若骨折块较大,且向上移位者,可在适当麻醉下,患者取俯卧位,屈膝,助手尽量使足跖屈,术者以两手拇指在跟腱两侧用力向下推挤骨折块,使其复位。复位后外固定患肢于屈膝、足跖屈 30°位 4～6 周。

骨折线不通过关节面的跟骨体骨折,从侧位看,若跟骨体后部同跟骨结节向后向上移位,减弱了腓肠肌的紧张力,影响足的纵弓,从而防碍了站立和步行,应充分矫正。可在适当麻醉下,屈膝 90°,一助手固定其小腿,术者两手指相叉于足底,手掌紧叩跟骨两侧,矫正骨折的侧方移位和跟骨体的增宽,同时尽量向下牵引以恢复正常的结节关节角(图 5－117)。若复位仍有困难,可在跟骨上作骨牵引,复位后用长腿石膏靴固定。

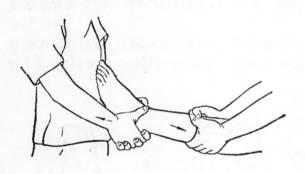

图 5－117　跟骨骨折整复法

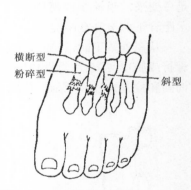

横断型
粉碎型
斜型

图 5－118　跖骨骨折类型

二、波及跟距关节面的骨折

跟骨外侧跟距关节面塌陷骨折或全部跟距关节面塌陷骨折,是跟骨骨折最常见的类型之一。跟骨体部因受压完全粉碎下陷,跟骨体增宽,跟距关节面中心塌陷,跟骨结节上升,体部外翻,跟骨前端亦可能骨折,从而波及跟距关节,治疗困难。年老而骨折移位不明显者,不必复位,仅作适当固定,6～8 周后逐渐下地负重。年青而骨折移位较明显者,可在适当麻醉下予以手法复位,尽可能地矫正跟骨体的增宽和恢复结节关节角,2 周后作不负重步行锻炼,在夹板固定下进行足部活动,关节面可自行模造而恢复部分关节功能。陈旧性骨折已形成创伤性关节炎者,常因疼痛而步履艰难,可考虑作关节融合术。

5·3·12　跖骨骨折

第一与第五跖骨头是构成内外侧纵弓前方的支重点,与后方的足跟形成整个足部主要的三个负重点。五根跖骨之间又构成足的横弓,跖骨骨折后必须恢复上述关系。跖骨骨折是足部最常见的骨折。

5·3·12·1 病因病理   跖骨骨折多由直接暴力,如压砸或重物打击而引起,以第二、三、四跖骨较多见,可几根跖骨同时骨折,间接暴力如扭伤等,亦可引起跖骨骨折。长途跋涉或行军则可引起疲劳骨折。骨折的部位可发生于基底部、骨干及颈部:

按骨折线可分为横断、斜形及粉碎骨折(图 5 - 118)。因跖骨相互支持,骨折移位多不明显。按骨折的原因和解剖部位,临床上跖骨骨折可分为下述三种类型:

一、跖骨干骨折

多由重物压伤足背所致,多为开放性、多发性,有时还并发跖跗关节脱位。且足部皮肤血供较差,容易引起伤口边缘坏死或感染。

二、第五跖骨基底部撕脱骨折

因足内翻扭伤时附着于其上的腓骨短肌或有时还有腓骨第三肌的猛烈收缩所致,一般骨折片的移位不严重。

三、跖骨颈疲劳骨折

好发于长途行军的战士,故又名行军骨折,多发于第二、三跖骨颈部,其中尤以第二跖骨颈发病率较高。由于肌肉过度疲劳,足弓下陷,第二、三跖骨头负重增加,超过骨皮质及骨小梁的负担能力,即逐渐发生骨折,但一般骨折段不至完全断离,同时骨膜产生新骨。

5·3·12·2 诊断要点   伤后局部疼痛、压痛、肿胀,活动功能障碍,有纵向叩击痛。跖骨骨折应常规摄前半足正、斜位 X 线片。第五跖骨基底部撕脱骨折的诊断应与跖骨基底骨骺未闭合、腓骨长肌腱的籽骨相鉴别,后两者压痛肿胀不明显,骨片光滑规则,且为双侧性。跖骨颈疲劳骨折最初为前足痛,劳累后加剧,休息后减轻,2～3 周后在局部可摸到有骨隆凸。由于没有明显的暴力外伤病史,诊断常被延误。X 线检查早期可能为阴性,2～3 周后可见跖骨颈部有球形骨痂,骨折线多不清楚,不要误认为肿瘤。

5·3·12·3 辨证论治

一、有移位的跖骨干骨折、骨折脱位或多发性骨折,可采用手法整复。在适当麻醉下,先牵引骨折部位对应的足趾,以矫正其重叠及成角畸形,以另一手的拇指从足底部推压断端,使其复位。如仍有残留的侧方移位,仍在牵引下,从跖骨之间用拇食二指用夹挤分骨法迫使其复位(图 5 - 119①②)。最后用分骨垫放置背侧跖骨间隙之间,上方再以压力垫加压包扎于足托板上。跖骨骨折上下重叠移位或向足底突起成角必须矫正,否则会妨碍将来足的走路功能。而侧方移位则对功能妨碍较少。

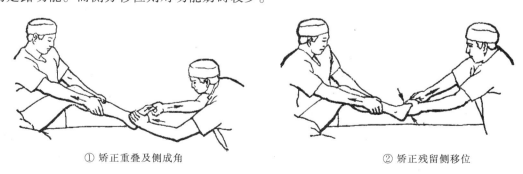

① 矫正重叠及侧成角　　　　　　　　　　② 矫正残留侧移位

图 5 - 119 跖骨骨折整复法①②

二、第五跖骨基底骨折、行军骨折或无移位的骨干骨折可应用局部敷药,外用夹板或胶布固定 6 周,以后应用药物熏洗并开始行走锻炼。第五跖骨基底骨折片常有软组织嵌入,骨折线消失时间常比较长,只要症状消失,即可负重行走,不必待 X 线片示有骨性愈合才进行负重。

开放性骨折或闭合性骨折在手法复位失败后,可采用开放复位内固定,术后用石膏托固定 4 ~ 6 周。

5·3·13 趾骨骨折

趾骨骨折占足部骨折的第二位,多因砸伤或踢撞硬物造成,易合并皮肤和趾甲损伤,伤后亦容易引起感染,故应保持清洁。甲下血肿严重者,可以放血或拔甲。骨折移位严重者,应手法复位,纠正向跖侧成角,采用邻趾固定法,3 ~ 4 周即可拆除固定。

5·4 躯干骨折

躯干骨构成躯干的支柱,支撑着人体的上身,并保持着体内的重要器官如心、肺、脊髓等。

躯干骨由脊柱(33 个脊椎骨),胸骨(胸骨柄、胸骨体和剑突),肋骨(12 对)和骨盆(髋、耻、坐骨)组成。临床常见的骨折有如下几种。

5·4·1 胸骨骨折

胸骨古称龟子骨和鸠尾骨,位于胸廓前面中央,是一块扁骨,浅居皮下,在体表可以摸到,分为胸骨柄、胸骨体和剑突三个部分。《伤科汇纂》引《骨格》载:"胸前骨三条,排连有左右,即龟子骨也。按此骨头圆身长,尾略小,头之接连处本有断痕,其左右有凹各六,每一凹凑肋骨一条。"剑突又称蔽心骨、鸠尾骨、心坎骨,该书又载:"蔽心骨又名心坎骨。按《检骨条注》系护心软骨,居胸骨之下。"胸骨骨折较少见,发生时往往伴有其他骨胳损伤(图 5 - 120)。

5·4·1·1 病因病理 多因直接暴力撞击或作用于胸前的挤压力量造成,如汽车冲撞、房屋倒塌等。脊柱过度前屈亦可造成胸骨骨折。骨折多发生在胸骨体部,或近于体和柄的交界处,亦有造成柄体分离者。骨折线多为横断形,斜形少见。胸骨后面的骨膜因有胸内韧带附着而加强,不易发生断裂,故骨折通常无明显移位。若有移位,下折段多重叠于上折段的前面。

5·4·1·2 诊断要点 有胸部外伤史,不能直立挺胸,头、颈、肩多向前倾,局部疼痛、肿

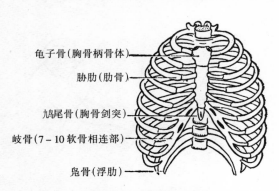

龟子骨(胸骨柄骨体)
胁肋(肋骨)
鸠尾骨(胸骨剑突)
岐骨(7 - 10 软骨相连部)
凫骨(浮肋)

图 5 - 120 胸廓骨胳图

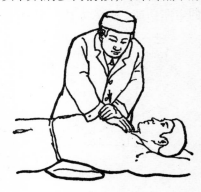

图 5 - 121 胸骨骨折复位手法

胀、压痛,按之凹陷。咳嗽、深呼吸、抬头时疼痛加重。骨折重叠移位者,畸形较为明显,可看到或摸到互相重叠的骨折片随呼吸运动而移动。严重者可合并胸内器官损伤、多根多处肋骨骨折。

必要时可摄胸部侧位或斜位 X 线片,以明确诊断。

5·4·1·3　辨证论治

一、整复方法

局麻下,患者仰卧床上,并将两手上举过头,胸背后垫薄枕,使其胸脯向前挺起。术者用手向下按压向前移位的骨端,使断端平正(图 5 - 121)。移位不明显或胸骨剑突骨折者,一般不需要使用手法复位。

二、固定方法

骨折整复后,患者仰卧木板床,背后垫薄枕,胸前骨折处压一小沙袋,以宽胶布条固定于胸壁。2 ~ 3 周后,骨折处以毡垫加压,胶布条交叉固定,肩部捆"∞"字绷带,保持两肩后伸。6 周后可解除固定。

三、练功活动

早期患者卧床时,可作四肢各关节练功活动,并逐渐进行深呼吸练习。2 ~ 3 周后可在毡垫固定下起床活动。

四、药物治疗

早期应活血祛瘀,内服选用正骨紫金丹、复元活血汤、血府逐瘀汤;外敷消瘀膏、定痛膏或消肿散。中后期宜益肝肾、补气血,内服选用续骨活血汤、虎潜丸、八珍汤;外敷万灵膏或狗皮膏等,亦可用海桐皮汤熏洗。

5·4·2　肋骨骨折

肋骨古称"胸肋"、"胁肋"。肋骨共有十二对,左右对称,连接胸椎和胸骨而组成胸廓,对胸部脏器起着保护作用。肋骨靠肋软骨与胸骨相连,肋软骨俗称"软肋"。《伤科补要》说:"胁下小肋名季胁,俗名软肋,统胁肋之总。"具有缓冲外力作用。青少年肋骨与肋软骨柔软而富有弹性,因而不易折断。成年以后,尤其老年人,气血虚衰,骨质脆弱,肋骨失去弹性,肋软骨趋于骨化,所以容易发生骨折。

肋骨骨折多发生于第 4 ~ 7 肋。因第 1 ~ 3 肋骨较短,且受锁骨和肩胛骨保护;自第 7 肋以下肋软骨不连于胸骨而连于上一肋软骨,故弹性较大;第 11 ~ 12 肋骨是浮肋,较易避御暴力,故上述肋骨骨折较少见。

5·4·2·1　病因病理　直接和间接暴力都能引起骨折。直接暴力如拳棒打击、车撞等,肋骨在受暴力打击处发生骨折,骨折端向内移位,可穿破胸膜及肺脏。间接暴力如塌方、车轮碾压等,胸廓受到前后方对挤的暴力,往往肋骨在腋中线附近发生骨折,骨折端向外弯曲。亦有暴力打击前胸而后肋骨折或打击后胸而前肋骨折。胸部肌肉急剧而强烈的收缩,如严重咳嗽、喷嚏时亦可偶发肋骨骨折,但均发生在体质衰弱、骨质松脆者(图 5 - 122① ~ ③)。

骨折可发生在一根或数根肋骨。在一根肋骨上只有一处被折断,称单处骨折;肋骨两处被折断者,称双处骨折,较少见。多根双处骨折时,该处胸廓失去支持,吸气时因胸腔内负压增加而向内凹陷;呼气时因胸腔负压减低而向外凸出,恰与正常呼吸活动相反,称为反常呼吸。若骨折端刺破胸膜,空气进入胸膜腔,则可并发气胸,流入的空气使伤侧肺萎陷,影响了正常呼吸功能和血液循环。如胸膜穿破口已闭合,不再有空气进入胸膜腔,则称为闭合性气

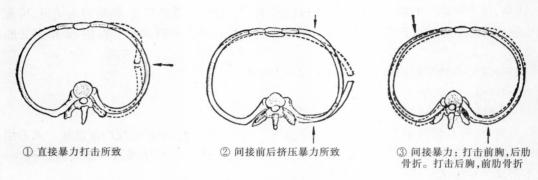

① 直接暴力打击所致　　　② 间接前后挤压暴力所致　　　③ 间接暴力：打击前胸，后肋
　　　　　　　　　　　　　　　　　　　　　　　　　　　　　　骨折。打击后胸，前肋骨折

图 5 - 122　引起肋骨骨折的几种原因① ~ ③

胸；如胸膜穿破口未闭合，空气仍自由沟通，则称为开放性气胸，如胸膜穿破口形成阀门，吸气时空气通过穿破口进入胸膜腔，呼气时则不能将空气排出胸膜腔，胸膜腔内压力不断增高，对肺的压迫和纵隔的推移也愈来愈大，则称为张力性气胸。

　　若骨折端刺破胸壁和肺的血管，血液流入胸膜腔，则并发血胸。早期因胸部呼吸活动，胸膜腔内的瘀血不易凝固；后期由于气血凝滞，形成"干血"或"老血"，胸膜粘连，终为纤维组织填塞，成为机化血胸，纤维胸。

　　胸部损伤后，若未及时治疗或治疗不彻底，瘀血散而未尽，气滞而不流畅，则可形成陈伤（或称宿伤）。

　　5·4·2·2　诊断要点　伤后局部疼痛、肿胀，有血种或瘀斑。说话、喷嚏、咳嗽、深呼吸和躯干转动时疼痛加剧。检查时骨折处有压痛或畸形，有时可摸到骨擦音。两手分别置于胸骨和胸椎，前后挤压胸廓，可引起骨折处剧烈疼痛，称胸廓挤压征阳性（图 5 - 123）。多根双处骨折时，该部胸廓失去支持而出现反常呼吸，吸气时骨折处胸壁陷落，呼气时反而隆起，影响呼吸与循环功能，产生呼吸困难、紫绀，甚至气脱等严重症状。X 线摄片可以了解骨折的状况，但骨与软骨交接处骨折，在 X 线照片上不易看出。

　　并发闭合性气胸时，可出现胸闷、气促等不适，检查伤侧呼吸运动减弱，叩诊呈鼓音，呼吸音及语颤减低或消失。开放性气胸患者，呼吸困难，紫绀，血压下降，脉细数，伤侧呼吸音低微或消失，同时可听到空气经胸壁伤口进出的声音，叩诊呈鼓音（图 5 - 124①②）。张力性

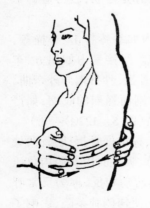

图 5 - 123　胸廓挤压试验

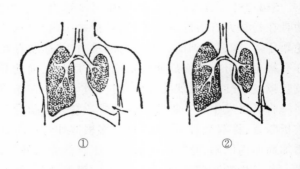

①　　　　　　　　②

图 5 - 124　开放性气胸的病理变化①②

气胸患者,有严重的呼吸困难、紫绀和休克,有时气体由胸膜腔挤入纵隔和皮下组织,在头、颈、上肢、胸部等处可触及皮下气肿,伤侧呼吸音极度减弱或消失,叩诊呈鼓音,胸腔穿刺抽出部分气体后,压力减低,但不久又增高。X线检查可了解气胸程度、肺萎陷和纵隔移位的程度(图5-125①②)。

并发血胸时,小量的胸膜腔积血,常无自觉症状。大量积血可出现面色苍白、气促、紫绀,脉细数。检查见肋间饱满,叩诊呈浊音,呼吸音及语颤减低,胸腔穿刺可明确诊断。X线检查时,小量积血仅见肋膈角消失,大量积血则全肺为液体阴影所掩盖,若同时存在气胸则出现液平面(图5-126①~③)。血胸形成后,出血停止,称非进行性血胸;如破裂的血管继续出血,症状逐渐加剧,则称为进行性血胸。

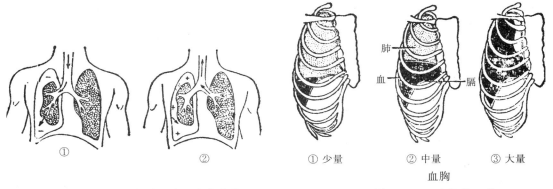

图5-125 张力性气胸的病理变化①②　　　　　图5-126 血胸①~③

胸部陈伤多见虚证,胸胁隐隐作痛,经久不愈,时轻时重,每因劳累或风寒外袭而诱发,外无明显肿胀及固定压痛点,苔薄白,脉多细涩。

5·4·2·3 辨证论治

一、整复方法

单纯肋骨骨折,因其有肋间肌的保护和其余肋骨的支持,所以多无明显移位,且较稳定,一般无需手法整复。

(一)立位整复法 《证治准绳》载:"凡胸前跌出骨不得入,令患人靠实处,医人以两脚踏患人两脚,以手从胁下过背外,相叉抱住患人背后,以手于其肩掬起其胸脯,其骨自入。"此法令患者站立靠墙,医者与患者相对,并用双足踏患者双足,双手通过患者腋下,相叉抱于背后,然后双手扛起肩部,使患者挺胸,骨折断端自然整复。

(二)坐位整复法 根据上法原理,嘱患者正坐,助手在患者背后,将一膝顶住患者背部,双手握其肩,缓缓用力向后方拉开,使患者挺胸,医者一手扶健侧,一手按定患侧,用推按手法将高凸部分按平。若后肋骨骨折,助手扶住胸前,令患者挺胸,医者立在患者背后,用推按手法将断骨矫正。

(三)卧位整复法 用于胸前肋骨骨折,且病人身体衰弱时。患者仰卧,背部垫高,医者仍按坐位时的手法进行整复(图5-127)。

二、固定方法

(一)胶布固定法 患者正坐,在贴胶布的皮肤上涂复方安息香酸酊。作呼气时使胸围

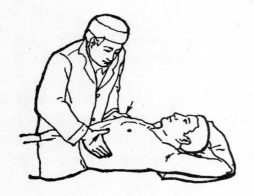
图 5 - 127　肋骨骨折复位手法

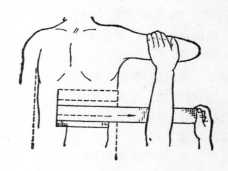
图 5 - 128　肋骨骨折胶布固定法

缩至最小,然后屏气,用宽 7 ~ 10cm 的长胶布,自健侧肩胛中线绕过骨折处紧贴至健侧锁骨中线,第二条盖在第一条的上缘,互相重叠 1/2,由后向前、由下至上地进行固定,一直将骨折区和上下邻近肋骨全部固定为止(图 5 - 128)。固定时间约 3 ~ 4 周。

(二)宽绷带固定法　适用于皮肤对胶布过敏者,骨折部可外贴伤膏药或消瘀膏。嘱患者作深呼气,用宽绷带多层环绕包扎固定或多头带包扎固定 3 ~ 4 周(图 5 - 129)。

(三)肋骨牵引术　多根双处肋骨骨折,必须迅速固定胸廓,减少反常呼吸引起的生理障碍,可用厚敷料垫于伤部,然后用胶布固定,必要时手术内固定或用肋骨牵引术。肋骨牵引的方法:患处常规消毒,局麻下在骨折中部作一小切口,并将骨折段中部行骨膜下剥离,穿过一根不锈钢丝,同牵引装置相连接。若多根肋骨骨折,需一一进行牵引,牵引重量 0.5 ~ 1kg。2 ~ 3 周后解除牵引,皮肤消毒后抽出钢丝。也可用持巾钳夹住内陷的肋骨进行牵引,效果亦佳(图 5 - 130)。

三、穿刺引流

合并闭合性气胸而胸腔积气较少者,不需要特殊处理,积气往往能自行吸收,肺再扩张。若积气较多,有胸闷、气急存在,可自第二肋间锁骨中线处行胸腔穿刺抽出积气。开放性气胸急救时用消毒纱布或凡士林纱布填塞创口包扎,阻止胸腔与外界空气相通。待一般情况改善后,在手术室进行清创术,如合并内脏损伤者,应先处理脏器损伤。术中要去除异物、碎

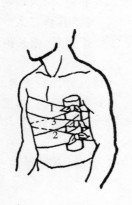
图 5 - 129　多头带或宽绷带固定

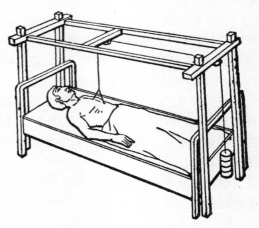
图 5 - 130　肋骨牵引术

骨片和部分失去活力的胸壁组织,污染严重者宜胸壁引流,并必须积极控制感染。张力性气胸急救时,在前胸第二肋间插入一针头排气,暂时降低胸腔内压力,以后插入引流管进行水封瓶引流(图 5 – 131)。非进行性血胸可在损伤12～24 小时后施行胸腔穿刺术,在腋后线 6～7 肋间抽吸积血,如积血较多者可分次吸出,每日一次,量不超过 1000ml,每次抽吸后可注入抗生素,预防感染。对进行性血胸,在抗休克、给予静脉或动脉内输血后予以剖胸探查,妥善止血,术后插入引流管作水封瓶引流。疑有胸腔内脏损伤,严重血胸或机化血胸、纤维胸等需要手术治疗者,应转胸外科处理。

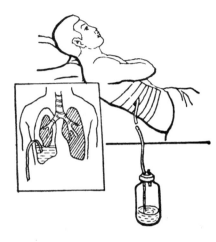

图 5 – 131　肋间闭合水封瓶引流

四、练功活动

整复固定后,轻者可下地自由活动。重症需卧床者,可取斜坡卧位(肋骨牵引者取平卧位),并锻炼腹式呼吸运动,待症状减轻,即应下地自由活动。

五、药物治疗

内治:初期应活血化瘀、理气止痛。伤气为主者,宜理气止痛,佐以活血祛瘀,可选用理气止痛汤、金铃子散、柴胡疏肝散,气逆喘咳可加瓜蒌皮、杏仁、枳壳等;伤血为主者,宜活血祛瘀,佐以理气止痛,可选用复元活血汤、血府逐瘀汤、和营止痛汤加减,痛甚可加云南白药或三七,咯血者可加白及、仙鹤草、血余炭、藕节等;气血两伤者,宜活血祛瘀,理气止痛并重,可用顺气活血汤或胸伤一方加减;寒热往来,胸胁苦满者,宜疏肝解郁,和解表里,可用小柴胡汤加减。中期宜补气养血,接骨续损,可选用接骨紫金丹、接骨丹或胸伤二方。后期胸胁隐隐作痛或陈伤者,宜化瘀和伤、行气止痛,可选用三棱和伤汤、黎洞丸,气血虚弱者用八珍汤合柴胡疏肝散。

外治:初期可选用消肿散、双柏散、定痛膏或消肿止痛膏。中期用接骨续筋药膏或接骨膏。后期用狗皮膏、万应膏或万灵膏敷贴,或用海桐皮汤熏洗。

5·4·3　脊柱骨折和脱位

脊柱俗称脊梁骨,位于项、背、腰、臀部的正中,由 33 节椎骨组成,各节呈塔状紧密连结,构成躯干的中轴。《医宗金鉴·正骨心法要旨》说:"背者,自后身大椎骨以下,腰以上之通称也。其骨一名脊骨,一名膂骨,俗呼脊樑骨。"脊柱是负重、运动、吸收震荡及平衡肢体的重要结构,具有保护及支持内脏、脊髓等作用。

按《医宗金鉴·正骨心法要旨》的"骨度背面全图"所示,人体的脊柱分为项、背、膂、腰、尾骶等节段。项骨今称颈椎,有七节;背膂骨今称胸椎,有十二节;腰骨今称腰椎,有五节;尾骶骨即今之骶椎与尾椎,骶椎幼年为五节,至成年融合为一块,尾椎四节;总共三十三节。颈椎较小居上,胸椎稍大居中,腰椎最大居下,呈塔式连接以负重与运动。其下有上宽下窄的骶骨,其两侧各有四孔谓之八髎,为五节骶椎融合为一的合缝之处,末端接有尾椎(图 5 – 132①②)。

颈椎的活动范围最大,它能旋转、前后伸屈和左右侧弯。旋转活动主要发生在环椎和枢椎之间。颈椎 3～7 负责屈、伸、侧弯等活动。胸椎 1～10 的活动力极少略有伸屈、旋转的活

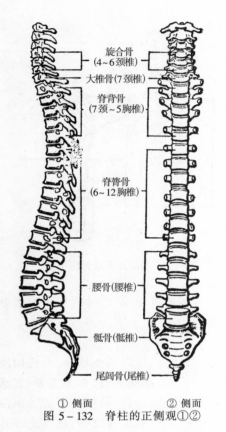

① 侧面　　　② 侧面
图 5－132　脊柱的正侧观①②

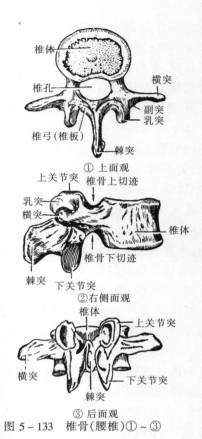

图 5－133　椎骨（腰椎）①～③

动。胸椎 11～12 和腰椎的活动范围仅次于颈椎,它的主要作用是背伸、前屈和侧弯。

　　椎骨的棘突较小,向后,位置表浅,而椎体较大,向前,居内。除了第一、二颈椎及骶尾椎外,椎骨的形态基本相似,椎体后面为椎弓根与椎板,构成椎孔,通过脊髓。椎弓根上下切迹组成椎间孔,脊神经从该孔穿出椎管。附连于椎弓有七个骨突,即两侧横突、上下关节突和后侧棘突(图 5－133①～③)。椎体之间以椎间盘相连。正常脊柱有四个生理弧度,颈椎和腰椎向前突,胸椎和骶尾椎向后突。

　　各椎骨间有韧带相连结,椎体前面为前纵韧带,后面为后纵韧带,在各横突间有横突间韧带,各棘突间有棘上韧带和棘间韧带(颈部棘上韧带比较发达,称项韧带),椎板间亦有坚强的韧带连结,该韧带略呈黄色,称黄韧带。各韧带在维护脊柱运动和承重功能上有重要作用。《医宗金鉴·正骨心法要旨》中说:"若脊筋陇起,骨缝必错,则成伛偻之形。"一旦韧带损伤或病变,脊骨的关节即失去稳定性,从而产生各种畸形或疾患。

　　脊骨的椎孔连成椎管,内含脊髓。脊髓发出 31 对脊神经,包括颈神经 8 对,胸神经 12 对,腰神经 5 对,骶神经 5 对,尾神经 1 对。在人体发育过程中,脊柱的生长速度超过了脊髓。因此,在成人中脊髓的末端仅达到第一腰椎的下缘,第二腰椎以下为马尾神经,故脊髓的节段与椎体的节段不相符合。一般说来,颈段脊髓分节平面等于颈椎数目加 1,上胸段脊髓相当胸椎数目加 2,下胸段脊髓相当于胸椎数目加 3,腰脊髓位于第 10～11 胸椎之间,骶尾脊髓位于第 12 胸椎与第 1 腰椎之间(图 5－134)。

　　《伤科汇纂》引《检骨图注》说:"背后颈骨共五节,第一节系致命处。五节之下系脊背骨,

共六节,亦第一节系致命处。"该书又引《骨格》说:"腰眼骨共五节,第一节系属致命。"第1、2
颈椎又称为环椎和枢椎,两椎构成环枢关节,有旋转与前屈的功能,活动度大,韧带松弛单
薄,所以容易发生骨折脱位。脊髓有两个扩张部,一个在第3~7颈椎之间,称颈膨大;另一
个在第10胸椎与第1腰椎之间,称腰膨大。肢体的运动与感觉中枢集中于此。因此,脊髓
膨大部发生脊椎骨折时常引起截瘫,其部位与上述古籍的描述基本相似。

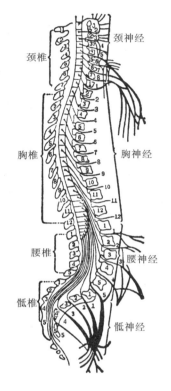

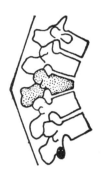

图 5 – 135　压缩骨折

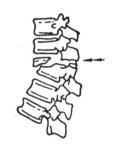

图 5 – 134　脊髓与脊柱的关系　　　　　　　　　　　图 5 – 136　骨折脱位

　　5·4·3·1　病因病理　造成脊椎骨折和脱位的损伤有直接、间接暴力两种。直接暴力如
打击、碰撞等。在颈、胸、腰椎多是横突或棘突骨折,在骶椎多是无移位的横断或粉碎骨折。
严重者可能发生粉碎骨折移位,临床较少见。

　　脊椎骨折与脱位多因间接暴力所致。根据其发病机理可分为屈典型和伸直型两种类
型。屈曲型较常见,占所有脊椎骨折脱位的90%以上,其中大部分(超过70%)发生在胸腰
段。例如患者自高处坠堕,足或臀部先着地;或重物由高处落下,冲击患者头、肩、背部;或因
翻车,跳水等事故,由于脊椎受到暴力作用而骤然过度屈曲所致。脊椎在屈曲位受伤,外力
集中到椎体前部,同时受到上下椎体的挤压,故椎体往往被压缩成楔形。活动范围比较大的
椎体或骨突,如第1~6颈椎、第11~12胸椎、第1~2腰椎等处好发。除椎体被压缩或折断
外,后部的附件(包括椎板、椎弓根、关节突、横突与棘突)可发生撕脱、断裂、脱位或交锁,严
重者常并发脊髓损伤(图 5 – 135、5 – 136)。

　　若患者从高处仰面跌下,背部或腰部撞击在地面的木梁或其他坚硬物体上,使脊柱骤然
过伸,可发生脊椎骨折脱位,还可能合并前纵韧带断裂及附件骨折,称为伸直型骨折脱位,临

床上比较少见,好发于颈椎和腰椎。此外,突然旋转,强力屈伸,如滑冰时摔倒,可引起椎弓峡部骨折。肌肉骤然猛烈收缩,如强力举重时,可造成棘突骨折,但均少见。

根据骨折脱位后脊柱的稳定性程度分为稳定性与不稳定性骨折。凡单纯椎体压缩骨折(椎体压缩不超过 1/2,不合并附件骨折或韧带撕裂),或单纯附件(横突、棘突或椎板)骨折,称为稳定性骨折;椎体压缩超过 1/2,粉碎并压缩骨折,骨折伴有脱位、附件骨折或韧带撕裂等,称为不稳定性骨折。不稳定性骨折容易造成脊髓神经损伤。

5·4·3·2　诊断要点　伤后局部肿胀、疼痛,骨折处两侧肌肉紧张,不能站立,翻身困难,脊椎各方向运动障碍。屈曲型可见后凸畸形,颈椎骨折可见头颈倾斜,常用两手托住头部,检查时骨折棘突有明显压痛,棘突间距离改变,局部有肿胀、瘀斑。腰椎骨折时由于腹膜后血肿刺激,可伴有腹部胀痛、胃纳不佳、便秘,舌苔薄白转黄腻,脉弦数等里实证。伴有脊髓神经损伤者,则出现截瘫,损伤平面以下的肢体麻木、无知觉、不能活动、排尿及大便功能障碍。

X线正侧位片可显示脊柱骨折的类型和移位情况。应注意椎体是否有压缩、压缩的程度,有无粉碎或脱位,椎管、椎间孔是否变形或有骨片进入,椎间隙是否变窄,椎板、椎弓根、关节突、横突、棘突等附件是否骨折,棘突是否排列在一直线上等。怀疑椎弓骨折者可加摄斜位片。

根据受伤史、临床表现和 X 线检查可作出诊断。

5·4·3·3　辨证论治

一、急救处理

脊柱骨折和脱位的急救处理,对患者的预后常有重大关系。如搬运不当可加重脊柱和脊髓损伤,造成不可挽回的严重后果。对于任何脊柱骨折脱位的可疑者,不得任意搬动,就地给予止痛剂及抗休克处理后,方可转送。在搬运过程中,应使脊柱保持伸直位置,避免屈曲和扭转,可采用二人或数人在患者一侧,动作一致地平托头、背、腰、臀、腿的平卧式搬运法,或用滚动的方法,将患者移至有厚垫的木板担架或硬板床上,使患者仰卧。如为颈椎损伤,应有一人固定头部,并略加牵引,勿使其有旋转活动。如用帆布担架抬运屈曲型骨折的患者时,则应采用俯卧位。

二、整复方法

(一)屈曲型脊椎骨折　屈曲型脊椎压缩骨折时,椎体前部坚强有力的前纵韧带往往保持完整,但发生皱缩。通过手法整复,加大脊柱背伸,前纵韧带由皱缩变为紧张,附着于韧带的椎体前部及椎间盘有可能膨胀,恢复其压缩前的外形。

(1)双踝悬吊法　元代危亦林在《世医得效方》说:"凡挫脊骨,不可用手整顿,须用软绳从脚吊起,坠下身直,其骨使自归窠,未直则未归窠,需要坠下,待其骨直归窠。"此法复位前可给止痛剂(度冷丁 100mg 肌肉注射)或局部麻醉(1% 普鲁卡因 40～60ml 注入椎板附近)。患者俯卧,两踝部衬上棉垫后用绳缚扎,将两足徐徐吊起,使身体与床面约成 45°角(图 5－137)。术者用手掌在患处适当按压,矫正后凸畸形。复位后患者仰卧硬板床,骨折部垫软枕。

(2)攀索叠砖法　《医宗金鉴·正骨心法要旨》载:"先令病人以两手攀绳,足踏砖上,将腰拿住,各抽去砖一个,令病人直身挺胸,少倾又各去砖一个,仍令直身挺胸,如此者三,其足着地,使气舒瘀散,则陷者能起,曲者可直也。"此法是一种过伸位脊椎骨折复位法。先令患者双手攀绳,以砖六块,分左右各叠置三块,双足踏于砖上,然后抽去足下垫砖,让身体悬空(足尖触地),脊柱呈过伸位,医者在患者腰后,将后凸畸形矫正(见前图1-2)。适用于体格健壮屈曲型单纯性胸腰椎压缩骨折患者。

(3) 垫枕法　《医宗金鉴·正骨心法要旨》介绍攀索叠砖法后说:"但宜仰睡,不可俯卧侧眠,腰下以枕垫之,勿令左右移动。"此法患者仰卧硬板床,骨折部置软枕,垫枕可逐渐加压,使脊柱过伸(图5-138)。此法配合练功疗法效果更好,适用于屈曲型单纯性胸腰推压缩骨折,以及过伸复位后维持整复效果。

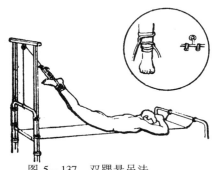

图5-137　双踝悬吊法

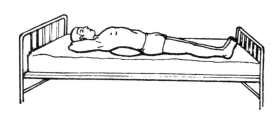

图5-138　垫枕法

(4) 攀门拽伸法　《普济方·折伤门》记载:"凡腰骨损断,先用门扇一片放地上,一头斜高些,令患人覆眠,以手伸上,攀拄其门,下用三人拽伸,医以手按损处三时久。"此法令胸腰椎骨折患者俯卧在硬木板上,患者双手攀住木板上缘,用三人在下腰部与双下肢拔伸牵引,医者用手按压骨折部进行复位。这是一种非过伸位脊柱骨折复位法,适用于不稳定性的屈曲型胸腰椎压缩或粉碎骨折,以及年老体弱的患者。

(5) 持续牵引法　《伤科汇纂》引《陈氏秘传》云:"凡头从高堕下顿缩者,先用消风散或住痛散加麻药服之,令患人仰卧,用布巾带兜住下颏直上。又将患人头发解散,用巾带扭作一把,令患人头放平正,医者自伸两足,踏在患人肩上,徐徐用力拔伸归原。或者患人坐在低处,医者坐高处,亦用前法,徐徐拔之归原。"这是我国古代整复颈椎骨折的拔伸牵引法。近代对于轻度移位、无关节交锁的颈椎骨折,一般采用枕颌布托牵引。将枕颌布托套住枕部与下颌部,通过滑车进行牵引,头颈略后伸,牵引重量2~3kg,持续牵引4~6周(图5-139)。若颈椎骨折伴有关节交锁者,需用颅骨牵引。牵引重量应逐步增加,并及时摄片了解复位情况,一般采用5~10kg即可将交锁整复,牵引方向先略加前屈,复位后,牵引方向改为后伸,重量可逐渐减少至1~2kg,继续牵引4~6周后换带颈托或石膏围领保护。

(二)伸直型脊椎骨折　伸直型脊椎骨折极少见。颈椎部损伤时,可采用颈椎中立位枕颌布托牵引,必要时可使颈椎稍向前屈曲。无脊髓损者,持续牵引4~6周后,换带颈托或石膏围领保护。腰椎部损伤时,应避免脊柱后伸,根据需要将脊柱安置于伸直或略屈曲的位置。

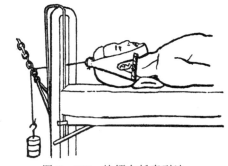

图5-139　枕颌布托牵引法

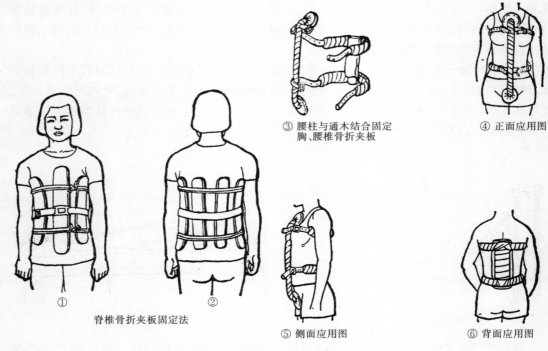

③ 腰柱与通木结合固定
胸、腰椎骨折夹板

④ 正面应用图

① ②

脊椎骨折夹板固定法

⑤ 侧面应用图

⑥ 背面应用图

图 5-140　脊椎骨折夹板固定法① ～ ⑥

三、固定方法

脊椎骨折脱位整复后,应予以适当固定。一般单纯性胸腰椎压缩骨折,须仰卧硬板床,骨折部垫软枕。《证治准绳》说:"只宜仰卧,不可翻卧,大动后恐成损患。"卧床时间 3～4 周。对于不稳定性胸腰椎骨折,《医宗金鉴·正骨心法要旨》记载用塑形杉木制成的"通木"与"腰柱"固定。近代经过改进可采用脊椎骨折夹板(图 5-140① ～ ⑥)或石膏背心、金属支架固定,固定时间 4～6 个月,必要时亦可手术治疗。颈椎骨折脱位者,经整复与持续牵引后,可给予颈托或石膏围领固定。

四、练功活动

胸腰椎骨折通过练功活动可以达到复位与治疗目的,不但能使压缩的椎体复原,保持脊柱的稳定,而且由于早期活动可增加腰背肌肌力,不致于产生骨质疏松现象,亦可避免或减少后遗慢性腰痛。伤后若无休克等合并症的单纯压缩骨折,应在复位后第二天起开始逐步练功,一般 4 周以后即可带夹板下床活动。对于不稳定性骨折,卧床 1～2 周后开始练功,下床时间应在 6～8 周以后,且须用胸腰椎夹板固定。伤后 4 个月内应避免向前弯腰动作。

屈曲型胸腰椎压缩骨折可采用下述练功法:

(一)仰卧式

(1)五点支撑法　在木板床上,患者仰卧,用头部、双肘及足跟五点支撑起全身,使背部尽力腾空后伸(图 5-141)。伤后早期即可采用此法。

(2)三点支撑法　让患者双臂置于胸前,用头部及双足跟撑在床上,而全身腾空后伸(图 5-142)。本法是五点支撑法的基础上发展,适用于中后期。

(二)俯卧式

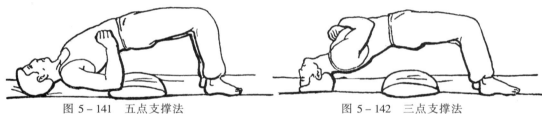

图5-141　五点支撑法　　　　　　　　　图5-142　三点支撑法

飞燕点水法：患者俯卧，上肢后伸，小腿与踝部垫一枕头，头部与肩部尽量后仰，在上肢后伸、头与背部尽力后仰的同时，下肢伸直后伸，全身翘起，仅让腹部着床呈一弧形（图5-65）。适用于中后期。

五、药物治疗

（一）早期　局部肿胀、剧烈疼痛、胃纳不佳、大便秘结、苔薄白、脉弦紧，证属气滞血瘀，治宜行气活血，消肿止痛。《伤科补要》载："脊骨正而患除，服接骨紫金丹""贴万灵膏。"今法多用复元活血汤、腰伤一方或膈下逐瘀汤，外敷消瘀膏或消肿散。兼有少腹胀满、小便不利者，证属瘀血阻滞、膀胱气化失调，治宜活血祛瘀，行气利水，用隔下逐瘀汤合五苓散。若局部持续疼痛、腹满胀痛、大便秘结、苔黄厚腻，脉弦有力，证属血瘀气滞，腑气不通，治宜攻下逐瘀，方用桃核承气汤或大成汤加减。

（二）中期　肿痛虽消而未尽，仍活动受限，舌暗红、苔薄白、脉弦缓，证属瘀血未尽、筋骨未复，治宜活血和营，接骨续筋。《医宗金鉴·正骨心法要旨》载："若瘀血已去，复元通气散加当归调之。"还可应用腰伤二方或跌打养营汤内服，外贴接骨膏。

（三）后期　腰痠腿软、四肢无力、活动后局部隐隐作痛、舌淡苔白、脉虚细，证属肝肾不足、气血两虚，治宜补益肝肾，调养气血，方用六味地黄汤、八珍汤或壮腰健肾汤加减，外贴万应膏或狗皮膏。

5·4·4　外伤性截瘫

外伤性截瘫，古称"体惰"。《灵枢·寒热病篇》说："若有所堕坠，四肢懈惰不收，名曰体惰。"外伤性截瘫皆因脊髓损伤所致。脊髓的解剖部位与生理功能同古人描述的督脉相似。督脉起于胞中，下出会阴，经脊柱正中，直上颈项至头顶，下达鼻柱到上唇系带处为止，和任脉相会。《难经·二十八难》记载："督脉者，起于下极之俞，并于脊里，上至风府，入属于脑。"手、足三阳经均与督脉交会，因此督脉能总督周身之阳经，所以外伤性截瘫与督脉受累、经络阻塞有密切关系。

5·4·4·1　病因病理　脊髓损伤有开放性与闭合性之分。开放性脊髓损伤多由战时火器外伤所致；闭合性脊髓损伤多见于高处坠下、重物压砸、翻车撞车等工矿、交通事故或地震灾害。是脊椎骨折脱位的严重并发症。脊椎骨折时，椎体或椎弓的骨折片可能刺伤或压迫脊髓；脊椎移位时，脊髓往往被移位的上下两脊椎呈剪式挤压，严重者可部分或完全断裂。

外伤性截瘫根据脊髓损伤的情况，可分为脊髓震荡、脊髓受压和脊髓断裂等；根据其功能障碍程度，分为暂时性、不完全性和完全性三种；根据脊髓损伤平面的高低，分为高位与低位两种。损伤在颈膨大或其以上者，则出现高位截瘫，上肢与下肢均瘫痪；损伤在颈膨大以下者，不论损伤平面在胸段或腰段，则仅出现下肢瘫痪，称低位截瘫。

一、脊髓震荡

督脉经络受震,致气血逆乱,阴阳失调,脊髓本身无器质性损害,仅有功能上暂时性传导中断,损伤平面以下运动、感觉功能不完全障碍,一般1~3周后可完全恢复,不留后遗症。

二、脊髓受压

由于瘀血阻滞或断骨压迫而造成经络不通,督脉阻隔日久可产生一系列的继发性损害。

(一)瘀血凝聚　脊椎骨折与脱位后,椎管内组织受挫,血离络脉,瘀血凝聚,形成血肿,压迫脊髓。出血部位有硬膜外血管破裂出血、蛛网膜下腔出血及脊髓髓质内出血。前两者系脊髓周围组织损伤出血,后者则为脊髓本身受挫出血。这种出血有时甚为广泛,可累及数个脊髓节段,造成督脉传导失常。

(二)组织水肿　脊髓挫伤后,气滞血瘀。血有形,故病肿,由于组织肿胀,影响血运,使水肿加重,脊髓受压更甚。一般损伤后组织水肿可持续1~2周。

(三)断骨压迫　移位的椎体、骨折片、突入的筋腱及其他异物均可压迫脊髓。在解除压迫后,脊髓功能可部分或全部恢复。脊髓虽未断裂,但因长期受压,组织变性,甚者缺血坏死,导致永久性损害。

三、脊髓断裂

脊髓本身遭受骨折脱位或异物的损伤,发生神经细胞的破坏,神经纤维束的撕断,甚至脊髓完全横断等病变。督脉总督周身之阳经,督脉损伤则气血阻滞,涉及手足三阳经,引起经络不通,出现肢体麻木、无知觉,不能活动,进而出现脏腑阴阳失调。例如,涉及足太阳膀胱经,可出现排尿功能失常;涉及手阳明大肠经,可出现大便功能障碍等。

四、马尾神经损伤

第二腰椎以下骨折脱位可引起马尾神经损伤。损伤平面以下感觉、反射消失、肌肉弛缓性瘫痪,膀胱无张力等。

5·4·4·2　诊断要点　外伤性截瘫根据明显的外伤史、临床表现以及体格检查,一般不难作出诊断。但对于脊髓神经的损伤程度与定位却较难作出明确的判断,X线照片只能显示骨折、脱位的部位和椎管内有无碎骨片,从而间接地推断脊髓神经的损伤情况,但不能准确地反映脊髓本身的损害程度。认真进行神经系统的检查,包括感觉、运动、反射、括约肌功能及植物神经功能检查,并了解各部位脊髓损伤的不同表现,从而作出进一步的判断。

一、神经系统检查

(一)瘫痪性质　中枢神经元(锥体束)被损伤者,则出现硬瘫;周围神经元(神经纤维)被损伤者,则出现软瘫。硬瘫又称痉挛性瘫痪,肌肉萎缩轻,肌张力增高,出现肌痉挛收缩,腱反射亢进。软瘫又称弛缓性瘫痪,肌肉萎缩,肌力降低,腱反射减弱或消失。脊髓震荡者,伤后立即发生损伤平面以下弛缓性瘫痪,1~3周后知觉与运动逐渐自行恢复,最后截瘫完全消失;脊髓受压者,初期症状亦为软瘫,1~3周后如果压迫继续存在,则可逐渐转变为痉挛性瘫痪;脊髓断裂者,初期亦为软瘫,3~6周后逐渐转变为硬瘫。如果第一腰椎以下的马尾神经损伤,所引起的瘫痪为周围神经型,即弛缓型,无痉挛性转变。

(二)运动感觉区域　脊髓神经支配的肢体运动与感觉区域是按节段性分布的(图5-143①②)。外伤后,损伤平面以下运动及感觉完全或部分消失。因此,可以其截瘫面来推断损伤的部位及其病情的发展。

二、临床表现

(一)颈髓损伤　多是颈椎骨折脱位的并发症。膈神经主要由颈2~4脊神经组成,颈

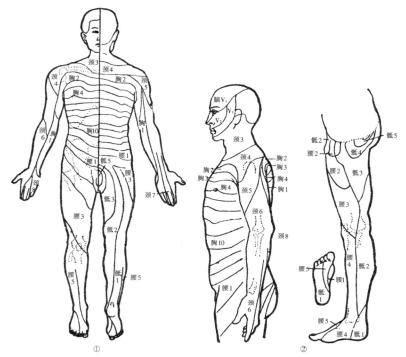

图 5 - 143　皮肤感觉的节段分布 ①②

髓 4 以上的完全横断,称为高位横断,患者表现为四肢瘫痪,膈肌、肋间肌和腹肌瘫痪,呼吸困难,如无人工辅助呼吸,多因窒息而迅速死亡,古称该部为"致命之处"。第五颈椎以下损伤,由于膈神经未受累,患者呈腹式呼吸,若脊髓横断,从锁骨以下的躯干和下肢瘫痪、感觉完全消失,而上肢则有区域性感觉障碍(图 5 - 145)、部分运动丧失,称四肢瘫痪。横断水平越低,上肢瘫痪越不完全。如颈髓 7 横断者,肱三头肌瘫痪,失去伸肘功能,但肱二头肌为颈髓 5、6 所支配,故屈肘功能正常,因此呈现典型的屈肘位瘫痪。颈髓横断后,大部分交感神经作用消失,损伤平面以下无出汗功能,体温失调,随环境而升降,夏有高热,冬有低温,常是致死原因之一。此外还有二便不通等功能障碍。

（二）胸髓损伤　常为背脊骨折之并发症。胸髓损伤则下肢呈痉挛性瘫痪,膝、踝反射亢进,感觉消失平面高者达腋窝,低者达腹股沟,二便不知,初为不通,而后失禁。胸髓 1～5 节段损伤,肋间肌尚能保留活动,常发生姿势性低血压,即由平卧搬起时可突然发生晕厥。胸髓 6～9 损伤,腹直肌上部未损害,脐孔被牵拉向上。胸髓 10 损伤,腹直肌下部功能存在,腹壁反射上、中部存在。胸髓 12 损伤,全部腹肌功能良好,腹壁反射存在,而提睾反射消失,下肢呈痉挛性瘫痪。

（三）腰髓损伤　多为第 10、11 胸椎骨折脱位的并发症。伤后下肢运动与感觉完全或部分消失,呈痉挛性瘫痪,膝、踝反射亢进,初伤二便不通,久则形成反射性排尿。腰髓 1 损伤,下肢运动、感觉全部消失。腰髓 2～3 损伤,感觉平面达大腿前上 1/2,能屈髋。腰髓 4～5 损伤,屈髋、大腿内收及伸膝均有力,患者可站立,走路呈摇摆步态,下肢后部、小腿前部和鞍区感觉消失。

（四）骶髓损伤　多为第 12 胸椎与第一腰椎骨折脱位的并发症。足部活动功能部分障碍,下肢后侧及鞍区感觉消失,膀胱、直肠和性功能失常。

（五）马尾神经损伤　伤后出现不完全性弛缓性瘫痪,若马尾神经完全撕裂,其损伤平面以下感觉、运动、反射均完全消失,膀胱亦失去神经支配,不能自主排尿,出现满溢性尿失禁,大量尿液潴留膀胱中,呈现为无张力性膀胱。

5·4·4·3　辨证论治

一、急救处理

急救患者时,必须注意全身检查,以确定是否存在休克和合并其他损伤。如发现出血、休克,应立即止血,救治休克。发现合并损伤时,应根据轻重缓急,首先处理危及生命的内脏损伤。对于脊椎的损伤,应采取平卧搬运法,以免骨折移位加重脊髓损伤。高位颈髓损伤者,容易出现呼吸困难,痰液不易咳出,运送时除注意头颈部固定外,应注意保持呼吸道通畅,防止窒息,必要时应作气管切开、输氧及人工辅助呼吸。

二、整复方法

脊椎骨折脱位合并截瘫后,如无严重合并伤,X线摄片显示椎管内无骨折片,感觉障碍固定在一定的水平,无进行性上升趋势者,可施行闭合复位。胸腰椎压缩骨折和脱位合并截瘫者,可采用垫枕法、双踝悬吊法或攀门拽伸法等整复移位的椎骨。但无论采用何种复位法,动作均宜轻巧柔和,避免加重脊髓损伤。颈椎骨折脱位应采用颅骨牵引快速复位,然后持续牵引,手术治疗应持慎重态度。复位后拍摄脊柱正侧位X线片复查。

三、手术疗法

开放性脊髓损伤,如果全身情况许可,应尽快施行细致彻底的清创术。闭合性脊髓损伤施行早期椎板切除减压术。其适应证是:

（一）椎体或椎板骨折,有骨折片进入椎管或压迫脊髓者。

（二）关节突交锁,手法或手术复位不能成功者。

（三）伤后神经症状进行性加重者。

（四）第二腰椎以下严重骨折脱位并有马尾神经损伤者。

手术整复或椎板切除后,可用棘突双接骨钢板固定术,钢板长度应以能固定上、下两个正常棘突为准。

四、并发症的防治和护理

外伤性截瘫的患者,由于二便不利和长期卧床,容易发生褥疮、尿路感染、关节强直和畸形等并发症。尤其是褥疮和尿路感染,若处理不当,邪毒内陷,可能危及生命。因此,护理工作对于防治截瘫并发症占有非常重要的位置。

（一）褥疮　截瘫发生后,在其截瘫平面以下感觉、运动功能丧失,局部受压,血运障碍,气血阻滞,经络不通,受压组织溃破而成褥疮。骨突部位如骶部、股骨大转子、足跟、外踝、髂嵴、肩胛部等处好发。因全身营养低劣,气血不足,组织修复能力减弱,疮面经久不愈,严重感染时还可进一步引起骨髓炎或败血症。

早期极易发生褥疮,因此伤后应将患者放在有褥垫的硬板床上,皮肤和床单、被褥要保持干燥清洁,防止粪便污染,若已污染需及时更换床单,并用温水洗净皮肤。骨突部位应用气垫、软枕或棉圈保护（图5-144）。要定时变换卧床体位,2～3小时翻身一次。白天每次翻身后对褥疮好发部位可用红花油(或50%酒精)揉擦,干后扑上滑石粉,以促进局部气血流通,增强皮肤抵抗力。

如褥疮已发生,应勤换体位,不使疮面受压,防止褥疮扩大,并避免继发感染。局部红肿、炎症浸润时,可选用双柏膏、四黄膏外敷;疮面化脓坏死时,可选用拔毒生肌散、九一丹或生肌玉红膏;疮口脓少,肉芽生长时,可选用生肌膏或橡皮膏。内治宜清热解毒、托里排脓生肌。褥疮较大时应输液和少量多次输血,加强营养,待全身情况改善后,施行植皮术。

(二)尿路感染 截瘫患者由于小便不利,尿液潴留膀胱,加上留置导尿管,若不注意护理,邪毒乘机而入,故易发生尿路逆行感染。如果反复发作,可导致肾实质性损害,造成严重的后果。

尿闭者应留置导尿管。插导尿管时应注意无菌操作,导尿管接无菌橡皮管连于床边消毒的储尿瓶,夹住橡皮管,每4小时开放一次,每周换导尿管一次。换导尿管

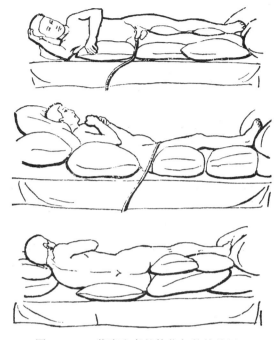

图 5-144 截瘫患者的体位与软枕放置

时先排空膀胱,少饮水,最好让尿道有 6~7 小时休息,当膀胱有明显膨胀时再放入导尿管。每次放夹排尿时,应鼓励患者使用腹压或作下腹部按摩,逐步训练建立自动膀胱形成反射性排尿。一旦这种反射建立,则可去除导尿管行自动排尿试验。如排空良好,则无需留置导尿管,若残余尿多或出现尿路感染,仍需插导尿管,并继续训练。

一旦发生尿路感染,应鼓励患者大量饮水,每日饮 2500~3000ml,若不能饮足,宜静脉滴注等渗葡萄糖盐水予以补足。同时每日用生理盐水或 1/5000 呋喃西林冲洗膀胱 1~2 次,保持尿路通畅。中药内治方面,除按整体观念辨证施治外,应加用利水通淋药物,亦可选用导赤散、八正散及抗生素等。

(三)便秘 内服麻子仁丸或按辨证施治。亦可用生理盐水或肥皂水灌肠,每 3 天一次,逐渐训练自动排便。如粪块积聚,灌肠仍不能排便时,可戴手套,手指涂润滑油挖出。

五、练功活动

练功活动是调动患者的主观能动性去战胜截瘫的一项重要措施。早期练功可促进全身气血流通,加强新陈代谢,提高机体抵抗力,防止肺炎、褥疮、尿路感染等并发症,同时可以锻炼肌力,为恢复肢体功能与下地活动准备条件。

受伤早期,应在注意脊柱稳定性的同时尽早进行肢体活动。若全身情况许可,受伤一周后即应开始上肢的锻炼,如"左右开弓"、"双手举鼎"等。三个月后可练习抓住床上支架坐起,或坐轮椅活动,继而学习站立位所需的平衡动作。站立时应特别注意膝部的保护,否则由于膝软打弯而摔倒。可采用靠墙手推双膝法,或使用简便、轻巧、合适的下肢架保护,在双杠扶手中学习站立。站稳后,再练习在双杠中做前进和后退的步行动作,最后逐渐练习用双拐站立和步行。此外,还可练习开门、关门、上下楼梯、上下轮椅等动作,以便逐渐能自理生活及到户外活动(图 5-145、146)。

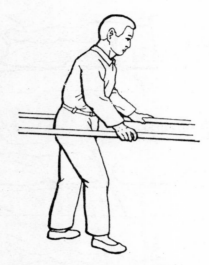

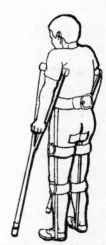

图 5－145　手扶双杠练习平衡站立　　　　图 5－146　用双拐和支架练习站立和步行

　　练功活动可配合按摩、针灸、理疗。对于瘫痪肢体的早期按摩和被动活动,可预防肌肉
挛缩与关节强直。针灸与理疗能提高瘫痪肌肉的肌力,辅助肢体功能重建。根据截瘫平面
和功能恢复情况应做好职业训练,如编织、无线电修理、写作、画图、打算盘等,使患者学会技
术和专业知识,以增强战胜疾患的信心。

　　六、药物治疗

　　外伤性截瘫的早期,多为瘀血阻滞,经络不通,宜活血祛瘀、疏通督脉,兼以壮筋续骨,方
用活血祛瘀汤加地龙、丹参、穿山甲、王不留行等,或用补阳还五汤加减。受伤 2～3 月以后,
因督伤络阻,多属脾肾阳虚,宜补肾壮阳、温经通络,方用补肾壮阳汤加补骨脂、穿山甲等。
后期血虚风动,呈痉挛性瘫痪,宜养血柔肝、镇痉熄风,方用四物汤加蜈蚣、全蝎、地鳖虫、钩
藤、伸筋草等。气血两虚者,应予以补益之品,方用八珍汤、补中益气汤或归脾汤加减。若肝
肾亏损,宜壮阳补肾、强筋壮骨,方用补肾活血汤或健步虎潜丸。

5·4·5　骨盆骨折

　　骨盆是由骶骨(八髎骨)、尾骨(尾闾骨)、髋骨(胯骨)、耻骨(下横骨)、坐骨(楗骨、交骨)
连接而成,如漏斗状的环形结构。前方有耻骨联合,后方有骶髂关节,均有坚强的韧带附着。
骨盆上连脊柱,支持上身体重,同时又是连接躯干与下肢的桥梁。骨盆髋臼是髋关节的组成
部分,躯干重力必须通过骨盆才能传达到下肢,下肢的运动必须通过骨盆才能传达到躯干
(图 5－147)。骨盆环的后方有两个负重主弓。站立时,重力线经骶髂关节至两侧髋关节,称骶股弓;坐位时,重力线经骶髂关节至两侧坐骨结节,称骶坐弓。前方上下各有一个起约束作用的副弓,上束弓经耻骨体及耻骨上支,防止骶股弓分离;下束弓经耻骨下支及坐骨下支,支持骶坐弓,防止骨盆向两侧分开。副弓(尤其是下束弓)较薄弱,容易发生骨折。若主弓有骨折时,副

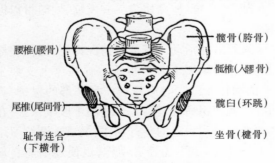

腰椎(腰骨)　　　　　　　　　　髋骨(胯骨)

　　　　　　　　　　　　　　　骶椎(入髎骨)

尾椎(尾闾骨)　　　　　　　　　髋臼(环跳)

耻骨连合　　　　　　　　　　　坐骨(楗骨)
(下横骨)

图 5－147　骨盆的结构

弓多同时骨折。骨盆对盆腔内的脏器和组织(如膀胱、直肠、输尿管、血管、神经和性器官)有保护作用。严重的骨盆骨折,除影响其负重功能外,常可伤及盆腔内脏器或血管神经,尤其是大量出血会造成血脱,可能危及生命。

5·4·5·1　病因病理　骨盆骨折多由强大的直接暴力所致,如车辆碾轧、坑道或房屋倒塌、机械碰撞等。此外,跌倒时骶尾部撞击于硬物,可发生骶、尾骨骨折,肌肉的强烈收缩可引起髂前上、下棘或坐骨结节撕脱骨折。

暴力可来自骨盆的侧方、前方或后方,骨折既可以发生直接受力的部位,也可以通过骨盆环传达受力而发生在它处。骨盆由侧面受挤压时,强大的外力和对侧面的反冲击力首先使结构薄弱的骨盆前部发生骨折,继而在骶髂关节处产生一种合页样动作,髂骨发生内旋移位,骶髂关节韧带断裂并向后方脱位,并由于肌肉牵拉,患侧半骨盆向后上方移位。骨盆前后方受挤压时,如车轮碾过骨盆一侧时,可造成耻骨部和髂骨部联合骨折。其损伤可能包括耻骨联合分离合并骶髂关节脱位或耻骨联合分离合并髂骨骨折,或一侧耻骨上、下支骨折合并骶髂关节脱位或髂骨骨折。骨盆骨折按盆弓断裂的程度分为三类(图5－148①～③)。

一、盆弓无断裂骨折

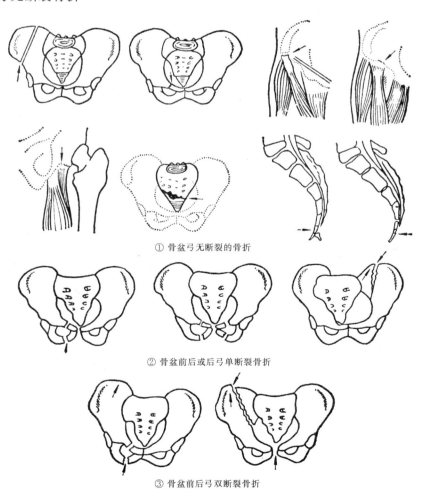

① 骨盆弓无断裂的骨折

② 骨盆前后或后弓单断裂骨折

③ 骨盆前后弓双断裂骨折

图5－148　骨盆骨折的分类①～③

如髂骨翼骨折;耻骨一支骨折;髂前上、下棘骨折;坐骨结节骨折;骶骨骨折;尾骨骨折或脱位。

二、骨盆环单弓断裂骨折　如一侧或双侧耻骨上、下支骨折;耻骨联合分离;一侧骶髂关节脱位或一侧骶髂关节附近的髂骨骨折。

三、骨盆环双弓断裂骨折　如一侧耻骨上、下支骨折合并同侧骶髂关节脱位或髂骨骨折;耻骨联合分离合并一侧骶髂关节脱位或髂骨骨折;骨盆环多处骨折。

5·4·5·2　诊断要点　伤后局部疼痛、肿胀、瘀斑,不能起坐、站立和翻身,下肢活动困难。正如《医宗金鉴·正骨心法要旨》指出:"胯骨,即髋骨也","再遇跌打损伤,瘀血凝结,肿硬筋翻,足不能直行。"骨盆挤压试验(即以两手向内对向挤压两侧髂骨翼)和分离试验(即以两手分别置于两侧髂前上棘向后外方推压骨盆)时骨折处疼痛加剧(图 5 - 149、150)。若尾骨骨折,坐位时疼痛加重,站位或卧位则减轻,尾椎压痛明显,肛门指检有触痛或摸到移位的骨片。摄骨盆正位 X 线片可明确骨折部位和类型。髂骨翼内旋时,其宽度变小、耻骨联合向对侧移位或耻骨支发生驾叠、闭孔变大;髂骨翼外旋时,其宽度增加、闭孔变小、耻骨联合向同侧移位或耻骨支骨折端发生分离。必要时可摄骶尾椎正侧位或骶髂关节斜位片。

对骨盆骨折应先检查全身情况,注意有无头、胸、腹、四肢等处的复合性损伤。常见的并发症有:

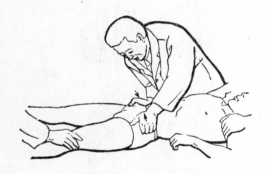

图 5 - 149　骨盆挤压试验

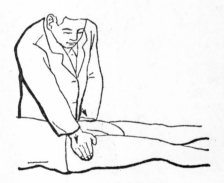

图 5 - 150　骨盆分离试验

(一)血管损伤　髂内动静脉的壁支都紧靠骨盆壁行走,骨盆骨折可引起盆腔内血管破裂,往往经抢救处理,血压仍然继续下降,进行性盆血,骨盆附近瘀血肿胀范围不断扩大,有出血性休克的表现。此外,盆腔后壁静脉丛破裂可形成腹膜后血肿。严重骨盆骨折的失血量可达 2500～4000 毫升,这是伤后早期造成死亡的主要原因。

(二)神经损伤　多因骨折移位牵拉或骨折块压迫所致,可引起腰丛、骶丛、闭孔神经或股神经损伤。伤后可出现臀部或肢体某部麻木、感觉减退或消失、肌肉萎缩无力,多为可逆性,一般经治疗后能逐渐恢复。

(三)尿道破裂　古称"海底穴伤"。多发生在后尿道,表现为尿滴血、膀胱膨胀、排尿困难、会阴部血肿及尿外渗等症状。

(四)膀胱破裂　骨折端可刺破膀胱,在膀胱充盈时容易发生。可分为腹膜外破裂与腹膜内破裂两种。前者无腹膜刺激征,患者仍可自行排出少量血尿,尿外渗至耻骨上前腹壁及膀胱直肠间隙,致使下腹肿胀、发硬及明显压痛;后者因尿液流入腹腔而引起腹膜刺激征,如腹痛、恶心、呕吐、腹肌紧张、下腹压痛、反跳痛及膀胱空虚等。

（五）直肠破裂　患者下腹部疼痛，有里急后重感，直肠指诊时有压痛和血迹。腹膜内破裂时出现腹膜刺激征，而腹膜外破裂则在肛门周围发生严重感染。

5·4·5·3　辨证论治

一、急救处理

骨盆骨折的死亡率较高，首先应把抢救创伤性出血性休克放在第一位。正如《医宗金鉴·正骨心法要旨》指出："须先辨或有瘀血停积，或为亡血过多，然后施以内治之法，庶不有误也。"对于失血过多造成血脱者，要迅速补充血容量，若估计出血量已接近或超过总量的1/2，在积极的抗休克治疗下，休克不能纠正，甚或进行性加重时可考虑结扎髂内动脉。若合并盆腔内脏损伤，应请专科会诊，及时处理。

二、整复方法

（一）盆弓无断裂或单弓断裂的骨折，多无明显移位，一般不必整复。有移位的尾骨骨折脱位可用手指伸入肛门内整复（图5-151）。坐骨结节骨折有移位者，使患者侧卧，保持髋伸直膝屈曲，使腘绳肌放松，骨折移位可用按压手法整复。

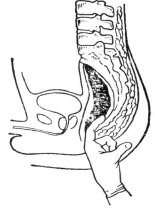

（二）有移位的骨盆骨折，尤其是盆环双弓断裂者，若病情许可，应采用手法复位。复位的方法应根据骨折移位情况而定。髂骨翼外旋、耻骨联合分离者，患者仰卧，术者先纵向牵引患侧下肢以纠正半侧骨盆向上移位，然后用两手对挤髂骨部，使骨折整复。或者使患者侧卧于木板上，患侧向上，用推按手法对骨盆略加压力，使分离的骨折段复位（图5-152①）；髂骨翼内旋、耻骨联合向对侧移位者，患者仰卧，术者先

图5-151　尾骨骨折检查
及复位法

纵向牵引纠正患侧骨盆向上移位，然后以两手分别置于两侧髂前上棘向外推按，分离骨盆，使骨折段复位（图5-152②）。

三、固定方法

无明显移位的骨盆骨折，卧床3~5周即可，不必固定。髂骨翼外旋、耻骨联合分离者，手法复位后可应用多头带包扎或骨盆帆布兜悬吊固定，固定时间4~6周（图5-153）。骨盆向

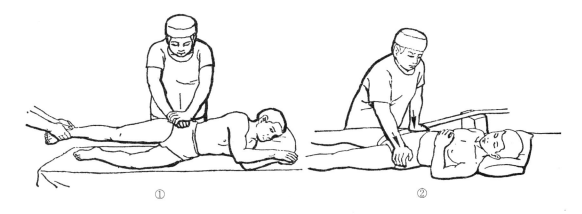

①　　　　　　　②

图5-152　骨盆骨折整复手法①②

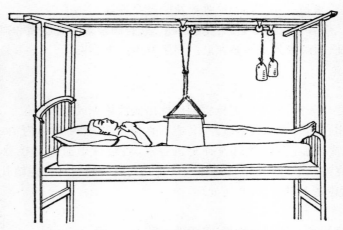

图 5 – 153　骨盆兜悬吊固定法

上移位者,应采用患侧下肢皮肤牵引。向上移位超过 2 厘米者,应采用股骨髁上或胫骨结节骨牵引,牵引重量为体重 1/5~1/7,牵引时间需 6~8 周。

　　四、练功活动

　　骨盆周围有坚强的筋肉,骨折整复后不易再移位,且骨盆为松质骨,血运丰富,容易愈合。未损伤骨盆后部负重弓者,伤后第一周练习下肢肌肉收缩及踝关节屈伸活动,伤后第二周练习髋关节与膝关节的屈伸活动,伤后第三周可扶拐下地站立活动。骨盆后弓损伤者,牵引期间应加强下肢肌肉舒缩和关节屈伸活动,解除固定后即可下床开始扶拐站立与步行锻炼。

　　五、药物治疗

　　早期宜活血祛瘀、消肿止痛,内服活血汤或复元活血汤加减,亦可用接骨丹冲服,外用消瘀膏、消肿散或双柏散。《正体类要》说:"或元气内脱,不能摄血,用独参汤加炮姜以回阳;如不应,急加附子。"若合并大出血发生血脱者,应急投独参汤加炮姜、附子;中、后期应强筋壮骨、舒筋通络,内服选用舒筋汤、生血补髓汤或健步虎潜丸,外用海桐皮汤或骨科外洗一方煎水熏洗。

6 脱位

6·1 概论

凡构成关节的骨端关节面脱离正常的位置,发生关节功能障碍者称为脱位。多发生在人体活动范围较大的关节,临床以肩、肘、髋及颞颌关节脱位较为常见。

历代对脱位已有认识,称脱臼、出臼、脱骱、脱髎、骨错。《备急千金要方》记有"失欠颊车"(下颌关节脱位)的复位手法。《仙授理伤续断秘方》记载了"肩甲骨出"(肩关节脱位)的椅背复位法。《世医得效方》提出:"凡脚手各有六出臼、四折骨",还详细描述"整顿"(整复)手法,对后世医家产生很大影响。

6·1·1 病因病理

一、外因

关节脱位多由直接或间接暴力所致,其中以间接暴力所致者较多见,如跌仆、挤压、扭转、冲撞、坠堕等损伤。只要外力达到一定程度,使构成关节的骨端越出正常范围,就能引起脱位。暴力方向不同,引起关节脱位的类型亦不同。

二、内因

关节脱位与年龄、性别、职业、体质有着密切关系。如年老体衰、肝肾亏损、筋肉松弛者易发生颞颌关节脱位;小儿因关节韧带发育尚不健全,常发生桡骨头半脱位。由于工作、活动的环境差异,成年人脱位多于儿童,男性多于女性,体力劳动者多于脑力劳动者。此外,关节先天性发育不良、体质虚弱、关节囊周围韧带松弛者,亦较易发生脱位。若治疗不当,关节囊及其周围韧带未能很好地修复,常导致习惯性脱位。

关节本身的病变(如脓毒或结核)可引起关节破坏而致病理性脱位。某些疾患,如小儿瘫和中老年人的半身不遂等,由于患肢关节周围的肌肉与韧带松弛,也可引起关节脱位或半脱位,特别多见于肩、髋关节。

关节脱位还与关节的解剖特点有关,如肩关节的肩胛盂小而浅,肱骨头大,关节囊的前下方松弛和肌肉少,加上关节活动范围大与活动机会多,故肩关节脱位较易发生。

关节脱位时,必须伴有轻重不同的关节周围韧带、肌腱和肌肉扭挫撕裂,关节囊亦往往破裂,局部形成血肿。有时可伴有血管神经损伤、骨端关节面或关节盂边缘部骨折。若暴力强大,可造成开放性脱位。脱位不仅是局部的病变,而且对整个机体产生广泛的影响,因而出现不同程度的伤气血、伤经络等病理变化。

6·1·2 分类

一、按脱位的原因　分为外伤性脱位、病理性脱位和先天性脱性。

二、按脱位的时间　分为新鲜脱位(脱位时间在2~3周以内)和陈旧性脱位(脱位时间超过2~3周),多次反复发生的脱位称为习惯性脱位。

三、按脱位的程度　分为完全脱位(组成关节的各骨端关节面完全脱出)、不全脱位(又称半脱位,组成关节的各骨端关节面部分脱出),单纯性脱位以及复杂性脱位(脱位合并骨折或神经、血管损伤)。

四、按脱位的方向　分为前脱位、后脱位、上脱位、下脱位及中心性脱位。四肢与颞颌关节以远侧骨端移位方向为准,脊柱脱位则依上段椎体移位方向而定。

五、按脱位关节是否有创口与外界相通　分为开放性脱位和闭合性脱位。

6·1·3　诊断要点

一、一般症状

(一)疼痛和压痛　关节脱位时,往往伤及附近韧带、肌腱与肌肉,脉络受损,气血凝滞,阻塞经络,因而局部出现不同程度的疼痛和压痛,活动时疼痛加剧。

(二)肿胀　脱位后,由于关节周围受损,筋肉出血和组织液渗出充满关节囊内外,因而在短时间内可出现肿胀。如损伤血脉,则出现血肿。

(三)功能障碍　由于暴力致使关节脱位,引起关节构造失常,关节周围筋肉发生损伤,因而关节不得屈伸,活动功能障碍。

二、特有体征

(一)关节畸形　关节脱位后,骨端关节面脱离了正常位置,关节骨性标志的正常关系发生改变,破坏了肢体原来的轴线,与健侧对比不相对称,因而出现畸形。如肩关节脱位时呈方肩畸形,肘关节后脱位呈靴样畸形,髋关节后脱位时,患肢呈屈曲、内收、内旋畸形。

(二)关节盂空虚　关节完全脱位后,由于杵骨头脱离了关节盂,造成关节盂空虚。表浅关节比较容易摸清,如肩关节脱位时,肩峰下关节盂空虚,摸之有凹陷。

(三)弹性固定　脱位后,关节周围未撕裂的筋肉牵缩,可将脱位后的骨端保持在特殊的位置上,远端肢体被动活动时,虽可稍微活动,但有弹性阻力,去除外力后,关节又回复到原来的特殊位置,这种情况称为弹性固定。

根据病史、一般症状和特有体征,脱位通常不难作出临床初步诊断。但为了明确诊断与便于治疗,常规行 X 线摄片检查,以了解脱位的方向、程度和是否合并骨折。

6·1·4　脱位的并发症

脱位的并发症是因构成关节的骨端移位而引起的其他损伤。并发症分为两种,一种是与脱位同时发生的损伤,称为早期并发症;一种是脱位当时并未发生,而在脱位整复以后逐步出现的病证,称为晚期并发症。早期并发症若能早期发现并妥善处理,则预后多佳;晚期并发症的疗效很难达到满意程度。故对早期并发症应以早期积极治疗为主,而对晚期并发症则应以预防为主。

一、早期并发症

(一)骨折　多发生于关节邻近的骨端或关节盂的边缘,如肩关节前脱位并发肱骨大结节撕脱性骨折,肘关节后脱位并发尺骨喙突骨折和髋关节脱位并发髋臼后上缘骨折等,大多数在脱位整复后,骨折片亦随之复位。亦有少数发生在脱位的同一肢体的骨干,如肩关节脱位合并肱骨干骨折,髋关节脱位合并股骨干骨折等,这种类型常在关节脱位整复后再行处理骨折。

(二)神经损伤　多为脱位的骨端压迫或牵拉所致。如肩关节脱位时腋神经被肱骨头牵拉或压迫,髋关节脱位时坐骨神经被股骨头压迫或牵拉等。这种神经损伤,一般在关节复位后,随着压迫或牵拉因素解除,可在 3 个月左右功能逐渐恢复,不必手术治疗。若能证明关节脱位时神经已经完全断裂者,应早期施行神经吻合手术。

　　(三)血管损伤　一般多因压迫牵拉伤所致。如肩关节前下脱位、肘关节后脱位可分别引起腋动脉、肱动脉挫伤,随着关节复位,多能逐渐恢复。若是伴有动脉硬化症的老年患者,可因动脉挫伤导致血栓形成,影响患肢血液循环。发生大血管破裂者极为少见,应作急症处理,手术修补或结扎血管,同时整复脱位,并内服活血祛瘀中药,预防血栓形成。

　　(四)感染　开放性脱位如不及时清创或清创不彻底,可引起关节与创口化脓性感染,或发生特异性感染,如破伤风、气性坏疽等,严重者可危及生命,故应特别注意预防。

　　二、晚期并发症

　　(一)关节僵硬　由于关节内、外的血肿机化后形成关节内滑膜反折等处粘连,关节周围组织粘连或瘢痕挛缩,导致关节活动严重受限,甚者僵硬不能活动。

　　(二)骨的缺血性坏死　主要因为脱位时损伤了关节囊和关节内、外的韧带,破坏了骨的血液供应,导致骨的缺血性坏死,将会遗留关节的疼痛和活动功能障碍。常见的缺血性坏死部位有股骨头、腕舟骨、月骨、距骨等。

　　(三)骨化性肌炎　脱位时损伤了关节附近的骨膜,并与周围血肿相沟通,随着血肿机化和骨样组织形成,可引起骨化性肌炎。尤其是严重损伤或在关节作强烈被动屈伸活动时,更易引起骨膜下血肿扩散,形成广泛的骨化性肌炎。此症好发于肘、膝、肩等处。

　　(四)创伤性关节炎　脱位时关节软骨面受损伤,造成关节面不平整或因整复不当,关节面之间关系未完全复原所致。当活动、负重时,关节面不断遭受磨压,引起退行性变与骨端边缘骨质增生,产生创伤性关节炎,常见于下肢负重的关节。

6·1·5　辨证论治

　　一、新鲜外伤性脱位的治法

　　(一)麻醉　为了减轻患者疼痛,并使痉挛收缩的肌肉松弛,便于手法整复,可选用针刺麻醉、中药麻醉、硬膜外麻醉等,配合应用肌肉松弛剂,必要时行全身麻醉。对于肌肉不很紧张的新鲜脱位患者,可不用麻醉,或仅用止痛镇静剂便可进行复位。

　　(二)手法复位　《圣济总录》说:"凡坠堕颠扑,骨节闪脱,不得入臼,遂致蹉跌者,急须以手揣搦,复还枢纽,次用药调养,使骨正筋柔,营卫气血,不失常度,加以封裹膏摩,乃其法也。"我国古代医家如唐代孙思邈、王焘、蔺道人,元代危亦林等都为脱位的复位手法作出很大贡献,不少的方法至今仍为脱位整复的准绳。早期、正确、无损伤的手法复位则效果优良,日后可完全恢复关节的活动功能,若是延误了时间或手法不得当,往往治疗效果较差。正如《医宗金鉴·正骨心法要旨》所说:"但伤有重轻,而手法各有所宜,其痊可之迟速,及遗留残疾与否,皆关乎手法之所施得宜,或失其宜,或未尽其法也。"

　　法复手位时,应根据脱位的方向和位置,运用拔伸牵引、旋转屈伸、提按端挤等手法,利用杠杆原理将脱位的骨端轻巧地通过关节囊破裂口送回原位,并结合理筋手法,按摩推拿,理顺筋络,从而达到解剖复位。儿童的关节脱位,复位动作要特别轻柔,否则易造成骨骺分离。正如《伤科汇纂·上髎歌诀》云:"上髎不与接骨同,全凭手法与身功,""法使骤然人不觉,患如知也骨已拢。"

　　手法复位不能成功时,应找出阻碍复位的原因。若撕脱或游离的骨片、关节囊或肌腱被夹在关节之间阻碍复位时,勿用暴力强行复位,以免加重关节囊或肌腱的撕裂,甚至发生骨折、血管神经损伤等严重损伤。因此,必要时需考虑手术复位。

　　手术复位的适应证:(1)关节囊裂口与肌腱如纽扣状,将脱位的骨端交锁,手法整复失败者;(2)脱位并发骨折或韧带、肌腱断裂,复位后可能产生关节不稳定者;(3)脱位并发严重血管神经损伤者;(4)开放性脱位者。

(三)固定　关节脱位整复后,必须将伤肢固定于功能位或关节稳定的位置,以减少出血,并有利于伤部的修复,防止发生习惯性脱位和骨化性肌炎。我国历代医学家对于关节脱位复位后的固定积累了丰富的经验,如《仙授理伤续断秘方》载:"凡肩胛骨出……曲着手腕,绢片缚之。"提倡用绢片屈肘位固定肩关节脱位。现代对脱位的固定一般用胶布、绷带、夹板、三角巾、托板固定,同时辅以适当活动。固定时间按脱位部位及并发症的程度而定,一般固定2~3周,不宜过长,否则易致软组织粘连而发生关节僵硬,影响治疗效果。

(四)练功活动　我国历代医学家对于脱位的治疗也和骨折的治疗一样,强调动静结合的原则,十分重视练功活动,同时指出必须循序渐进,持之以恒。如《世医得效方》指出必须"勿计工程,久当有效。"复位后其他未固定的关节应开始作主动活动锻炼,受伤关节附近的肌肉也应作主动的舒缩活动。解除固定之后,可逐步地锻炼受伤关节的活动。练功的目的在于避免发生肌肉萎缩、骨质疏松和关节僵硬等并发症,且可增强血液循环,促进损伤组织的修复,同时防止关节粘连,尽快地恢复关节的最大活动范围。练功活动既要不失时机,又要循序渐进,避免粗暴的被动活动,并可配合适当按摩,使关节周围损伤的软组织愈合与关节功能活动恢复同时并进。

(五)药物治疗　关节脱位时,都有不同程度的筋肉损伤,所以关节复位后,其损伤性质以伤筋为主。如并发骨折,复位后的损伤性质则以伤骨为主。清·吴师机著《理瀹骈文》说:"外治之理,即内治之理,外治之药,亦即内治之药,所异者法耳。"因此,脱位的内外用药,首先必须活血化瘀,然后和营生新,并根据伤筋或伤骨的主次,予以续筋或接骨。一般可按早、中、后三期进行辨证论治:

(1)初期　伤后1~2周内,关节周围的筋肉与络脉受损,血离经脉,瘀积不散,经络受阻,气血之道不得通畅,肿痛剧烈,故以活血化瘀为主,佐以行气止痛。内服可选用舒筋活血汤、肢伤一方、活血止痛汤、活血丸、云南白药等;外用药可选用双柏散、活血散、散肿止痛膏、定痛膏等。

(2)中期　伤后2~3周,此期疼痛瘀肿消而未尽,筋骨尚未修复,故应和营生新、续筋接骨为主。内服选用壮筋养血汤、跌打养营汤、续骨活血汤、肢伤二方等;外用药可选用活血散、接骨续筋药膏、舒筋活络药膏等。

(3)后期　受伤3周以后,亦即解除固定之后,筋骨续连,肿痛消退,但因筋骨损伤内动肝肾,气血亏损,体质虚弱,故应养气血、补肝肾、壮筋骨。内服方可选用补肾壮筋汤、壮筋养血汤、生血补髓汤、虎潜丸、肢伤三方等;外治以熏洗为主,可选用五加皮汤、海桐皮汤、八仙逍遥汤、上肢损伤洗方、下肢损伤洗方、骨科外洗一方、骨科外洗二方等。

二、陈旧性外伤性脱位的治法

关节脱位后,因诊治延误,时间超过3周以上者,称为陈旧性关节脱位。脱位日久,由于关节囊内、外血肿机化,瘢痕组织充填于关节腔内,关节周围软组织已形成粘连,关节周围的肌肉与韧带已挛缩,而造成整复的困难。近年来,由于中医疗法的发展,提高了对陈旧性外伤性脱位的手法整复率与疗效。但应根据患者的年龄、脱位的时间、临床表现及解剖情况,严格掌握手法整复的适应症与禁忌证。

(一)治疗方法的选择

(1)年老体衰者,若脱位的关节有一定活动度,则不宜采用手法整复,以防其疏松的骨质断裂。若有局部痠痛等症状,可用药物熏洗等方法治疗。

(2)青壮年患者,关节脱位一般不超过3个月,脱位的关节有一定活动度,且无骨折、骨质疏松、损伤性骨化及神经损伤等并发症,可采用舒筋活血药熏洗,及推拿按摩舒筋活络手法或加用短时间(1周左右)持续牵引后,再试行手法复位,但忌用暴力,以免发生骨折。

(3)青壮年患者如有上述并发症或手法复位不成功者,可考虑手术切开复位或作关节成形术。

(二)手法复法的禁忌证

(1)年老(年龄60岁以上)、体衰、有心血管疾患如高血压、心脏病等的患者。

(2)关节脱位时间较长(超过3~6个月),X线摄片显示骨质普遍疏松,已显著脱钙者。

(3)临床检查时,脱位的关节活动度极小且异常僵硬者。

(4)有严重的并发症,如骨折、神经损伤、血管损伤、损伤性骨化、感染等。

(三)手法复位步骤 复位前应作全身和局部的详细检查,并根据X线照片仔细研究其病理变化,确定治疗方法及步骤,充分估计治疗中出现的问题及订出防治措施。

(1)牵引舒筋 对于陈旧性关节脱位,不能象新鲜脱位一样采取一次复位的措施,必须作好充分的准备,才能进行手法整复。脱位时间长、关节活动范围较小、关节周围肌肉丰厚(如髋关节)或软组织挛缩较明显者,应先行持续牵引1周左右,成人用骨牵引,儿童用皮肤牵引。在牵引的同时,配合舒筋活血的中药(如上肢损伤洗方、下肢损伤洗方、旧伤洗剂等)煎汤熏洗患部,每日3次,每次1小时,在熏洗间隙时间,用舒筋药水(如舒筋止痛水、茴香酒)揉擦,并辅以按摩推拿患部,每日3次,每次15~30分钟。这一阶段的治疗目的在于舒筋活血,使软组织的挛缩逐渐松弛,粘连日趋缓解,直至脱位的骨端牵引到关节臼附近,为手法复位创造有利条件,此时可摄X线片检查以了解准备情况。若脱位时间短,关节活动范围较大,则牵引时间可缩短或不牵引。

(2)活动解凝 在麻醉下先行充分的旋转拔伸,反复摇晃,然后进行受伤关节的屈伸、收展和回旋的被动活动,活动范围由小到大,由轻而重,动作应稳健温柔而缓慢,使患部在各个方向的活动中松解关节与周围软组织的粘连和挛缩。施行手法时,由于杠杆作用原理,长管骨的关节端所受应力较大,加之粘连未完全松解,以及骨胳长期废用脱钙,如操之过急则可能造成骨折,故应耐心操作,有时需长达1小时左右,这一步骤是复位成功的关键。若发现某些表浅部位的筋腱挛缩尚不够松弛,如髋关节附近的内收肌腱与髂胫束等挛缩阻碍复位时,可作皮下筋腱切断术,使复位易于进行。

(3)整复脱位 经上述手法,当患部筋肉粘连已松解,关节活动较充分时,可按照不同关节脱位,采用适当的手法进行复位,动作要温和,不能强使暴力。若手法复位不能成功,可考虑手术治疗或其他非手术疗法。

(四)固定与练功 复位成功后,应将患肢妥善固定在关节较稳定的位置,如肩关节内收位、肘关节屈曲位、髋关节伸直外展位。肩肘关节可用绷带、三角巾固定,髋关节需用皮肤牵引。初期未固定的关节应主动活动锻炼,受伤关节附近的肌肉也应作舒缩活动。2~3周后解除固定,可逐步地锻炼受伤关节的活动,并配合药物熏洗与适当按摩。下肢需3~4周后患肢开始不负重行走。早期练功可避免肌肉萎缩、骨质疏松、筋腱挛缩、关节强直等并发症。

6·2　颞颌关节脱位

颞颌关节脱位,亦称下颌关节脱位。《备急千金要方》称"失欠颊车",明·陈实功《外科正宗》称"落下颏",清代则称为脱颏、颏颊脱下,俗称吊下巴。

颞颌关节由下颌骨的一对髁状突和颞骨的一对颞颌关节窝构成,是人体头面部唯一能动的关节。颞颌关节脱位是临床常见的脱位之一,好发于老年人及身体虚弱者,按脱位的时间和复发次数,可分为新鲜性、陈旧性和习惯性三种;按一侧或两侧脱位,可分为单侧脱位和双侧脱位两种;按脱位后下颌骨的髁状突在颞颌关节窝的前方或后方,可分为前脱位和后脱位两种。临床中以前脱位多见,后脱位仅见于合并关节窝后壁严重骨折的患者。

6·2·0·1　病因病理

一、过度张口

颞颌关节周围有关节囊包绕,囊的侧壁为韧带所加强,但前壁较松弛薄弱,没有韧带加强。张口时,髁状突向前滑至关节结节之上,为一不稳定的位置。当过度张口,如大笑、打呵欠、拔牙等时,髁状突经前壁向前滑到关节结节的前方,形成颞颌关节前脱位。

二、暴力打击

下颌部遭受到侧方暴力打击,或在单侧臼齿间咬食较大硬物时,关节囊的侧壁韧带不能抗御外来暴力,则可发生一侧或双侧的颞颌关节脱位。

三、肝肾亏损

《伤科汇纂》说:"夫颏颊脱下,乃气虚不能收束关窍也。"年老体衰、久病体质虚弱,因其气血不足,肝肾亏损,血不荣筋,韧带松弛,容易发生习惯性脱位。

6·2·0·2　诊断要点　
颞颌关节脱位后,立即出现口半开,不能自然张合,语言不清,咬食不便,吞咽困难,流涎等症状。

一、双侧脱位

下颌骨下垂,向前突出,咬肌痉挛呈块状隆起,面颊变成扁平状,双侧颧弓下方可触及下颌髁状突,耳屏前方可触及一明显凹陷,患者常以手托住下颌就诊。

二、单侧脱位　口角歪斜,下颌骨向健侧倾斜,患侧颧弓下方可触及下颌髁状突,耳屏前方可触及凹陷。

6·2·0·3　辨证论治

一、新鲜颞颌关节脱位的治疗

(一)手法复位

(1)手法前的准备

① 患者坐靠背椅,须低位,以便医者施术,助手双手固定患者头部(或头倚墙)。

② 术者站在患者前面,可先用伤筋药水(舒筋止痛水、茴香酒)在颊车穴处揉擦数遍,以缓解咀嚼肌的紧张,必要时还可加用热敷。

③ 术者用数层纱布或胶布裹住拇指,防止复位时被患者咬伤,同时嘱患者不要紧张,尽量放松面部肌肉,将口张大。

(2)口腔内复位法　唐代孙思邈在《备急千金要方·七窍病》首次描述颞颌关节脱位的口腔内复位法:"治失欠颊车蹉开张不合方:一人以手指牵其颐,以渐推之,则复入矣。推当疾出指,恐误啮伤人指也。"颐,即下颌骨。术者用双手拇指伸入患者的口腔内,按于两侧下

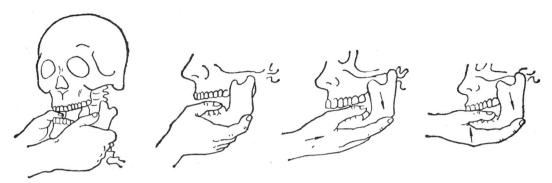

图 6-1　颞颌关节脱位整复法

臼齿上,其余四指在外面托住下颌,两拇指先往下按,俟下颌骨移动时再往里推之,余指同时协调地将下颌骨向上端送,听到滑入关节的响声,说明脱位已复入,此时拇指速向两旁滑开,随即从其口腔内退出(图 6-1)。

(3)口腔外复位法　用口腔内相同的手法,在口腔外进行复位。术者站在患者前方,双手拇指分别置于两侧下颌体与下颌支前缘交界处,其余四指托住下颌体,然后双手拇指由轻而重向下按压下颌骨,双手余指同时用力将其向后方推送,听到滑入关节之响声,说明脱位已整复。此法适用于年老齿落的习惯性脱位患者。

(二)固定方法　复位后,托住颌部,维持于闭合位,然后将四头带兜住下颌部,其余四头分别在头顶打结,固定时间 2~3 天。其目的是保持复位后的位置,使关节囊得到良好的修复,防止再脱位。固定期间嘱患者不要用力张口,不要吃硬食。

(三)药物治疗　外用舒筋药水(如舒筋止痛水、茴香酒)涂擦患处关节周围,可配合手法揉摩,理顺筋络,每日 2~3 次。内服药以舒筋活血、补肾壮筋为主,常用壮筋养血汤、补肾壮筋汤等。

二、习惯性颞颌关节脱位的治疗

习惯性颞颌关节脱位多因新鲜脱位复位后未能充分固定而过早活动,致使损伤的筋肉未得恢复而引起关节松动。年老体衰或肝肾虚损,筋肉不壮者更易发生。

复位手法与新鲜脱位相同,比较容易,有的患者可以自己复位。复位后必须加以妥善固定,可用四头带或绷带固定下颌骨,限制张口活动,预防再脱位。患者可配合自行按摩:两手食指或食中二指放在翳风穴上,按压揉摩,以痛为度,每日 3~5 次,每次揉按 50~100 下,直至痊愈为止。

外用舒筋药水涂擦患处关节周围,每日 2~3 次,内服补肝肾、壮筋骨药物,如补肾壮筋汤加减;气血虚衰者,可用补中益气汤、八珍汤等。

6·3　肩关节脱位

肩关节脱位亦称肩胛骨出、髃骨骱失或肩骨脱臼。《灵枢·经脉》称肩关节为"肩解",《医宗金鉴·正骨心法要旨》说:"其处各肩解,即肩髃与臑骨合缝处也。"肩关节由肩胛骨的关节盂与肱骨头所构成,其解剖特点是:肱骨头大,呈半球形,关节盂小而浅,约为肱骨头关节面的1/3,关节囊和韧带薄弱松弛,关节囊的前下方缺少韧带和肌肉覆盖;其运动幅度最大,能使上臂前屈、后伸、上举、内收、外展及内、外旋。由于肩关节不稳定的结构和活动度大,因此它是临床中最常见的关节脱位之一。

肩关节脱位好发于 20~50 岁的男性,根据脱位的时间与复发次数,分为新鲜、陈旧和习惯性三种;根据脱位后肱骨头的位置又可分为前脱位和后脱位两种,前脱位还分为喙突下、盂下、锁骨下脱位三种(图 6-2)。前脱位较常见,其中以喙突下脱位最多,后脱位极少见。

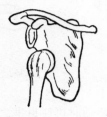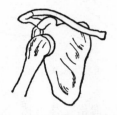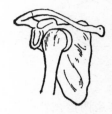

图 6-2 肩关节前脱位的类型

6·3·0·1 病因病理 肩关节脱位的病因不外直接或间接暴力两种。

一、直接暴力

多因打击或冲撞等外力直接作用于肩关节而引起,但极少见。临床常见的是向后跌倒时,以肩部着地,或因来自后方的冲击力,使肱骨头向前脱位。

二、间接暴力

可分为传达暴力与杠杆作用力两种,临床最多见。

(一)传达暴力 患者侧向跌倒,上肢外展外旋,手掌向下撑地,暴力由掌面沿肱骨纵轴向上传达到肱骨头。肱骨头可能冲破较薄弱的肩关节囊前壁,向前滑出至喙突下间隙,形成喙突下脱位,较为多见。若暴力继续向上传达,肱骨头可能被推至锁骨下部成为锁骨下前脱位,较为少见。

(二)杠杆作用力 当上肢过度高举、外旋、外展向下跌倒,肱骨颈受到肩峰冲击,成为杠杆支点,使肱骨头向前下部滑脱,先呈盂下脱位,后可滑至肩前成喙突下脱位。

肩关节脱位的主要病理变化为关节囊撕裂及肱骨头移位,肩关节周围的软组织可发生不同程度的损伤,或合并肩胛盂边缘骨折、肱骨头骨折与肱骨大结节骨折等,其中以肱骨大结节骨折最为常见,约有 30~40% 的患者合并有大结节撕脱骨折。偶见腋神经损伤,故复位前后应注意检查神经有无损伤。

6·3·0·2 诊断要点 患者有明显的外伤史,或既往有习惯性肩关节脱位史,稍受外力作用又复发。肩部疼痛、肿胀、功能障碍,若合并肱骨大结节撕脱者,局部肿胀明显,可有瘀斑及骨擦音,患者常用健手扶托患肢前臂。正如《伤科补要·髃骨骱失》中说:"其骱若脱,手不能举"。患肩失去圆形膨隆外形,肩峰显著突出,肩峰下部空虚,形成"方肩"畸形,并弹性固定于肩外展 20°~30° 位置,在喙突下,腋窝内或锁骨下可触及肱骨头,搭肩试验阳性(患侧肘关节屈曲,肘尖不能贴紧胸壁,若勉强将肘贴及胸壁,则患侧的手不能搭在健侧肩部),盂下脱位时患肢较健侧长。此外还要注意患肢有无神经、血管损伤的表现。X 线检查可了解肱骨头移位的方向与位置,确定脱位的类型,并可了解有无并发骨折。

6·3·0·3 辨证论治

一、手法复法

（一）新鲜肩关节脱位　　对新鲜肩关节脱位，尽可能争取早期手法复位，因早期局部瘀肿、疼痛与肌痉挛较轻，给予止痛药物即可，不必麻醉。若脱位超过24小时者，可选用针刺麻醉、血肿内麻醉、中药麻醉、全身麻醉或局部中药热敷，配合按摩，以松解筋肉紧张。

（1）拔伸足蹬法　　明代朱橚在《普济方·折伤门》载："令患人服乌头散麻之，仰卧地上。左肩脱落者，用左脚登定，右肩脱落者，右脚登。用软绢如拳大，抵于腋窝内，用人脚登定，挐病人手腕近肋，用力倒身扯拽，可再用手按其肩上，用力往下推之。如骨入臼，用软绢卷如拳大，垫于腋下。"拔伸足蹬法至今仍是临床常用的方法。患者仰卧，用拳大的软布垫于患侧腋下，以保护软组织，术者立于患侧，用两手握住患肢腕部，并用足（右侧脱位用右足，左侧脱位用左足）抵于腋窝内，在肩外旋、稍外展位置沿伤肢纵轴方向缓慢而有力地牵引，继而徐徐内收、内旋，利用足跟为支点的杠杆作用，将肱骨头挤入关节盂内，当有回纳感觉时，复位即告完成。在足蹬时，不可使用暴力，以免引起腋窝血管神经损伤。若用此法而肱骨头尚未复位，可能系肱二头肌长头腱阻碍，可将患肢进行内、外旋转，使肱骨头绕过肱二头肌长头腱，然后再按上法进行复位（图6－3）。

（2）椅背整复法　　唐代蔺道人在《仙授理伤续断秘方》中首次描述了应用椅背作为杠杆支点整复肩关节脱位的方法。书中载："凡肩甲骨出，相度如何整，用椅当圈住胁，仍以软衣被盛簟，使一人捉定，两人拔伸，却坠下手腕，又着曲着手腕，绢片缚之。"此法让患者坐在靠背椅上，把患肢放在椅背上外，腋肋紧靠椅背，用衣服（或大卷脱脂棉）垫于腋部，避免损伤，然后一人扶住患者和椅背，术者握住患肢，先外展、外旋拔伸牵引，再慢慢内收将患肢下垂，然后内旋曲肘复位，用绷带固定。

（3）拔伸托入法　　清代胡延光在《伤科汇纂》引《陈氏秘传》载："肩髆骨出臼，如左手出者，医者以右手叉病人左手，如右手出者，医者以左手叉病人右手，却以手撑推其腋，用手略带伸其手，如骨向上，以手托上。"此法患者坐位，术者站于患肩外侧，以两手拇指压其肩峰，其余四指插入腋窝（亦可左侧脱位，术者右手握拳穿过腋下部，用手腕提托肱骨头；右侧脱位，术者用左手腕提托）。第一助手站于患者健侧肩后，两手斜形环抱固定患者，第二助手一手握患侧肘部，一手握腕上部，外展外旋患肢，由轻而重地向前外下方作拔伸牵引。与此同时，术者插入腋窝的手将肱骨头向外上方钩托，第二助手逐渐将患肢向内收、内旋位继续拔伸，直至肱骨头有回纳感觉，复位即告完成（图6－4）。

（4）膝顶推拉法　　《伤科汇纂》载："令患人安坐于凳上，医者侧立其旁，一足亦踏于凳

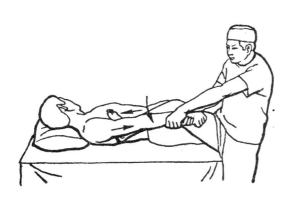

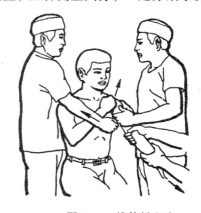

图6－3　拔伸足蹬法整复肩关节脱位的方法　　　　　　图6－4　拔伸托入法

上,以膝顶于胁肋之上,两手将患之臂膊擒住,往外拉之,以膝往里顶之,骤然用力,一拉一顶,则入臼矣。比之用肩头掮者,更为简捷矣。"此法让患者坐在凳上,术者与患者同一方向立于患侧。以左侧脱位为例,术者左足立地,右足踏于患者坐凳上,将患肢外展 80°~90°,并以拦腰状绕过术者身后,术者以左手握其腕,紧贴于左胯上,右手掌擒住患者左肩峰,右膝屈曲小于 90°,膝部顶于患者腋窝,右膝顶,右手推,左手拉,并同时左转身,徐徐用力,然后右膝抵住肱骨头部向上用力一顶,即可复位(图 6-5①②)。

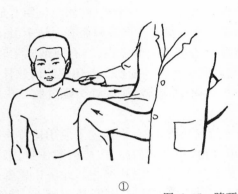

①　　　　　　　　图 6-5　膝顶推拉法①②　　　　　　　②

(二)陈旧性肩关节脱位　陈旧性肩关节脱位手法复位疗效虽较好,但操作较困难,处理不当会造成严重的并发症,如臂丛神经损伤、肱骨外科颈骨折等,应严格掌握适应证,复位操作需轻柔稳健。手法复位前,成年人可作尺骨鹰嘴骨牵引,儿童可作皮肤牵引,在肩外展位牵引 1 周左右,必要时可加用推拿按摩和舒筋活络的中药煎汤熏洗。若脱位时间短,关节活动受限较轻,可以缩短牵引或不作持续牵引。然后在麻醉下,作肩关节各方向的被动活动,动作持续有力,范围逐渐增大,以松解关节与周围的粘连,使关节周围挛缩的肌肉松弛和延伸。这一步骤须耐心细致,有时需 1~2 小时,经过牵引舒筋与活动解凝这两个阶段后,可采用下述手法整复:

(1)卧位杠杆整复法　在全身麻醉下复位时,第一助手用宽布套住患者胸廓向健侧牵引,第二助手用一手扶住坚立于手术台旁的木棍,另一手固定健侧肩部,第三助手牵引患肢,外展到 120°左右,术者双手握住肱骨头,三个助手同时用力,第三助手在牵引下徐徐内收患臂,利用木棍为杠杆支点,迫使肱骨头复位(图 6-6)。

(2)立位杠杆整复法　在臂丛麻醉或局部麻醉下,患者取坐位,第一、第二助手分别站在患者前、后侧,用肘部同抬一条圆木棍(硬木制成,长约 1m,直径 3~4cm,中部均匀地包卷棉花),棍置于患者腋下,棍中部之棉花卷对准腋窝,嘱两助手用力将棍向上抬高,使患肩处于抬肩位为度,术者站

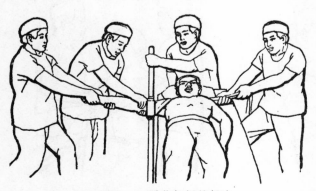

图 6-6　卧位杠杆整复法

在患肢前外侧,双手分别握住患者上臂中部及下部,使肩部外展45°,向下用力拔伸,同时逐渐摇转,肱骨头松动后,第二助手将棍子拿开,第一助手从健侧双手指交插扣紧,抱住患侧胸廓腋下部,不使其身体向患侧倾斜。术者一手继续握住患肢上臂中部进行持续牵引,另一手拇指置于患侧肩峰,余指插入患侧腋下,提托肱骨头,同时外旋、逐渐内收上臂,听到响声即已复位(图6-7)。

二、复位后检查

(1)手法复位后,宜使患肢屈肘90°,试以手掌搭于对侧健肩,观察肘部能否与胸壁接触。

(2)检查肩部外形是否丰满圆隆,嘱患者正坐,观察双肩是否对称,患肩畸形是否消失。

(3)患侧腋窝下、喙突下、锁骨下是否已摸不到脱出的肱骨头。

(4)肩关节能否作被动活动。

(5)X线摄片示肩关节是否复位。合并肱骨大结节撕脱骨折者,随着肩关节的整复,往往骨折片亦得以复位,一般不必另行处理。

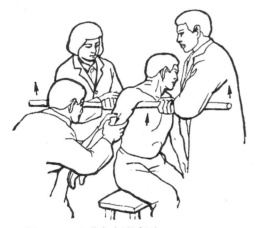

图6-7　立位杠杆整复法

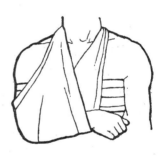

图6-8　肩关节脱位整复后固定法

三、固定方法

复位后必须予以妥善固定,使受伤的软组织得以修复,以防日后形成惯性脱位。一般可用胸壁绷带固定法,将患侧上臂保持在内收内旋位,肘关节屈曲60°~90°,前臂依附胸前,用纱布棉垫放于腋下和肘内侧,防止胸壁与上臂内侧皮肤长期接触发生糜烂。将上臂用绷带包扎固定于胸壁,前臂用颈腕带或三角巾悬托于胸前,固定时间2~3周(图6-8)。

四、练功活动

固定期间鼓励患者练习手腕和手指活动。1周后去除上臂固定于胸壁的绷带,仅留悬托前臂的三角巾,此时可开始练习肩关节伸屈活动。再1~2周解除外固定后,应逐步作肩关节各方向主动活动锻炼,如左右开弓、双手托天、手拉滑车、手指爬墙等,并配合按摩推拿、针灸、理疗,以防肩关节软组织粘连与挛缩。禁止作强力的被动牵伸活动,以免软组织损伤及并发损伤性骨化。

五、药物治疗

早期患肩瘀肿疼痛明显,宜活血化瘀、消肿止痛,内服可选用舒筋活血汤、肢伤一方、活血止痛汤,外敷双柏散、活血散或消肿止痛膏。肿痛减轻后,宜舒筋活血、强筋壮骨,可内服壮筋养血汤、补肾壮筋汤等,外贴舒筋活络药膏。后期体质虚弱,可内服八珍汤、左归丸或补中益气汤加菟丝子、补骨脂,外洗药可选用骨科外洗一方、上肢损伤洗方煎汤熏洗。习惯性脱位应内服补肝肾、壮筋骨药物,如补肾壮筋汤、虎潜丸等。

6·4　肘关节脱位

肘关节又名曲䐐骱,《伤科补要》说:"肘骨者,肱膊中节上下支骨交接处也,俗名鹅鼻骨,上接臑骨,其骱名曲䐐。"肘关节是由肱桡关节、肱尺关节和尺桡关节等三个关节所组成,这三个关节共包在一个关节囊内,有一个共同的关节腔,关节囊的前后壁薄弱而松弛,但其两侧的纤维层则增厚形成桡侧副韧带和尺侧副韧带,关节囊纤维层的环行纤维形成一坚强的桡骨环韧带,包绕桡骨小头。肘关节从整体来说,以肱尺部为主,与肱桡部、上尺桡部协调运动,使肘关节作屈伸动作。肘部的三点骨突标志是肱骨内、外上髁及尺骨鹰嘴突。伸肘时,这三点成一直线,屈肘时,这三点成一等边三角形,因此又称"肘三角"。

肘关节脱位是最常见的脱位之一,多发生于青壮年,儿童与老年人少见。按脱位的方向,可分为前脱位、后脱位两种。后脱位最为常见,前脱位甚少见。

6·4·0·1　病因病理　多因传达暴力或杠杆作用所造成。患者跌扑时,肘关节伸直前臂旋后位掌面触地,传达暴力使肘关节过度后伸,以致鹰嘴尖端急骤撞击肱骨下端的鹰嘴窝,在肱尺关节处形成杠杆作用,使止于喙突上的肱前肌及肘关节囊的前壁被撕裂,肱骨下端向前移位,尺骨喙突和桡骨头同时滑向后方而形成肘关节后脱位。由于环状韧带和骨间膜将尺、桡骨比较牢固地束缚在一起,所以脱位时尺、桡骨多同时向背侧移位。由于暴力作用不同,尺骨鹰嘴和桡骨头除向后移位外,有时还可以向桡侧或尺侧移位,形成肘关节侧方移位,部分患者可合并喙突骨折。若屈肘位跌扑,肘尖触地,暴力由后向前,可将尺骨鹰嘴推移至肱骨的前方,成为肘关节前脱位,多并发鹰嘴骨折,偶尔可出现肘关节分离脱位,因肱骨下端脱位后插入尺桡骨中间,使尺桡骨分离而致。

脱位时肘窝部和肱三头肌腱常因肱前肌腱被剥离,骨膜、韧带、关节囊被撕裂,以致在肘窝形成血肿,该血肿容易发生骨化,成为整复的最大障碍,或影响复位后肘关节的活动功能。另外,肘关节脱位可合并肱骨内上髁骨折,有的还夹入关节内而影响复位,若忽视将会造成不良的后果。移位严重的肘关节脱位,可能损伤血管与神经,应予以注意。

6·4·0·2　诊断要点

一、肘关节后脱位

肘关节疼痛、肿胀、活动功能障碍。肘窝前饱满,可摸到肱骨下端,尺骨鹰嘴后突,肘后部空虚,呈靴状畸形。有时可触及喙突或肱骨内上髁的骨折片。肘关节呈弹性固定在45°左右的半屈位,肘后三点骨性标志的关系发生改变,前臂前面明显缩短(与健侧对比),关节前后径增宽,左右径正常。若有侧方移位,还呈现肘内翻或肘外翻畸形。

二、肘关节前脱位

肘关节疼痛、肿胀、活动功能障碍。肘关节过伸,屈曲受限,呈弹性固定。肘前隆起,可触到脱出的尺桡骨上端,在肘后可触到肱骨下端及游离的鹰嘴骨折片。前臂前面较健侧显长。

6·4·0·3　辨证论治

一、手法复位

(一)新鲜肘关节后脱位　新鲜肘关节后脱位病史短(24 小时内)者,一般无需麻醉;病史长(超过 24 小时)或患部筋腱紧张,可选用针刺麻醉、血肿内麻醉或臂丛麻醉。复位前要了解骨端的移位方向,《仙授理伤续断秘方》载:"凡手骨(指肘关节)出者,看如何出,若骨出向左,侧向右边拔入;骨向右出,侧向左拔入",提出采取反向复位的方法。并发喙突或肱骨内上髁骨折者,先整复脱位,后处理骨折。

(1)拔伸屈肘法　清代钱秀昌在《伤科补要·曲豚髃》载:"其骱若出,一手捏住骱头,一手拿其脉窝,先令直拔下,骱内有声响,将手曲转,搭着肩头,肘骨合缝,其骱上矣。"患者取坐位,助手立于患者背后,以双手握其上臂,术者站在患侧前面,以双手握住腕部,置前臂于旋后位,与助手相对拔伸,然后术者以一手握腕部继续保持牵引,另一手的拇指抵住肱骨下端(脉窝)向后推按,其余四指抵住鹰嘴(骱头)向前端提,并慢慢将肘关节屈曲,若闻入臼声,说明脱位已整复。或卧位,患肢上臂靠床边,术者一手按其下段,另一手握住患肢前臂顺势拔伸,有入臼声后,屈曲肘关节(图 6-9①~④)。

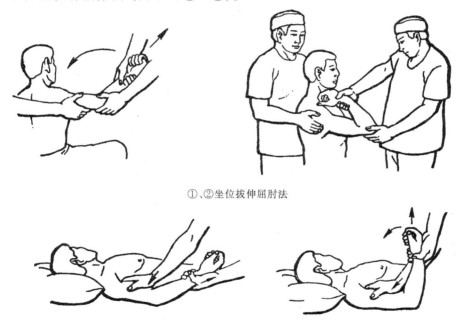

①、②坐位拔伸屈肘法

③、④卧位拔伸屈肘法

图 6-9　拔伸屈肘法①~④

(2)膝顶拔伸法　复位时患者取端坐位,术者立于患侧前面,一手握其前臂,一手握住腕部,同时以一足踏于凳面上,以膝顶在患肢肘窝内,沿着臂纵轴方向用力拔伸,有入臼感后,逐渐屈肘,患肢手指可触及同侧肩部即为复位成功(图 6-10)。

(二)新鲜肘关节前脱位　肘关节前脱位较少见,复位手法简单。患者取坐位或卧位,一助手固定患肢上臂,另助手握住患肢腕部,顺势牵引前臂,术者用两手拇指由肘前顶住脱出的尺桡骨上端向下后推入,余指由肘后抵住肱骨下端向上向前端提,有入臼声,说明已复位。肘关节前脱位常伴鹰嘴骨折,脱位整复后按鹰嘴骨折处理。

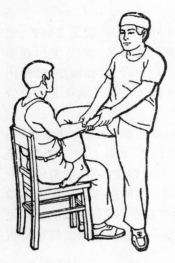

图6—10　膝顶拔伸法

（三）陈旧性肘关节脱位　肘关节脱位后若超过2～3周，可由于血肿机化、筋腱的粘连和挛缩，而造成复位困难。对于部分不合并骨折、血管神经损伤及损伤性骨化的单纯性陈旧脱位，可试行手法复位。手法复位前可作尺骨鹰嘴牵引一周左右，配合推拿按摩及舒筋活血的中药煎汤熏洗局部，使关节周围挛缩组织逐渐松弛。然后在臂丛麻醉下，作肘关节屈伸、旋转及左右摇摆活动，力量由轻而重，范围由小渐大，通过牵引舒筋与活动解凝这两步骤后，肘关节已相当松动，才可进行手法整复。

复位手法可采用拔伸屈肘法与膝顶拔伸法，若估计复位比较困难，可采用《伤科汇纂》引述的《陈氏秘传》整复法："两手肘骨出于臼者，先服保命丹，后用药洗软筋骨，令患人仰卧，医者居其侧，用布带束其臂，系于腰间，""侧腰往后，徐徐伸拔，揣令归原，就以大拇指着力强按其中，余四指分作四处，托其肘撑后，又用两指托其骨内，却试其曲肱。"此法在药物熏洗、舒筋解凝之后，令患者仰卧，术者立于患侧，用一条宽布带绕过患侧肱骨下端的前面，布带两头系于术者腰间，向后微微弓腰，扯紧布带。两助手分别握着上臂与前臂，徐徐拔伸牵引，术者两手大拇指顶住鹰嘴向前、向下推挤，余指把住肱骨下端向后拉，在协同配合下，助手慢慢地将肘关节屈曲，闻到入臼响声，说明脱位已整复。

若手法复位不成功，不必强求，以免造成损伤，可改行手术治疗。对于年老、因病不宜手术或肘关节功能要求不高不愿手术者，可作肘关节假性复位。此法在麻醉下，每次将肘关节屈曲20°～30°，然后用绷带、三角巾或石膏托固定3周，连续2～3次，待肘关节屈至功能位为止。肘关节虽没有真正复位，但没有疼痛，关节在屈曲90°位有30°左右的伸屈功能。

二、复位后的检查

肘部外形与健侧对比是否正常，屈伸活动功能是否恢复，手部能否触及同侧肩部，肘后部肘三角的正常关系，以及桡骨头与肱骨外上髁的正常关系是否已恢复。可摄肘关节正、侧位X线片检查，并注意有无肱骨内上髁、鹰嘴或喙突骨折。

三、固定方法

复位后，用绷带或直角托板固定屈肘90°位，并用三角巾悬吊患肢于胸前，固定时间2～3周。关节积血较多者，可无菌穿刺抽吸，预防关节粘连与损伤性骨化。

四、练功活动

《世医得效方》中指出：脱位经复位固定后，"不可放定，或时又用拽屈拽直。此处筋多，吃药后若不屈直，则恐成疾，日后曲直不得。"肘关节损伤后极易产生关节僵硬，故脱位整复后，应鼓励患者早期练功活动。固定期间可作肩、腕及掌指等关节活动，去除固定后，逐渐开始肘关节主动活动，以屈肘为主，伸肘功能由前臂下垂的重力及提物而逐步恢复。必须避免肘关节的粗暴被动活动，以防发生损伤性骨化。

五、药物治疗

复位后，初期宜活血化瘀、消肿止痛，内服可选用接骨紫金丹、续断紫金丹、舒筋活血汤，外敷消肿散、双柏散或消肿止痛膏；中期宜和营生新、舒筋活络，可内服壮筋养血汤、跌打养营汤或肢伤二方,外敷舒筋活络药膏或接骨续筋药膏;后期宜补养气血,可内服八珍汤或补中益气汤,外用海桐皮汤、上肢损伤洗方或骨科外洗二方煎汤熏洗。

6·5　小儿桡骨头半脱位

小儿桡骨头半脱位又称"牵拉肘",俗称"肘错环"、"肘脱环"。多发生于四岁以下的幼儿,是临床中常见的肘部损伤。幼儿桡骨头发育尚不完全,头颈直径几乎相等,环状韧带松弛,故在外力作用下容易发生半脱位。

6·5·0·1　病因病理　多因幼儿在肘关节伸直时腕部受到牵拉所致,如穿衣、走路跌倒时腕部被成人握住,由于肘部突然受牵拉力,肱桡关节间隙加大,关节内负压骤增,关节囊和环状韧带被吸入肱桡关节间隙,桡骨头被环状韧带卡住,阻碍回复而形成桡骨头半脱位。

6·5·0·2　诊断要点　多发生于幼儿,患肢有被牵拉的损伤史。患侧肘部疼痛,肘关节呈半屈曲、前臂呈旋前位,不敢旋后,不能抬举与取物肘关节不能自由活动。桡骨小头处压痛,局部无明显肿胀或畸形。X线检查常不能显示病变。

6·5·0·3　辨证论治

一、手法复法

不需麻醉,家长抱患儿正坐,术者与患儿相对。以右侧为例,术者左手拇指放在桡骨头外侧处,右手握其腕上部,并慢慢地将前臂旋后,一般半脱位在旋后过程中常可复位。若不能复位,则右手稍加牵引至肘关节伸直旋后位,左手拇指加压于桡骨头处,然后屈曲肘关节,常可听到或感到轻微的入臼声。或可屈肘90°向旋后方向来回旋转前臂,也可复位(图6-11)。

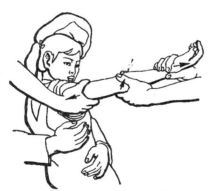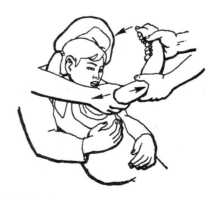

图6-11　桡骨头半脱位整复法

二、复位后处理

复位后患儿肘部疼痛立即消失,停止哭闹,屈肘自如,能上举取物。如无明显肿胀,一般不用外敷药物,可用颈腕吊带悬挂于屈肘位2~3天,并嘱家长为小儿穿脱衣服时多加注意,避免牵拉患肢,以防屡次发生而形成习惯性脱位。

6·6　月骨脱位

腕骨脱位古称"手腕骨脱"、"手腕出臼",腕关节的腕骨中以月骨脱位最常见。月骨居近排腕骨中线,正面观为四方形,侧面观呈半月形,掌侧较宽,背侧较窄。月骨近端与桡骨下端、远端与头状骨、内侧与三角骨、外侧与舟状骨互相构成关节面。月骨四周均为软骨面,与桡骨下端之间仅有桡月背侧、掌侧韧带相连,细小的营养血管经过韧带进入月骨,以维持其正常血液供应。月骨的前面相当于腕管,为屈指肌腱和正中神经的通道。临床上月骨向掌侧脱位为多,向背侧脱位很少。

6·6·0·1　病因病理　多由传达暴力所致。《伤科补要·手腕骱》中说:"若手掌着地,只能伤腕,若手指着地,其指翻贴于臂者,腕缝必开。"跌倒时手掌先着地,腕部极度背伸,月骨被桡骨下端和头状骨挤压而向掌侧移位,关节囊破裂,而引起月骨向掌侧脱位。此时前面的腕管受压,可使屈指肌腱与正中神经产生受压症状和功能障碍。脱位时桡月背侧韧带已断裂,若桡月掌侧韧带又扭曲或断裂,则影响月骨血液循环,容易引起缺血性坏死。

6·6·0·2　诊断要点　有明显手掌着地、腕背伸外伤史。腕部掌侧肿胀、隆起、疼痛、压痛明显。由于月骨脱位压迫屈指肌腱使之张力加大,腕关节呈屈曲位,中指不能完全伸直,握拳时第三掌骨头明显塌陷,叩击该掌骨头有明显疼痛。脱位的月骨压迫正中神经,使拇、食、中三指感觉异常与屈曲障碍。X线正位片显示月骨由正常的四方形变成三角形,侧位片可见月骨凹形关节面与头状骨分离而转向掌侧(图6-12)。

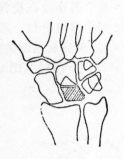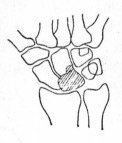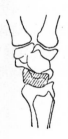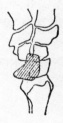

图6-12　月骨脱位X线示意图

6·6·0·3　辨证论治

一、手法复位

(一)拇指整复法　《伤科汇纂·腕骨》载:"手掌骨出臼,""不拘左右两手,情旁人将患人

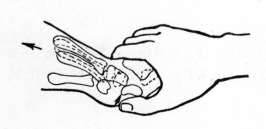

图6-13　月骨脱位拇指整复示意图

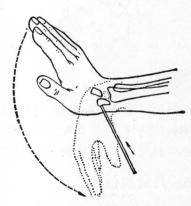

图6-14　针拨整复法

身手扶住,若外出者,令其仰掌,医者用两手齐托伤处,两大拇指捺在骨陷之所,医者之掌复又压在患手之上擎住,尽力四指向上一拗,掌往下捺,微带拽势,则入窠臼矣。"患者在麻醉下(如臂丛麻、局麻),取坐位,肘关节屈曲90°,两助手分别握住肘部和手指对抗牵引,在拔伸牵引下前臂旋后(即仰掌),腕关节背伸(四指向上一拗),使桡骨与头状骨之间的关节间隙加宽,术者两手握住患者腕部,两手拇指用力推压月骨凹面的远端(捺在骨陷之所),迫使月骨进入桡骨和头状骨间隙,然后逐渐使腕掌屈(掌往下捺,微带拽势),当月骨有滑动感,中指可以伸直时,多数表明已复位(图6－13)。

(二)针拨整复法 麻醉后,在无菌操作及X线透视下,用20号注射针头或细钢针,自掌侧刺入月骨凹面的远端,在腕背伸对抗牵引下,向背侧顶拨,协助复位,然后将腕掌屈,如中指可以伸直,表示脱位已整复。在X线下复查,若月骨凹形关节面已与头状骨构成关节,证明复位良好(图6－14)。

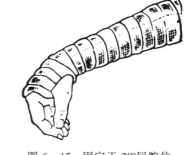

图6－15 固定于30°屈腕位

二、复位后处理

复位后,用塑形夹板或石膏托将腕关节固定于掌屈30°～40°位(图6－15),一周后改为中立位。固定期间经常作掌指关节与指间关节屈伸活动,两周后解除固定,开始作腕关节主动屈伸活动。

早期应活血化瘀、消肿止痛,内服可选用舒筋活血汤、肢伤一方或活血止痛汤。解除固定后,可内服壮筋养血汤或补肾壮筋汤,外用海桐皮汤或上肢损伤洗方熏洗。

6·7 掌指关节与指间关节脱位

掌指关节由各掌骨头与近节指骨基底构成。《医宗金鉴·正骨心法要旨》说:"手掌与背,其外体虽混一不分,而其骨在内,乃各指之本节相连而成者也。"掌指关节的活动主要是屈伸,屈力比伸力大,伸直时有20°～30°的侧方活动,屈曲时侧方活动微小,故掌指关节伸直时易因外力作用而发生脱位。临床中多见向掌侧脱位,尤以第一掌指关节脱位为多。

指间关节存在于各节指骨之间。《医宗金鉴·正骨心法要旨》说:"五指之骨名锤骨,即各指本节之名也",又:"竹节骨,即各指次节之名也。"锤骨与竹节骨之间即构成指间关节,该关节可作屈伸运动,屈力亦大于伸力。指间关节脱位颇为多见,各手指的近侧或远侧指间关节都可发生。

6·7·0·1 病因病理 掌指关节脱位多由于关节过伸时遭受外来暴力所致,如跌倒时指端触地或打球时指端猛烈撞击,掌指关节极度背伸,掌侧关节囊被撕裂,掌骨头穿过关节囊裂口脱向掌侧皮下,近节指骨基底向背侧移位。如关节囊裂口较小,掌骨头往往如钮扣状被交锁其中,有的屈肌腱亦可移位于掌骨头和指骨基底之间,造成复位困难。

指间关节脱位多因外力使关节极度过伸、扭转或侧方挤压,造成关节囊破裂、侧副韧带撕断而引起,甚至伴有指骨基底小骨片撕脱。脱位的方向大多是远节指骨向背侧移位,同时向侧方偏移,向掌侧移位者极少见。

6·7·0·2 诊断要点

一、掌指关节脱位

患处疼痛、肿胀、功能丧失,指间关节屈曲、掌指关节过伸畸形,并弹性固定。掌侧面隆起,在远侧掌横纹皮下可摸到脱位的掌骨头,手指缩短。X线摄片可清楚地显示移位的掌骨头及近节指骨基底部。

二、指间关节脱位

伤后关节呈梭形肿胀、畸形、疼痛、局部压痛,弹性固定,被动活动时疼痛加剧。若侧副韧带已断,则出现明显侧方活动。X线摄片显示指间关节脱离正常关系,并可确定是否并发指骨基底撕脱性骨折。

6·7·0·3 辨证论治

一、手法复位

(一)掌指关节脱位整复法 《伤科汇纂》说:"掌骨也,乃五指本节之后节也。""陷下须用手托出,突出须用手捺入,均要略带拽势,不可强为。"麻醉下,术者用一手拇指与示指握住脱位手指,呈过伸位,顺势作拔伸牵引,同时用另一手握住患侧腕关节,以拇指抵于患指基底部推向远端,使脱位的指骨基底与掌骨头相对,然后向掌侧屈曲患指,即可复位(图 6 – 16)。

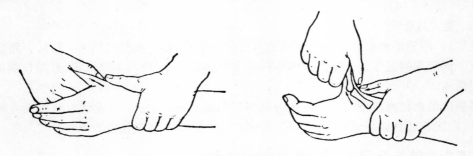

图 6 – 16 拇指掌指关节脱位整复法

(二)指间关节脱位整复法 术者一手固定患肢掌部,另一手握伤指末节顺势拔伸牵引,同时用拇指将脱出的指骨基底部推向前方,然后屈曲手指,即可复位。

二、固定

用铝板压弯塑形或用绷带卷垫于掌指关节与指间关节的掌侧,固定患指于轻度屈曲对掌位1~2周。指间关节脱位整复后还可采用邻指胶布固定。

三、练功活动

早期除患指外可作其余关节的练功活动;去除固定后,可作受伤掌指关节或指间关节的主动屈伸练功活动,活动范围从小到大。

四、药物治疗

固定期间,应活血祛瘀、消肿止痛,内服舒筋活血汤或跌打丸等;去除固定后,应舒筋活络,可用上肢损伤洗方熏洗患指,并配合按摩理筋手法,理顺筋络。

6·8 髋关节脱位

《灵枢·经脉篇》称髋关节为"髀枢"。髋关节脱位古称"胯骨出"、"机枢错努"、"大腿根出臼"、"臀髎出"等。《医宗金鉴·正骨心法要旨》说:"环跳者,髋骨外向之凹,其形似臼,以纳髀骨之上端如杵者也,名曰机,又名髀枢,即环跳穴处也"。髋关节是典型的杵臼关节,由股骨头与髋臼构成,髋臼周缘附有关节盂缘软骨,以加深关节窝,可容纳股骨头的2/3,且有坚强的关节囊和与股骨头相连的圆韧带,这构成了髋关节的稳定性。因此,髋关节一般不易发生脱位,只有在强大暴力作用下才可能发生。髋关节脱位多见于活动力强的青壮年男性。

根据脱位后股骨头移位的情况,可分成前脱位、后脱位和中心性脱位三种,临床以后脱位多见。

6·8·0·1 病因病理 多因间接暴力引起。《医宗金鉴·正骨心法要旨》说:"或因跌打损伤,或蹊垫挂镫,以致机枢错努。"髋关节是结构比较稳定的关节,引起脱位常需强大的暴力,如车祸、堕坠、塌方等,亦可发生于屈髋位如自高处跳下、骑马跌倒等,足或膝着地而致脱位。当髋关节屈曲90°时,如果过度内收并内旋股骨干;则使股骨头的大部分不能抵触于髋臼内,而移到较薄弱的关节囊后下方,股骨颈前缘紧抵髋臼前缘而形成杠杆的支点,此时来自腿与膝前方或腰部背侧的暴力,可使股骨头受到杠杆作用而冲破关节囊,脱出髋臼,造成后脱位,有时还合并髋臼后缘骨折、股骨头骨折或坐骨神经受到移位的股骨头压迫、牵拉而被损伤。

当髋部因外力强度外展、外旋时,大转子顶端即与髋臼上缘相接触,股骨头因受杠杆作用而被顶出髋臼,突破关节囊的前下方,而形成前脱位。如股骨头停留在耻骨上支水平,则可引起股动、静脉受压而导致血循环障碍。

当强大的暴力作用于股骨大转子外侧,或髋关节在轻度屈曲外旋位,顺着股骨纵轴加以外力冲击,传达的暴力使股骨头撞击髋臼底部,引起臼底骨折。如外力继续作用,股骨头可连同髋臼骨折片一齐向盆腔内移位,形成中心性脱位。中心性脱位必然合并髋臼底骨折,骨折多呈星状或粉碎型。如髋臼骨折片夹住股骨颈,就会阻碍突入盆腔内的股骨头复位,但这种情况比较少见。

6·8·0·2 诊断要点 髋关节脱位均有明显外伤史,伤后髋部疼痛、肿胀、活动功能障碍,不能站立行走。不同类型的脱位具有不同的体征,严重者还可发生骨折及神经血管损伤等并发症。

一、后脱位的体征

患肢呈屈曲、内收、内旋畸形,患侧膝关节亦轻度屈曲,常置于健侧膝上部(图6-17),即《普济方·折伤门》云:"如粘膝不能开,便是出向外",又"出后"。患肢外形较健侧缩短,如清·赵廷海《救伤秘旨》云:"足短"。患侧臀部膨隆,股骨大转子上移凸出,在髂前上棘与坐骨结节联线后上方可触及股骨头,即《仙授理伤续断秘方》云:"凡胯骨,从臀上出者"。患肢不能主动活动,在作外展、外旋动作时呈弹性固定。粘膝征阳性:伤侧膝部靠在对侧大腿上。《普济方·折伤门》云:"凡辨腿胯骨出,以患人比,并之如不粘膝,便是出向内(即前脱位);如粘膝不能开,便是出向外(即后脱位)"。粘膝征是鉴别诊断髋关节前、后脱位的检查法。X线检查可见股骨头向后上方移位。

二、前脱位的体征

患肢呈外展、外旋及轻度屈曲畸形,即"如不粘膝,便是出向内",又"出前"。患肢外形较健侧增长,即《救伤秘旨》云:"足长"。在腹股沟处可触及股骨头,即《仙授理伤续断秘方》云:"如胯骨从裆内出"。患肢不能主动活动,在作内收、内旋动作时呈弹性固定。粘膝征阴性,伤侧膝部不能靠在对侧大腿上。X线检查可见股骨头向前下方移位。

三、中心性脱位的体征

　　患肢缩短,大转子内移(若股骨头移位不多者,则不明显)。若髋臼骨折形成血肿,患侧下腹部有压痛,肛门指检常在患侧有触痛和触到包块。X线摄片可显示髋臼骨折与突入盆腔的股骨头。

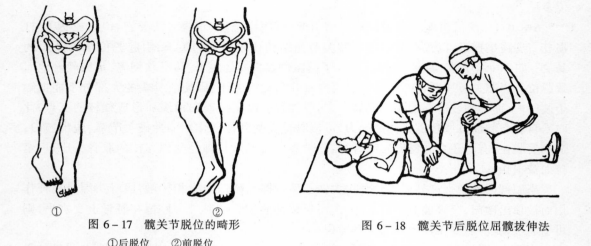

　　　　　　图 6 – 17　髋关节脱位的畸形　　　　　　　图 6 – 18　髋关节后脱位屈髋拔伸法
　　　　　　①后脱位　　②前脱位

6·8·0·3　辨证论治

一、手法复位

　　手法复位前应解除患者疼痛,可选择全麻、腰麻或硬膜外麻醉。患者仰卧于木板上,木板平放在地上,只要患者全身情况许可,可立即进行手法复法。

　　(一)髋关节后脱位

　　(1)屈髋拔伸法　患者仰卧,助手用两手按压髂嵴固定骨盆。术者面向患者,骑跨于屈髋屈膝各90°的患肢上,用双前臂、肘窝部扣在患肢腘窝部,逐渐拔伸,使股骨头接近关节囊破裂口,在向上牵拉的同时,略将伤肢旋转,促使股骨头滑入髋臼,感到入臼声后,再将伤肢伸直(图 6 – 18)。

　　(2)回旋法　清代钱秀昌在《伤科补要》中介绍:髋关节(臀骱)"若出之则难上,因其膀大肉厚,手捏不住故也。必得力大者三四人,使患侧卧,一人抱住其身,一人捏膝上拔下,一手擎其骱头迭进,一手将大膀曲转,使膝近其腹,再令舒直,其骱有响声者已上。"此法患者仰卧,助手以双手按压双侧髂嵴固定骨盆,术者立于患侧,一手握住患肢踝部,另一手以肘窝提托其腘窝部,在向上提拉的基础上,将大腿内收、内旋,髋关节极度屈曲,使膝部贴近腹壁(大膀曲转,使膝近其腹),然后将患肢外展、外旋、伸直(再令舒直)。在此过程中,其骱有响声者,复位即告成功(图 6 – 19)。因此法的屈曲、外展、外旋、伸直是一连续动作,形状恰似一个问号"?"或反问号"⸮",故亦称划问号复位法。

　　回旋法应用杠杆原理整复脱位,当屈髋牵引、内收内旋髋关节时,使股骨头与髋臼上缘分离,然后继续屈髋屈膝,使股骨头向前下方滑移,再外展外旋髋关节,利用髂股韧带为支点,依靠杠杆作用使股骨头移至髋臼下缘,最后伸直大腿,使股骨头向上滑入髋臼。由于回旋法的杠杆作用力较大,施行手法时动作要轻柔,不要使用暴力,以免导致骨折或加重软组织的损伤。

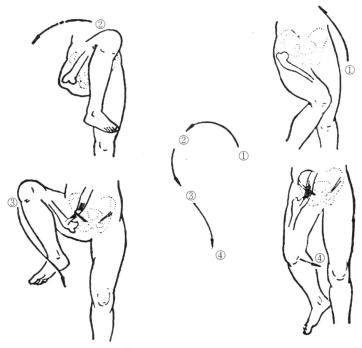

图 6－9 髋关节后脱位回旋复位法

（3）拔伸足蹬法 唐代蔺道人在《仙授理伤续断秘方》载："凡胯骨，从臀上出者，可用三两人，挺定腿拔伸，乃用脚踪入。"《伤科汇纂》更详细地描述："如左足出臼，令患人仰卧于地，医人对卧于患人之足后，两手将患脚拿住，以右足伸牮患人胯下臀上，两手将脚拽来，用足牮去，身子往后卧倒，手足身子并齐用力，则入窠臼矣。"此法患者仰卧，术者两手握患肢踝部，用一足外缘蹬于坐骨结节及腹股沟内侧（左髋脱位用左足，右髋脱位用右足），手拉足蹬，身体后仰，协同用力，两手可略将患肢旋转，即可复位（图6－20）。

（4）俯卧下垂法 患者俯卧于床缘，双下肢完全置于床外，健侧下肢由助手扶持，保持在伸直水平位，患肢下垂，助手用双手固定骨盆，术者一手握其踝关节上部，使膝关节屈曲 90°，利用患肢的重量向下牵引，术者还可轻旋大腿，用另一手在靠近腘窝处向下加压，增加牵引力，使其复位（图6－21）。

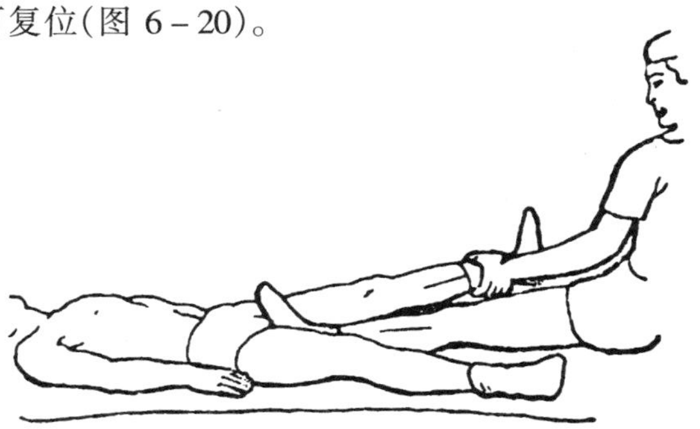

图 6－20 髋关节脱位拔伸足蹬法

（二）髋关节前脱位

（1）屈髋拔伸法 患者仰卧于地上，一助手按住双侧髂嵴固定骨盆，另一助手屈曲其膝关节并握住患肢小腿，在髋外展、外旋位渐渐向上拔伸牵引至屈髋 90°位，与此同时，术者双手环抱大腿根部，将大腿根部向后外方按压，股骨头即可纳入髋臼。

（2）反回旋法 其操作步骤与后脱位相反，先将髋关节外展、外旋，然后屈髋屈膝，再内收、内旋，最后伸直下肢（图6－22①～④）。

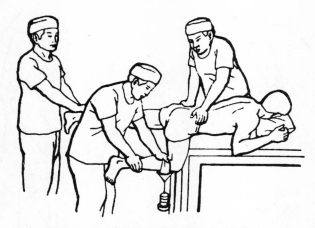

图 6 - 21　髋关节后脱位俯卧下垂复位法

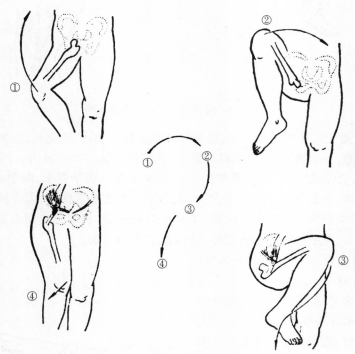

图 6 - 22　髋关节前脱位反回旋复位法①～④

（3）拔伸足蹬法　患者仰卧，术者两手握患肢踝部，用一足外缘蹬于坐骨结节及腹股沟内侧，左髋脱位用左足，右髋脱位用右足（以上步骤同蔺道人法），足底抵住股骨头，手拉足蹬，徐徐用力。拉松后，用两手将患腿内收，同时足向外支顶股骨头，即可复位。

（三）中心性脱位　患者仰卧，一助手握患肢踝部，使足中立，髋外展 30°位，轻轻拔伸旋转，一助手把住患者腋窝行反向牵引。术者立于患侧，一手推髂骨部，一手抓住绕过患侧大腿根部之布带，向外拔拉，即可将内移之股骨头拉出，触摸大转子与健侧比较，两侧对称，即整复成功（图 6 - 23）。亦可采用持续股骨髁上牵引，移位的骨碎片可能与脱位的股骨头一并复位。

（四）陈旧性后脱位　　凡适应手法整复者，先作胫骨结节骨牵引一周左右，克服肌肉、关节囊、韧带和其他软组织的挛缩，待股骨头逐渐拉至髋臼平面后，在麻醉下先作髋关节各方向的摇转、扳拉等，手法要稳健，由轻到重，活动范围由小到大，反复操作，以松解股骨头与周围软组织所形成的瘢痕与粘连，然后按新鲜髋关节脱位的整复方法予以复位，复位后处理亦与新鲜脱位相同。若伴有髋臼骨折、坐骨神经损伤或骨化性肌炎，病程在一年以上，局部疼痛，畸形

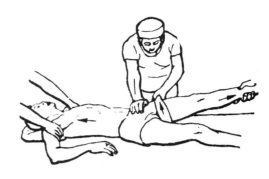

图 6 - 23　髋关节中心性脱位整复法

明显，髋关节周围软组织挛缩严重、功能明显障碍，以及关节面破坏、髋关节不稳定的青壮年，可考虑手术治疗。

二、复位后检查

复位后，助手将患肢轻放，与健肢并齐，比较双侧肢体长度是否相同，股骨大转子有无上移，畸形是否消失，再托住腘窝部进行各种被动活动，若无障碍，说明复位已成功。

三、固定

一般用皮肤牵引或沙袋制动。髋关节后脱位，应维持髋部在轻度外展旋中位 3～4 周，使其损伤的软组织获得良好的愈合机会。合并髋臼后上缘骨折者，在复位后，骨折块多数随之复位。经 X 线摄片检查证实骨折片复位良好者，在髋部外侧用外展夹板固定，并配合持续皮牵引，固定时间应延长至 6 周左右。髋关节前脱位在皮肤牵引时，必须维持在内收、内旋、伸直位，避免患肢外展。髋关节中心性脱位可以在外展旋中位牵引 6～8 周。

四、练功活动

在牵引或夹板、沙袋制动期间，应进行股四头肌及踝关节功能锻炼。解除固定或牵引后，可扶拐不负重行走，三个月后逐步负重锻炼，以减少发生股骨头缺血性坏死及创伤性关节炎。

五、药物治疗

初期以活血化瘀为主，可内服舒筋活血汤或肢伤一方；外敷消肿散、双柏散或活血散。中期和后期则着重补益气血、强壮筋骨，内服选用生血补髓汤、补肾壮筋汤、虎潜丸等；外敷接骨续筋药膏或舒筋活络药膏。解除固定后可用海桐皮汤或下肢损伤洗方等煎汤熏洗。

6·9　髌骨脱位

《医宗金鉴·正骨心法要旨》云："膝盖骨即连骸，亦名髌骨，形圆而扁，复于楗胻上下两骨之端，内面有筋联属。髌骨是人体最大的籽骨，略呈扁平三角形，底朝上，尖向下，覆盖于股骨与胫骨两骨端构成的膝关节的前面。髌骨上缘与股四头肌腱相连，其下缘通过髌韧带止于胫骨结节上，其两侧为股四头肌扩张部包绕，止于胫骨髁。股内侧肌止于髌骨的内上缘，髌骨的后面稍隆起与股骨下端内外髁之间的凹陷呈关节面。由于股四头肌中的股直肌、股中间肌、股外侧肌的作用方向与髌韧带不在一条直线上，髌骨有向外脱出的倾向，但因股内侧肌有向内上方牵引作用力，而使髌骨维持在正常位置。

髌骨脱位根据病因可分为新鲜外伤性与习惯性脱位。新鲜外伤性脱位治疗不当时，可

以转变为习惯性脱位,而习惯性脱位亦多有外伤史。根据移位的方向可分为外侧、内侧及向下脱位。临床上以外侧脱位为主,内侧脱位极为罕见。

6·9·0·1 病因病理

髌骨新鲜外伤性脱位多由于直接暴力引起,当暴力直接作用于髌骨的一侧,或用力踢东西突然猛力伸膝,由于股四头肌强力收缩,可将股四头肌的扩张部撕裂。股内侧肌与股四头肌内侧扩张部撕裂引起髌骨外侧脱位,临床较多见;股四头肌外侧扩张部撕裂引起髌骨内侧脱位较少见;股四头肌断裂则引起髌骨向下脱位,亦少见。

习惯性脱位临床上较常见,多发生于女青年,主要为外侧脱位,多为单侧病变,亦有双侧发病者。外伤为致病因素之一,但多有膝关节的结构不正常,如股骨外髁发育不良,髌骨比正常人变小,膝外翻畸形,关节囊松弛,股外侧肌的止点异常,髂胫束短缩或在髂骨外缘有异常附着等,均为造成习惯性脱位的因素。

6·9·0·2 诊断要点

髌骨新鲜外伤性脱位均有明确的外伤史。膝内侧或外侧疼痛、肿胀,损伤重时可有关节血肿、皮肤瘀斑。如《伤科补要》说:"若膝盖骨离位,向外侧者,则内筋肿胀;向内侧者,则筋直腘肿。"膝关节呈微屈位,活动受限。膝前方凹陷,股骨下端的外侧或内侧可触及移位的髌骨,股四头肌和髌腱被拉紧。X线拍片可明确诊断,必要时可拍摄轴位 X 线片。须注意股骨外髁的发育是否正常。

6·9·0·3 辨证论治

新鲜外伤性脱位可施行手法整复。《伤科补要》指出:"须详视其骨,如何斜错,按法推拿,以复其位"。

一、手法复位

手法整复,一般不需麻醉。患者平卧,术者立于患侧,一手握其足踝上方,一手拇指按于髌骨外下方,余指托于腘下,如《证治准绳》中说:"若膝头骨跌出臼,牵合不可太直,不可太曲,直则不见其骨棱,曲则亦然,只可半直半曲。"使患膝在微屈状态轻轻作屈伸活动,在伸直动作的同时,拇指向内前方推按髌骨,使其复位,然后使患膝伸直。内侧脱位则手法相反。

二、固定

用夹板绷带包扎或石膏托固定膝关节于伸直位 3～4 周。

三、练功活动

固定后将患肢稍抬高,可练习趾踝关节活动,解除固定后逐渐锻炼膝关节屈伸功能,注意不能过早负重、用力伸膝或下蹲,以防发生再脱位。

四、药物治疗

早期应活血祛瘀,内服舒筋活血汤,外用消肿散或消瘀膏;中、后期以续筋壮骨为主,内服补肾壮筋汤或健步虎潜丸,外用下肢损伤洗方熏洗。

髌骨习惯性脱位则可考虑手术治疗,根据髌骨脱位的原因而采用相应的手术方法。

6·10 膝关节脱位

膝关节由股骨下端、胫骨上端和髌骨的关节面构成。《素问·脉要精微论》说:"膝者筋之府",膝关节内及其周围有较坚强的韧带与筋腱保护,构造复杂,负重量大,活动机会多。关节内有前、后十字韧带以及衬垫于股骨两髁和胫骨平台之间的内、外侧半月板。关节周围有大而松弛的关节囊,附着于各骨关节软骨的周缘,关节囊的前壁为股四头肌腱、髌骨及髌韧带,囊的两侧有膝内、外侧副韧带加强。关节附近还有肌肉与肌腱包绕,故膝关节结构比较稳定,有受到严重外力时才会发生脱位。

膝关节脱位多见于青壮年人,根据脱位的程度,可分为完全脱位与不全脱位两种,不全脱位比较多见。根据移位的方向,可分为前、后、内侧、外侧及旋转脱位,其中以前脱位和内侧脱位较常见。

6·10·0·1　病因病理　多因强大暴力作用于股骨下端或胫骨上端而造成脱位。如外力直接由前方作用在股骨下端,可造成胫骨向前脱位,作用在胫骨上端,可造成胫骨向后脱位。如外力直接由外侧作用在股骨下端,可造成胫骨向外侧脱位,作用在胫腓骨上端,可造成胫骨向内侧脱位。间接扭转暴力可引起旋转脱位。外力大者,可产生全脱位,外力较小者,则产生不全脱位。完全脱位者,不但关节囊破裂,关节内十字韧带与内、外侧副韧带亦撕裂,有时还会合并半月板破裂、胫骨棘或胫骨结节撕脱骨折、腓总神经或胫神经损伤、腘窝内血管被压迫或撕裂等。这些严重的并发症,常导致膝关节脱位的预后不良。

6·10·0·2　诊断要点　伤后膝关节剧烈疼痛、肿胀、功能丧失。不全脱位者,由于胫骨平台和股骨髁之间不易交锁,脱位后常自行复位而没有畸形。完全脱位者,患膝明显畸形,下肢缩短,筋肉在膝部松软堆积,可出现侧方活动与弹性固定,在患膝的前后或侧方可摸到脱出的胫骨上端与股骨下端。合并十字韧带断裂时,抽屉试验阳性。合并内、外侧副韧带断裂时,侧向试验阳性。合并血管、神经损伤时,则出现相应的症状。X线摄片可进一步明确诊断。

6·10·0·3　辨证论治

一、手法复位

《伤科补要》载:"若膝盖离位","其骱出者,一手按住其膝,一手捞住其膀,上下拔直,将膝曲转,抵着豚肸,其骱有声者上也"。在麻醉下,患者仰卧,一助手用双手握住患肢大腿(捞住其膀),另一助手握住患肢踝部及小腿作对抗牵引(上下拔直),保持膝关节半屈伸位置(将膝曲转),术者用双手按脱位的相反方向推挤或提托股骨下端与胫骨上端,如有入臼声、畸形消失,即表明已复位。

膝关节完全脱位者应作紧急处理。复位过程中应注意保护腘窝的神经和血管,禁止暴力牵拉。复位完成后,宜行轻度的屈、伸、内收、外展活动,以理正移位的半月板或卷缩的关节囊,然后用注射器抽尽关节内的积液与积血,以防血肿机化粘连。

二、固定

整复后无血循环障碍者,可采用夹板固定膝关节于15°～30°位置6～8周;有血循环障碍征象者,采用轻量(1～2kg)的皮肤牵引,暴露患肢以便密切观察,直至血运稳定后,再改用夹板固定。伤后经6～8小时观察,血循环仍无改善者,应及时探查血管,并作相应的处理。

三、练功活动

在固定期间应积极锻炼股四头肌、踝关节与髋关节,6周后在夹板固定下作扶拐不负重步行锻炼。解除固定后,练习关节屈伸活动,待股四头肌肌力恢复后及膝关节屈伸活动较稳定的情况下,才能负重行走。膝关节不稳情况下,若过早负重行走,滑膜易遭受损伤,常可发生创伤性滑膜炎,故应注意避免。

四、药物治疗

膝关节脱位常并有严重的筋肉损伤,血离络脉,故早期应加强活血祛瘀、舒筋活络,可内服桃红四物汤或舒筋活血汤加减,外敷消瘀膏或消肿散等,以促进关节内外积血与积液的吸收;中、后期应补肝肾、强筋骨,可内服生血补髓汤或补肾壮筋汤,外用下肢损伤洗方熏洗,以利关节功能恢复。

6·11　跖跗关节脱位

跖跗关节由前部跗骨(包括三个楔骨与骰骨)与五个跖骨基底部的关节面所构成,其位置相当于足内缘中点、外缘中点画一线,亦即足背的中部断面。由于外力作用,使跖跗关节间正常位置发生分离,即引起脱位,并可波及诸跖骨基底部之间所构成的跖骨间关节。

6·11·0·1　病因病理　多因直接暴力所致,正如《医宗金鉴·正骨心法要旨》所说:"其受伤之因不一,或从陨坠,或被重物击压,或被车马踹砑。"堕坠、重物压砸、车轮辗轧等均可引起,尤其是前足受到扭、旋外力时,更易发生跖跗关节脱位。由于外力作用方向不同,跖骨基底部可向内、外、背、跖的任何一侧脱位。脱位的跖骨可为一个或数个,临床中可见到第一跖骨向内侧脱位并第一跖骨基底外侧骨折,第2～5跖骨向外侧脱位,或两者同时存在(图6-24)。

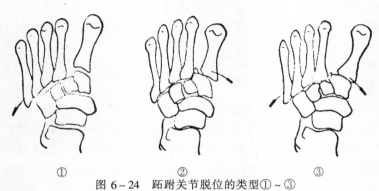

①　　　　　　　　②　　　　　　　　③
图6-24　跖跗关节脱位的类型①～③
①　第2～5跖骨向外侧脱位　②　第1跖骨向内侧脱位伴第1跖骨基底骨折　③　第1跖骨向内侧脱位伴第2～5跖骨向外侧脱位,同时存在第1跖骨基底骨折

跖跗关节脱位常伴有局部软组织的严重挫裂伤,有时损伤足部动脉,导致前足部分坏死。

6·11·0·2　诊断要点　前足部有外伤史,尤其是挤压伤史。局部明显疼痛、肿胀,不能下地行走。足弓塌陷,足变宽畸形,在足内侧或外侧可触及突出的骨端。X线摄片检查可显示跖骨移位的方向、程度及类型,并可了解是否伴有骨折。同时应注意检查前足血循环是否障碍。

6·11·0·3　辨证论治

一、手法复位

《伤科补要》载:"轻者仅伤筋肉易治,重则骨缝参差难治。先以手轻轻搓摩,令其骨合筋舒。"在麻醉(血肿内麻醉、腰麻或坐骨神经阻滞麻醉)下,一助手握小腿下段,一助手握足趾,

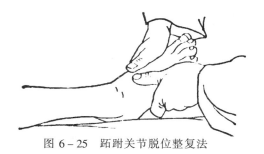

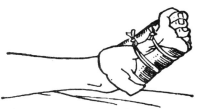

图6-25　跖跗关节脱位整复法　　　　　图6-26　跖跗关节脱位纸壳固定法

向远侧拔伸牵引。术者用对掌挤按法,将脱位跖骨推回原位,然后按摩理筋(图6-25)。

二、固定

脱位整复后容易再移位,因而有效的固定是治疗的关键。在足背及其两侧相应的部位放好薄棉垫,取两块瓦形硬纸壳内外相扣覆盖,用扎带扎缚两道(图6-26)。如不稳定且有足弓塌陷者,纸壳固定后以绷带包扎数层,再将患足置于带足弓托的木板鞋中,扎缚固定。整复固定以后,应密切观察前足的血运,调整扎带之松紧,并将患足抬高,以利肿胀的消退。一般固定时间4~6周,若固定不能控制再脱位者,应手术治疗。

三、练功活动

整复固定后,可作踝关节的屈伸练功活动。4~6周解除固定后,逐步练习不负重活动,8周后方可逐步练习负重活动。

四、药物治疗

早期应活血祛瘀、舒筋活络,内服舒筋活血汤,外敷消瘀膏或消肿散等;中、后期应补肝肾、利关节,内服虎潜丸或补肾壮筋汤,外用八仙逍遥汤或下肢损伤洗方熏洗。

6·12　跖趾关节及趾间关节脱位

因跖骨头与近节趾骨构成的关节发生分离者,称跖趾关节脱位,临床以第一跖趾关节脱位为常见;因趾骨与趾骨之间的关节发生分离者,称趾间关节脱位,好发于踇趾与小趾。

6·12·0·1　病因病理

《医宗金鉴·正骨心法要旨》说:"趾骨受伤,多与跗骨相同,惟奔走急迫,因而受伤者多。"跖趾关节与趾间关节脱位,多因奔走急迫,足趾踢碰硬物或重物砸压而引起。其他使足趾过伸的暴力,如由高堕下、跳高、跳远时足趾先着地,也可发生本病。由于第一跖骨较长,前足踢碰时常先着力,外力直接砸压亦易损及,故第一跖趾关节脱位较常见。脱位的机理多因外力迫使跖趾关节过伸,近节趾骨基底脱向跖骨头的背侧所致。趾间关节脱位的方向亦多见远节趾骨向背侧移位,若侧副韧带撕断,则可向侧方移位。

6·12·0·2　诊断要点

一、跖趾关节脱位

有明显的踢碰、压砸等外伤史。局部疼痛、肿胀、活动功能障碍,足趾短缩、跖趾关节过伸、趾间关节屈曲畸形,严重时跖趾骨相垂直(图6-27)。足底可触及脱位的跖骨头,跖趾关节呈弹性固定。X线摄片可明确诊断,并观察是否伴有骨折。

二、趾间关节脱位

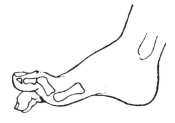

图6-27　第一跖趾关节脱位

有明显外伤史,临床表现为局部疼痛、肿胀、畸形、弹性固定及功能障碍等,诊断多不困难。X线检查可明确诊断并发现有无撕脱骨折存在。

6·12·0·3 辨证论治

一、手法复位

一般不需麻醉,助手握住小腿下段并固定。整复跖趾关节脱位时,术者一手拇指捏住患

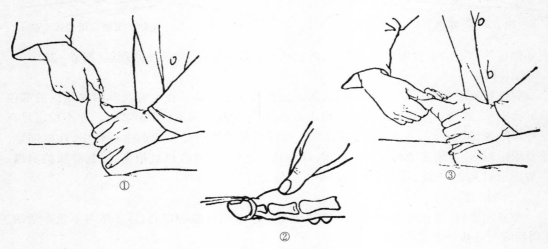

图 6 - 28 跖趾关节脱位整复法①～③
①②顺势拔伸牵引 ③推提跖屈手法

趾(或用绷带套住足趾),顺近节趾骨的纵轴方向顺势拔伸牵引,并将患趾过伸,另一手拇指顶住趾骨基底部,向足尖方向推按,食中指扣住跖骨远端向背侧端提,牵引与推提手法配合运用,逐渐将跖趾关节屈曲,如有入臼感,即已复位(图 6 - 28①～③)。

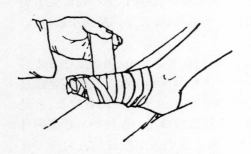

图 6 - 29 跖趾关节脱位的纸壳固定法

趾间关节脱位整复较容易,同样可采用上述拔伸牵引与推提手法,然后屈曲足趾,即可复位。

二、固定

跖趾关节脱位整复后,用绷带缠绕患部数层,再用瓦形硬纸壳、小铝板或小木板固定,外加绷带包扎(图 6 - 29)。趾间关节脱位整复后,可用邻趾胶布固定,固定时间 3 周左右。

三、练功活动

早期可作踝关节屈伸活动,一周后若肿痛减轻,可扶拐用足跟行走。解除固定后,可开始锻炼跖趾关节的功能活动。4～6 周后可弃拐练习负重行走。

四、药物治疗

早期应活血祛瘀、消肿止痛,内服舒筋活血汤,外敷消瘀膏或消肿散;中、后期应强筋壮骨,可内服补肾壮筋汤或健步虎潜丸,外用八仙逍遥汤或下肢损伤洗方熏洗。

7 伤筋

7·1 伤筋概论

各种暴力或慢性劳损等原因所造成的筋的损伤,统称为伤筋。

筋的范围是比较广泛的,主要是指筋膜、肌腱、韧带,还包括皮下组织、部分肌肉、关节囊、关节软骨等组织。因此在四肢及腰背部位,除了坚硬的骨胳外,各种软组织都属筋的范畴。

伤筋是伤科常见的疾患。"骨碎筋伤"指出骨碎和伤筋是不同的病变,需要区别处理。"伤筋动骨"说明伤筋会影响骨胳,二者关系密切。

7·1·0·1 病因病理 外来暴力猛烈撞击,重物挫压,不慎跌仆,强力扭转等均可引起急性伤筋。受伤后,筋肉或损或断,络脉随之受伤,气血互阻,血肿形成,引起疼痛和功能障碍。

急性伤筋患者如果不进行及时和有效的治疗,迁延日久,则瘀血凝结,局部组织可有肥厚、粘连,以致伤处气血滞涩、血不荣筋,导致筋肉挛缩、疼痛、活动受限,变为慢性伤筋。此外也可慢性积劳成伤,又称慢性劳损。劳损性疾患好发于多动关节及负重部位,例如肩部、肘部、手部在日常频繁的劳动中,局部活动过度,可致肌筋疲劳与磨损,气血不畅,动作乏力、疼痛。又如腰部、膝部等处亦为劳损之好发部位,特别是某些长期、单调、反复的动作,容易发生劳损伤筋。

伤筋的病因除直接暴力、间接暴力和慢性劳损外,体质的强弱也是重要的因素。《素问·脉要精微论》载有:"腰者肾之府,转摇不能,肾将惫矣。"《诸病源候论·腰背病诸候》指出:"肾主腰脚","劳损于肾,动伤经络,又为风冷所侵,血气击搏,故腰痛也。阳者不能俯,阴者不能仰,阴阳俱受邪气者,故令腰痛而不能俯仰。"说明某些腰腿痛既与"劳损""动伤"有关,又与肾虚有关。

此外,伤筋之后,局部气血击搏,血运滞涩,风、寒、湿邪必然乘虚侵袭。如《医宗金鉴·正骨心法要旨》说:"若素受风寒湿气,再遇跌打损伤,瘀血凝结,肿硬筋翻。"等,说明伤瘀挟痹,经络失于温煦,瘀血难化,筋肉则愈见僵凝柔弱,使伤筋恢复缓慢,病程较长,转为慢性而不易好转。

7·1·0·2 分类 清代已把伤筋病变分作"筋强、筋柔、筋歪、筋正、筋断、筋走、筋粗、筋翻、筋寒、筋热。"可见分类已相当精细。目前常用的分类方式主要有三种:

一、根据不同形式的暴力,可将伤筋分作扭伤、挫伤两类 扭伤系间接暴力使肢体和关节周围的筋膜、肌肉、韧带过度扭曲、牵拉,引起损伤或撕裂。扭伤多发生在关节及关节周围的组织;挫伤系指直接暴力打击或冲撞肢体局部,引起该处皮下组织、肌肉、肌腱等损伤。挫伤症状以直接受损部位为主。

二、根据伤筋的病理变化,可分作瘀血凝滞、筋位异常、筋断裂等类型 瘀血凝滞系指筋膜、肌肉的络脉受伤,但无筋膜、肌肉、韧带的断裂,或虽有微小的筋膜撕裂,但不致引起严重功能障碍者;筋位异常即筋歪、筋翻、错缝等,局部或可有瘀肿,仔细地触摸可发现肌腱、韧带位置有改变;筋断裂包括肌肉、肌腱、韧带的断裂,伤后正常功能丧失,或出现异常活动等。

三、从病程而言,伤筋又可分为急性伤筋及慢性伤筋　如急性伤筋患者体质素健,治疗及时,可不致进入慢性阶段;若系伤筋断裂,或老弱患者,或职业性劳损,日久可出现肌肉僵凝,或肌力柔弱,或局部苍白浮肿等慢性伤筋症状。

7·1·0·3　诊断要点　伤筋的主要症状是疼痛、瘀肿和功能障碍。

早期　疼痛剧烈,局部迅速肿胀,在 2～3 天内瘀聚凝结,功能障碍。

中期　受伤 3～4 天后,瘀血渐化,肿胀开始消退,瘀斑转为青紫,皮肤温热,疼痛渐减;至伤后 10～14 天,伤筋轻者,可获复康;伤筋重者,肿胀消退亦较显著,疼痛明显减轻,功能部分恢复。

后期　重症伤筋 2 周以后,瘀肿大部分消退,瘀斑转为黄褐色,疼痛渐不明显,功能轻度障碍,此种残余症状,约经 3～5 周,症状全部消失,功能亦可恢复。少数患者恢复期长,或余肿残存,或硬结如块、疼痛隐约、动作欠利,迁延更多时日,最后可成为慢性伤筋。

慢性伤筋的症状则缺乏典型的演变过程。因患病部位不同,劳损的组织结构不同,可有各不相同的症状。或隐痛、或酸楚、或肿胀、或功能障碍,症状常因劳累或受凉而加重。必须根据不同部位的特殊症状进行辨证分析。

无论急性或慢性伤筋患者,要仔细确定主要的压痛点,压痛部位往往就是病灶所在,在慢性伤筋患者尤为重要。同时要注意检查关节活动功能情况以及关节有无异常活动,例如膝内侧副韧带完全断裂时,膝外翻的角度必然增大等。对于严重伤筋患者,必要时可作 X 线检查,以排除骨折可能。

急性伤筋尚须与风湿肿痛、湿热流注等相区别。风湿肿痛多无明显的外伤史,局部红肿而不青紫,全身发热等;湿热流注则有较重的全身症状,如发热、汗出而热不解、神疲纳呆等。局部应注意有无波动感,结合实验室检查等,可明确诊断。

慢性伤筋还要与骨痨、骨肿瘤等相区别。虽然通过 X 线片可观察到骨痨、骨肿瘤所引起的骨骼破坏,但某些关节结核起自滑膜,病程进展缓慢,微肿疼痛,骨骼尚未明显破坏,往往难于早期明确诊断;某些良性或恶性程度较低的骨肿瘤,由于症状轻,骨骼变化不显著,也不易早期确诊。应对全身情况、局部症状及实验室检查等全面考虑,争取早期明确诊断。

7·1·0·4　伤筋的并发症

一、小骨片撕脱

由于肌腱附着点的牵拉而引起骨质撕脱。

二、神经损伤

根据肢体运动、感觉功能丧失范围,肌肉有无明显萎缩等,可大约判定神经损伤部位。

三、损伤性骨化

如肘部大血肿,若处理不当,软组织中出现骨化现象,引起疼痛及关节功能障碍,X 线摄片显示不均匀的钙化影。

四、关节内游离体

伤筋时兼有软骨损伤,在后期可演变为小骨块,脱落而成游离体。

五、骨性关节炎

关节部位的伤筋,后期易出现骨刺及关节软骨面的炎症等。

7·1·0·5　辨证论治　伤筋的治疗方法包括推拿按摩等理筋手法,内、外用药以及针灸、拔火罐、练功活动等,可以根据伤筋不同的类型、病程、部位,分别选择应用。

一、理筋手法

《医宗金鉴·正骨心法要旨》一书中曾述及按摩法和推拿法是治疗伤筋的主要手法。历代医家对理筋手法积累了丰富的经验,现在理筋手法又有很大的发展。理筋手法一般以按、摩、推、拿四法为主,并辅以揉、捏、擦、滚等手法,同时根据不同的情况还可选用拔伸牵引、屈曲按压、颤抖摇晃、旋转斜搬等手法,可达到活血化瘀、消肿止痛、舒筋活络、松解粘连、软化瘢痕等作用。对感染性疾病(骨髓炎、骨结核等)、恶性肿瘤、妊娠期、传染性皮肤病等,均不宜作按摩手法。

在治疗伤筋的具体操作时要掌握如下几点:

(一)新伤手法操作宜轻,陈伤手法操作宜较重。手法轻时不宜虚浮,手法重时切忌粗暴,要求稳准有力,达到治疗目的。

(二)对骨节间微有错落不合缝或筋走、筋翻、肿痛、强直者,可将受伤关节作一次或二次伸屈、旋转活动,其活动范围大致相当于该关节的生理活动限度,这样有利于筋络骨节的舒顺,又不致引起新的损伤。治疗后,患者即感觉疼痛减轻。

(三)新伤局部血脉损伤,皮下出血、肿胀较重者,可用两拇指的螺纹部或掌根部作按法,即可使肿胀消散,且有压迫止血作用。

(四)四肢关节重症伤筋及邻近关节的骨折等,剧烈肿痛势必阻碍局部关节的活动。当肿痛渐消,骨折渐愈之之时,可用理筋手法协助患者将关节徐徐伸屈并旋转,操作时应以不加重局部疼痛为宜,切忌猛烈屈伸,加重局部损伤和影响恢复。

二、药物治疗

急性伤筋的初期及中期,如瘀聚未化,肿痛较重,治宜活血化瘀、消肿止痛;急性伤筋的后期及慢性伤筋,因筋络不和,疼痛乏力,治宜养血和络、温经止痛为主,同时须结合患者具体情况辨证施治。

(一)外用药物 伤筋初期及中期,宜消瘀退肿、理气止痛,常用药膏有三色敷药、消瘀止痛药膏等。如红热较明显者,宜消瘀清热、解毒退肿,可敷四黄散、清营退肿膏等。症状较轻者,可用万花油、茴香酒等搽擦局部,以舒筋活血。

伤筋后期及慢性伤筋,疼痛持续不愈,活动功能欠利者,以活血止痛为主,用宝珍膏、万应膏等。如患处苍白不温,肌筋肿硬拘挛,可用熏洗方煎汤熏洗患肢,有温经止痛、滑利关节的作用。常用的熏洗方有四肢损伤洗方、八仙逍遥汤、海桐皮汤等。陈伤隐痛及风寒痹痛可用蒸熟的药物在患处作腾熨,有温经散寒、祛风止痛作用,常用方如腾药、熨风散等。

(二)内服药物 急性伤筋后,气血瘀阻,瘀肿胀剧痛者宜散瘀生新,理气活血,风寒夹滞者宜兼顾宣痹和络,肌筋萎弱者又须补益肝肾,佐以健脾。分期用药原则是:伤筋初期肿痛剧烈时,宜散瘀止痛,可服云南白药、七厘散等;伤筋中期患部肿痛初步消退,治宜舒筋活血,可服舒筋汤或舒筋活血汤等,亦可服补筋丸或加减补筋丸等丸药;伤筋后期及慢性劳损患者,常兼夹风寒外邪,局部疼痛乏力,活动功能障碍,阴雨天则症状加重,或有肌肉萎缩,或见浮肿,治宜养血和络、祛风宣痹;对老年体弱者须补肝肾、祛风湿,常用方药如小活络丹、活血酒、大活络丹、健步虎潜丸、补肾壮筋汤等。

三、针灸治疗

伤筋的初期可作针刺治疗,取阿是穴或邻近部位取穴,以泻法为主,留针5～10分钟,可起舒筋止痛作用。

急性伤筋的后期及慢性伤筋的患者,针灸治疗也有较好的效果,以痛为腧与循经取穴相结合,手法以补法为主。可结合艾灸,以温经止痛。

四、水针疗法

水针疗法是针灸疗法的一种发展,可以将注射药液直接注入病变部位及邻近俞穴,药物的作用直接、迅速,同时又起到了针刺穴位的作用。所以对伤筋后期及某些慢些伤筋患者具有较好的效果,但应注意无菌操作,以免感染。

(一)水针部位的确定　　以压痛点为主,结合局部解剖避开血管神经,确定进针的深度,如疼痛部位较广泛,可一次注射 2 ~ 3 个点。

(二)注射药液　　常用的有当归注射液、红花当归川芎注射液、5% 葡萄糖注射液和 1% 普鲁卡因加强的松龙混悬液等注射于局部病灶。

五、固定和练功活动

伤筋患者既要适当限制受伤局部的活动,以免加重损伤,又要督促患者作有益的活动,以促进血液的流通,加速功能的恢复。早在唐代,《仙授理伤续断秘方》已载:"凡曲转,如手腕脚凹手指之类,要转动,用药贴,将绢片包之,后时时运动。"叙述了对关节部位的损伤,既要用绢片包扎,作相对的固定,又要或屈或伸,时时运动的治疗方法。因此,伤筋患者在治疗过程中,也必须贯串动静结合的原则。在治疗期间,可参照"总论"练功疗法章节中所介绍的练功姿式,或太极拳、广播操等进行练习,以消除后遗症,增强体质。

六、对肌腱、韧带完全断裂者,根据具体伤情,可考虑采用非手术治疗或手术修补。

7·2　颈部伤筋

颈项部是活动较频繁、活动方向与范围较大的部位,能作前屈、后伸、左右侧屈、左右旋转等活动,因此发生损伤的机会也较多。颈部筋络既是运动的动力,又有保护和稳定颈部的作用,如遭受强大外力或持久外力超越筋络本身的应力时,便可伤筋,严重时可造成骨折脱位等损伤。《医宗金鉴·正骨心法要旨》把颈骨受伤分作"从高坠下、打伤、坠伤、扑伤"四种,指出"面仰头不能垂,或筋长骨错,或筋聚,或筋强骨随头低。"记述了颈部骨伤、错位、伤筋等情况。

7·2·1　颈部扭挫伤

各种暴力引起的颈部扭挫伤,除伤筋外,可能兼有骨折或脱位,严重者祸及颈髓,临证时须仔细加以区别,以免误诊。

7·2·1·1　病因病理　　日常生活中,颈部可因突然扭转或前屈、后伸而受伤。如在高速车上突然减速或突然停止时,头部猛烈前冲,打篮球投篮时头部突然后仰,嬉闹扭斗时颈部过度扭转或头部受到暴力冲击时,均可引起颈项部扭挫伤。钝器直接打击颈部引起的挫伤较扭伤少见。

7·2·1·2　诊断要点　　首先明确损伤史,以有利于诊断。扭伤者可呈现颈部一侧疼痛,头多偏向患侧,颈项部活动受限,在痛处摸到肌肉痉挛;挫伤者局部有轻度肿胀、压痛。检查时要注意有无手臂麻痛等神经损伤症状,必要时拍摄 X 线照片排除颈椎骨折及脱位。

7·2·1·3　辨证论治

一、理筋手法

有消散瘀血,松解肌肉痉挛,减轻疼痛的作用。

患者正坐,术者立于背后,左手扶住患者额部,右手以拇、中指轮换点压痛点及天柱、风池等穴。继用右手拇指、食指在患侧作由上而下的按摩,重复进行几次。

对扭伤者在压痛点周围可加拿法,以拇指、食指、中指对握痉挛的颈肌,作拿捏手法(图 7 - 1)。

二、伤筋后颈部偏歪者,可作颌枕带牵引或手法牵引。

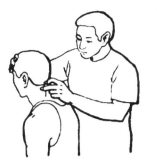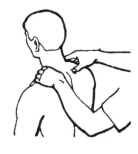

图 7 - 1 颈项伤筋理筋手法

三、药物治疗

以祛瘀生新为主,兼有头痛头晕者可酌用疏散风邪药物,内服可用防风芎归汤加减,症状好转时可服小活络丸。外治药以祛瘀止痛为主,局部肿胀者外敷祛瘀止痛类药膏,不肿胀者可外贴伤湿止痛膏。

四、针灸治疗

常用穴有风池、大椎、合谷、昆仑等,对侧或双侧进针,用泻法,不留针。

五、练功活动

应向患者说明必须有意识的松弛颈部肌肉,尽量保持头部于正常位置,若头颈偏于异常位置,将使治疗增加困难。并练习头颈的仰俯动作、旋转动作。

7·2·2 失枕

又称落枕。《伤科汇纂》载:"有因挫闪及失枕而项强痛者"。20 岁以后的成人发病较多,冬春两季多发。

7·2·2·1 病因病理 睡眠时枕头过高过低或过硬,或睡眠时姿势不良,头颈过度偏转,均可使局部肌肉处于过度紧张状态,发生静力性损伤。

颈背部遭受风寒侵袭也是常见因素,如严冬受寒,盛夏贪凉,风寒外邪使颈背部某些肌肉气血凝滞、经络痹阻,僵凝疼痛,功能障碍。

7·2·2·2 诊断要点 睡眠后颈部出现疼痛,头常歪向患侧,活动欠利,不能自由旋转后顾,如向后看时,须整个躯干向后转动。颈项部肌肉痉挛压痛,触之如条索状、块状,斜方肌及大小菱形肌部位亦常有压痛。

风寒外束,颈痛项强者,可有渐渐恶风,身有微热,头痛等表症。往往起病较快,病程较短,二、三天内即能缓解,一周内多能痊愈。如痊愈不彻底,易于复发。若久延不愈,应注意与其他疾病引起之颈背痛相鉴别。

7·2·2·3 辨证论治 按摩、推拿等手法治疗,对失枕有很好的效果,往往经治疗一次后,症状即减轻大半,如配合药物、针灸等治疗,多可迅速治愈。

一、理筋手法

同颈部扭挫伤所用点按、拿捏手法,手法部位可扩展至上背部痛点。或可加用牵引手法:患者坐在低凳上,术者一手托住患者下颌,一手托住枕部,两手同时用力向上提,此时患者的躯干部重量起了反牵引的作用。如颈部肌肉痉挛,则有提不动的感觉,应嘱患者尽量放松颈部肌肉,然后在向上提的同时,边提边摇晃头部,以理顺筋络,活动关节。最后将头部缓

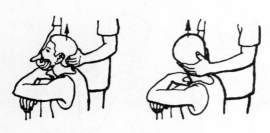

图 7－2　落枕牵引手法

缓向左右、前后摆动与旋转 2～3 次后,慢慢放松提拉。此种牵引手法可重复 3～5 次,常可收到较好效果(图 7－2)。

二、药物治疗

治宜疏风祛寒、宣痹通络,可用葛根汤、桂枝汤,或服独活寄生丸,每次 5 克,一日两次。有头痛形寒等表证者,可用羌活胜湿汤加减。外贴伤湿止痛膏。

三、针灸治疗

选风池、大椎、风门、外关、阿是等穴,针患侧,用泻法,留针 5～10 分钟。

四、练功活动

可作头颈的俯仰、旋转动作,以舒筋和络。

7·2·3　颈椎病

由于颈项部日常活动频繁,因而中年以后,颈部常发生劳损,包括颈椎骨质增生,颈项韧带钙化,颈椎间盘萎缩退化等改变,当此类劳损性改变影响到颈部神经根,或颈部脊髓,或颈部主要血管时,即可发生痹痛型、瘫痪型、眩晕型等病证,临床上统称为颈椎病。现介绍其中最为多见的痹痛型,它是以肩臂疼痛麻木为主要症状的一组证候群,是一种常见病。

7·2·3·1　病因病理　本病多见于四十岁以上中壮年患者,常因长期低头工作,如誊写、缝纫、刺绣等职业者,较易发生。或由于年高肝肾不足,筋骨懈惰,引起颈部韧带肥厚钙化,椎间盘退化,骨赘增生等病变影响到椎间孔变窄、神经根受压时,即逐渐出现颈椎病的各种症状。第 5～6 颈椎及第 6～7 颈椎之间关节活动度较大,因而发病率较其余颈椎关节为高。

7·2·3·2　诊断要点　多数无明显外伤史,但少数因外伤而诱发。很多患者渐渐感到一侧肩、臂、手的麻木疼痛,或以麻木为主,或以疼痛为主,颈部后伸、咳嗽、甚至增加腹压时疼痛可加重。部分患者可有头晕、耳鸣、耳痛、握力减弱及肌肉萎缩,此类患者的颈部常无疼痛感觉。

检查时,下段颈椎棘突或患侧肩胛骨内上角部常有压痛点,部分患者可摸到条索状硬结,颈部活动受限、僵硬。以麻木为主者,可有疼痛减退区或握力减弱。当颈 5～6 椎间病变时,刺激颈 6 神经根引起患侧拇指或拇、示指感觉减退;当颈 6～7 椎间病变时,则刺激颈 7 神经根而引起示、中指感觉减退。可作左右对比检查。

牵拉试验:检查者一手扶患者头的患侧,另一手握患侧上肢,将其外展 90°,两手作反方向牵拉,若有放射痛或麻木则为牵拉试验阳性。

压头试验:患者坐位,颈后伸、偏向患侧,检查者以左手托其下颌,右手从头顶逐渐下压,若出现颈部痛或放射性痛则为压头试验阳性。

必要时拍摄正侧位或侧位过伸、过屈位 X 线照片,以观察病变部位。

对肩部疼痛明显的患者,可作肩关节外展、上举试验,如外展明显受限,应考虑为肩关节周围炎或颈椎病合并肩周炎。

7·2·3·3　辨证论治　理筋手法是治疗颈椎病的主要治法,能使部分患者较快缓解症状,再配合药物等疗法,可进一步提高疗效。

一、理筋手法

(一)手法牵引　同“颈部扭挫伤”。治疗时手法应稍重,但切忌粗暴。旋转手法若使用不当有一定危险,故宜慎用。

(二)枕颌牵引法　可作坐位牵引或卧位牵引(图 7-3)。牵引姿势以头部略向前倾为宜,牵引重量 2~5 公斤,每次牵引时间约 30 分钟,每日 1~2 次。枕颌牵引可以缓解肌肉痉挛,扩大椎间隙,流畅气血,缓解症状,且很少有不适。牵引重量的大小,时间的长短等,可以根据患者的反应而灵活掌握。

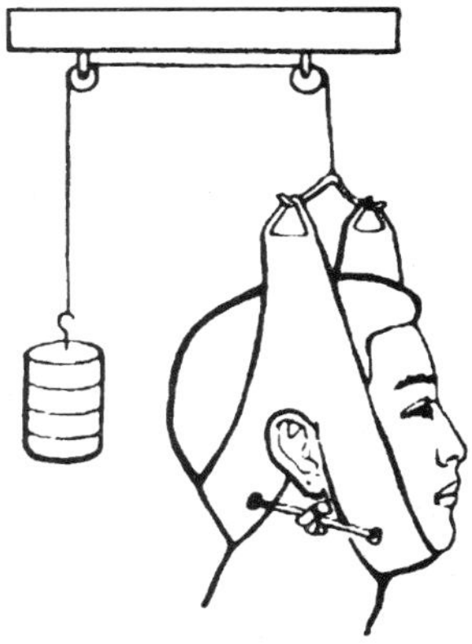

图 7-3　坐位枕颌布托牵引

二、药物治疗

治宜补肝肾、祛风寒、活络止痛为主,可内服补肾壮筋汤或补肾壮筋丸、骨刺丸等;急性发作,颈臂痛较重者,治宜活血舒筋,可内服舒筋汤;麻木明显者,可内服全蝎粉,早晚各服 1.5 克,开水调服。

7·3　肩部伤筋

肩关节是人体活动范围最大的关节,扭捩跌仆易于引起肩部扭挫伤。

《世医得效方·正骨兼金镞科》指出:“凡手臂出臼,此骨上段骨是臼、下段骨是杵,四边筋脉锁定,或出臼亦挫损筋”,说明伤筋可单独发生,也可并发于脱位或骨折。临床诊治伤筋须鉴别有无骨折或脱位,在治疗骨折或脱位时也要考虑伤筋。

如患者素有风寒湿痹,复遭扭捩跌仆,则诸邪合而为病,日久气血不畅而致肩痹。

7·3·1　肩部扭挫伤

7·3·1·1　病因病理　肩关节过度扭转,可引起关节囊、筋膜的损伤或撕裂。重物打击肩部,可引起肌肉或脉络的损伤或撕裂,致使瘀肿疼痛,功能障碍。当上肢突然外展或已外展的上肢受外力使之突然下降,都可使冈上肌腱部分或全部断裂。如伤筋严重,筋膜大片受伤,肿痛剧烈,往往导致瘀肿难以消除,疼痛不易全消,可形成慢性过程,继发漏肩风等。

7·3·1·2　诊断要点　有明显外伤史,局部肿胀、疼痛、活动功能障碍,如肩部肿痛范围较大者,要查出肿痛的中心点,根据压痛最敏感的部位,判定受伤的准确位置。

冈上肌断裂时,会出现典型的肌力消失,无力外展上臂。如果帮助患肢外展至 60°以上后,就能自动抬举上臂。

应仔细触摸肩前部有无骨性隆突或骨擦音,有无间接压痛,以排除肱骨外科颈嵌入性骨折或大结节撕脱性骨折。还要注意与肩关节脱位及肩锁关节分离相鉴别。如外伤暴力不大,但引起严重肿痛者,要问清患肩受伤前有无疼痛等症状,以排除骨囊肿、骨结核等病变。必要时拍摄 X 线照片,可进一步明确诊断。

7·3·1·3　辨证论治

一、理筋手法

患者正坐,术者立于患侧,嘱尽量放松上肢肌肉,一手捏住患侧手腕,一手以虎口贴患肩,并徐徐自肩部向下抚摩至肘部(图 7-4①②),重复五、六次。接着术者一手托患肘,一手握患腕,将患肢缓缓向上提升,又缓缓下降,可重复数次。最后术者双手握患侧手腕,肩外展 60°,肘关节伸直作连续不断的抖动半分钟至 1 分钟,可使伤处有轻快感。

部分患者精神过度紧张,不愿接受手法治疗时,可先作药物治疗,待肿痛稍减再作理筋手法。

二、药物治疗

初期及中期以散瘀消肿、生新止痛为主,内服舒筋活血汤,痛重难忍时加服云南白药,外敷三色敷药或双柏散;后期以活血舒筋为主,可内服舒筋丸,并配合熏洗。

三、固定和练功活动

由于肩部急性伤筋易于迁延成慢性伤筋,因此在治疗过程自始至终要注意动静结合,制动时间不宜太长,要早期练功,争取及早恢复功能,尽量预防转变为慢性伤筋。

伤筋较重者,伤后用肩人字绷带包扎,再用三角巾将患肢屈肘90°悬挂胸前,以限制患肩活动。2～3周后肿痛减轻,应作肩关节外展、外旋、内旋、前屈、后伸及自动耸肩等锻炼,使尽早恢复活动功能。

7·3·2　肩关节周围炎

肩并节周围炎的病名较多。例如因睡眠时肩部受凉引起而称"漏肩风"或"露肩风";因肩部活动明显受限,形同冻结而称"冻结肩";因该病多发于50岁以上患者而称"五十肩"。此外,还称"肩凝风"、"肩凝症"等。因此,它是一种多因素的病变。

7·3·2·1　病因病理　五旬之人,肾气不足,气血渐亏,加之长期劳累又因肩部露卧受凉,寒凝筋膜而引起本症。故风寒湿邪侵袭、劳损为其外因,气血虚弱、血不荣筋为其内因。

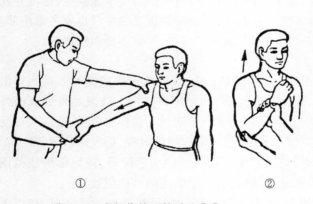

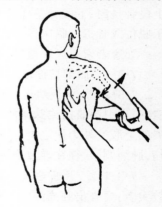

图 7-4　肩部伤筋理筋手法①②　　　　　　　　图 7-5　固定肩胛骨检查肩肱关节

少数患者可因外伤而诱发,如肱骨外科颈骨折、肩关节脱位、上肢骨折若固定时间太长或在固定期间不注意肩关节功能锻炼亦可发生。

7·3·2·2　诊断要点　无外伤史患者,初时肩周微有疼痛,常不引起注意,1～2周后,疼痛渐增,肩关节外展、外旋功能开始受限。外伤而诱发者,外伤后肩关节外展功能迟迟不恢复,且肩周疼痛持续不愈,甚至转见加重。

检查肩部并不肿胀,肩前、后、外侧均可有压痛,外展功能受限,被动继续外展时,肩部随之高耸。此时一手触摸住肩胛骨下角,一手将患肩继续外展时,可感到肩胛骨随之向外上转动,说明肩关节已有粘连(图7-5)。

重型患者肩臂肌肉萎缩,尤以三角肌为明显,疼痛较重,夜间尤甚,外展及内旋、外旋均有严重限制。病程一般在一年以内,较长者可达1～2年。

　　部分肩周炎患者可自行痊愈,但时间长、痛苦大,功能恢复不全,积极地治疗可缩短病程,加速痊愈。要注意与颈椎病相区别。颈椎病虽有肩臂放射痛,但在肩臂部往往无明显压痛点,有颈部疼痛和活动障碍,但肩部活动尚可。必要时还可加摄 X 线照片鉴别。

7·3·2·3　辨证论治　因肩关节周围炎病程长、疗效慢,因此要鼓励患者树立信心,配合治疗,加强练功活动,增进疗效。

　　一、理筋手法

　　患者正坐,术者用右手的拇、食、中三指对握三角肌束,作垂直于肌纤维走行方向的拨动5~6次,再拨动痛点附近的冈上肌、胸肌各 5~6 次,然后按摩肩前、肩后及肩外侧。继之,术者左手扶住肩部,右手握患手,作牵拉、抖动和旋转活动(图 7－6①~⑤)。最后帮助患

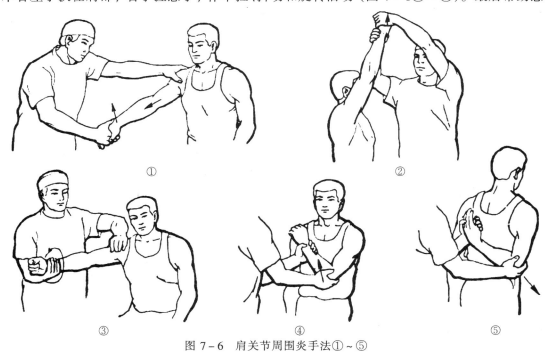

图 7－6　肩关节周围炎手法①~⑤

肢作外展、内收、前屈、后伸等动作。

　　施行以上手法时(除按摩外),会引起不同程度的疼痛,要注意用力适度,以患者能忍受为宜。隔日治疗一次,10 次为一疗程。

　　二、药物治疗

　　治宜补气血、益肝肾、温经络、祛风湿为主,可内服独活寄生汤或三痹汤等。体弱血亏较重者,可用当归鸡血藤汤加减。急性期疼痛特重,肩关节触痛敏感,肩关节活动障碍者,可外敷宝珍膏、伤湿止痛膏等。

　　三、针灸治疗

　　取穴有肩髃、肩髎、肩外俞、巨骨、臑俞、曲池等,并可以痛点为腧,即阿是穴,用泻法,结合艾灸,每日或隔日一次。

　　四、练功活动

　　鼓励患者作肩外展、前屈、后伸、旋后等动作。由于锻炼时会引起患部疼痛,因此须消除

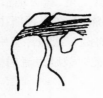
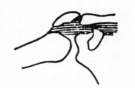
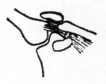

图 7－7　冈上肌腱解剖图

患者顾虑,说明练功疗法的重要性,要每日早、晚多加锻炼。如做"手拉滑车"、"蝎子爬墙"等动作,当手指达到所能摸到的高度后,在墙上作好标记,每日循序渐进,一周对照一次,可以衡量肩外展的进展情况,增强患者练功的信心。(图 4－31,32)

7·3·3　冈上肌腱炎

冈上肌起于肩胛冈上窝,由肩峰下通过,止于肱骨大结节的外上方。肩峰与冈上肌腱之间有肩峰下滑囊相隔,以减轻两者之间的摩擦。肱二头肌长头肌腱位于肱骨大结节、小结节之间的骨性沟内。在不同的姿势下可扭伤不同的肌腱,但瘀血肿胀时也会影响相邻组织,如发生挫伤,就更难截然分开。临床上以冈上肌腱炎较常见。

7·3·3·1　病因病理　当肩外展至 90°时,肩峰下滑囊完全缩进肩峰下面,冈上肌腱很容易受到摩擦(图 7－7),日久形成劳损。中年以后冈上肌退行性变更易劳损,呈慢性炎症改变,即冈上肌腱炎,临床比较多见。少数患者的冈上肌腱渐趋粗糙,甚至钙化,或有冈上肌腱的部分断裂。

肩部急性伤筋,特别是中年以上患者,将加重冈上肌腱的退变,转变为冈上肌腱炎。

7·3·3·2　诊断要点　多数缓慢发病,肩部渐起疼痛,用力外展时疼痛较明显,动作稍快时,肩部肌筋咿轧作响。当自动外展至 60°左右时,因疼痛不能继续外展及上举,但可被动外展及上举,此点与肩关节周围炎是不同的。压痛点在肱骨大结节部或肩后冈上部。

所谓"疼痛弧"是指患肩外展未到 60°时疼痛较轻,被动外展至 60°～120°范围内时,疼痛较重,当上举超过 120°时,疼痛又减轻,且可自动继续上举。因而对 60°～120°这个范围称为"疼痛弧"(图 7－8)。

冈上肌腱钙化时,X 线片可见局部有钙化影。

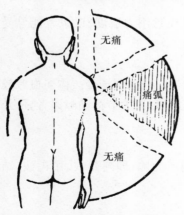

图 7－8　冈上肌腱病变引起的肩外展痛弧

肩峰下滑囊炎主要表现为肩峰下疼痛、压痛,并可放射至三角肌,严重者有微肿。病程久时可引起局部肌肉萎缩,肩关节不能作外展、外旋等动作。肱二头肌长头腱鞘炎起病缓慢,逐渐加重、疼痛、压痛以肱骨结节间沟为主,肱二头肌抗阻力屈肘时疼痛加重,久则亦有功能障碍及肌肉萎缩。根据临床表现,冈上肌腱炎可与肩峰下滑囊炎、肱二头肌长头腱鞘炎相鉴别。

冈上肌腱断裂时,会出现典型肩外展肌力消失,无力外展上臂,如果帮助患肢外展至 60°以上后,就能自动抬举上臂。

7·3·3·3　辨证论治

一、理筋手法

急性期以轻手法为主,慢性期手法宜稍重。施行手法时,先用拿法,拿捏冈上部、肩部、上臂部,自上而下,疏松筋络。然后以冈上及肩部为重点,自上而下揉摩,以舒筋活血。再拨动并点按冈上及肩部筋络,以理顺粗糙、肿胀或扭转的筋络。最后术者左手扶住肩部,右手托住肘部,将肩部摇转并尽量外展,先向前摆 4～5 周,再向后摇 4～5 周,在摇转过程中,将患肩尽量外展约 90°～120°(轻度上举)。

二、药物治疗

急性期内服药宜舒筋活血、清热止痛为主,用舒筋活血汤加减,慢性期可服舒筋丸,每次服一丸,每日服二次。局部疼痛畏寒者可服小活络丸或活血酒。体弱血虚者可内服当归鸡血藤汤。

急性期肿痛较重时,外敷消瘀止痛膏或三色敷药。后期外贴宝珍膏或伤湿止痛膏,亦可用熏洗或腾药热熨患处。

三、针灸治疗

取穴如天宗、肩髃、肩髎、臂臑、曲池等,用泻法,提插捻转,以肩臂痠麻胀为度,留针 20 分钟。可加作艾灸,亦可用当归注射液作痛点注射。

四、固定和练功活动

急性期肿痛难忍者可用三角巾悬吊,作短期制动。肿痛缓解后进行功能锻炼,如肩外展、前屈、外旋等,以舒筋和络,恢复肩臂活动功能。

7·4　肘部伤筋

肘关节是屈戌关节,伸屈在 0～140° 之间,颇为稳定。前臂的旋转功能由上、下尺桡关节完成,环状韧带使上尺桡关节稳定。肘关节还有内、外侧韧带及伸肌群、屈肌群的肌肉、肌腱所包裹附着。由于肘关节是活动较多的关节,所以伤筋较多见。

7·4·1　肘部扭挫伤

7·4·1·1　病因病理　直接暴力的打击可造成肘关节挫伤;跌仆、失足滑倒,手掌着地,肘关节处于过度外展、伸直位置,可致肘关节扭伤。临床以关节囊、侧副韧带和肌腱等损伤多见。

7·4·1·2　诊断要点　有明显外伤史。肘关节处于半屈伸位,弥漫性肿胀、疼痛、功能障碍,有的出现瘀斑。压痛点往往在肘关节的内后方和内侧副韧带附着部。

严重的扭挫伤要注意与骨折相区别,环状韧带的断裂常使桡骨头脱位并尺骨上段骨折。在成人,通过 X 线摄片易确定有无合并骨折,在儿童骨骺损伤时较难区别,可与健侧同时拍片以检查对比,可以减少漏诊。

部分严重的肘部扭挫伤,有可能是肘关节错缝后已自动复位,只有关节明显肿胀,已无脱位征,易误认为单纯扭伤。在后期可出现血肿钙化,并影响肘关节的伸屈功能。

7·4·1·3　辨证论治　《医宗金鉴·正骨心法要旨》在论述肘部损伤时指出:"其斜弯之筋,以手推摩,令其平复,虽即时能垂能举,仍当以养息为妙。"所谓养息,是调养休息之意。说明肘部损伤后功能恢复是不能操之过急的。

一、理筋手法

在触摸到压痛点后,以两手掌环握肘部,轻轻按压 1～2 分钟,有减轻疼痛的作用,然后用轻按摩拿捏手法,以患者有舒适感为度。

伤后即来诊治者,宜将肘关节作一次 0～140°的被动伸屈,这对于微细的关节错位可起到整复作用。但不宜反复作,尤其在恢复期,更不能作猛烈的被动伸屈,这样虽能拉开粘连,但同时又引起血肿,以后粘连更加厉害,甚至引起血肿的钙化。

二、药物治疗

早期治宜散瘀消肿,可内服三七粉或七厘散,外敷三色敷药或清营退肿膏、双柏散。后期治宜消肿和络,可以服补筋丸或活血酒,并配合熏洗。

三、固定和练功活动

早期患肢用三角巾悬吊,肘关节置于屈曲 90°的功能位,以限制肘关节的伸屈活动,并督促患者多作手指伸屈握拳活动,以利消肿。两周后肿痛减轻,可逐步练习肘关节的伸屈功能,使粘连机化逐步松解以恢复正常。如作被动伸屈活动,必须是轻柔的,不引起明显疼痛的活动,禁止作被动粗暴的伸屈活动。

7·4·2　肱骨外上髁炎

肱骨外上髁炎、内上髁炎、鹰嘴滑囊炎均属劳损为主的病变,只是发病部位不同,以肱骨外上髁炎最常见。

肱骨外上髁炎亦称肱桡关节滑囊炎、肱骨外髁骨膜炎,因网球运动员较常见,故又称网球肘。

7·4·2·1　病因病理　肱骨外上髁炎多因长期劳累,伸腕肌起点反复受到牵拉刺激,引起部分撕裂和慢性炎症或局部的滑膜增厚、滑囊炎等变化。多见于特殊工种,如砖瓦工、木工、网球运动员等。局部筋膜劳损、体质较弱,气血虚亏,血不养筋为其内因。

7·4·2·2　诊断要点　起病缓慢,初起时在劳累后偶感肘外侧疼痛,延久则有加重,如提热水瓶、扭毛巾,甚至扫地等动作均感疼痛乏力,疼痛甚至可向上臂及前臂放散,致影响肢体活动,但在静息时多无症状。

检查肱骨外上髁部多不红肿,较重时局部可有微热,压痛明显,病程长者偶有肌萎缩。肘关节伸屈旋转功能虽正常,但作抗阻力的腕关节背伸和前臂旋后动作可引起患处的疼痛,说明病变在伸腕肌的起点。

若病变发生在肱骨内上髁,则为肱骨内上髁炎,肿痛和压痛在肘内侧,抗阻力屈腕时疼痛较明显。

若病变发生在尺骨鹰嘴,则为鹰嘴滑囊炎,肿痛和压痛在肘后侧,伸屈轻度受限。

7·4·2·3　辨证论治

一、理筋手法

在肘部痛点及其周围作按摩、拿捏手法,共作 3～5 分钟,使局部微热,血行流畅。然后术者一手托住患肘的内侧,一手握住患肢的腕部,先伸屈肘关节数次,然后将肘关节作快速屈曲数次,并同时作旋转活动。如直肘旋后位,快速屈曲同时旋前;直肘旋前位,快速屈曲同时旋后。各作 3～5 次,可松解粘连,减轻疼痛(图 7－9)。

二、药物治疗

治宜养血荣筋、舒筋活络,内服舒筋汤,外敷定痛膏或用海桐皮汤熏洗。

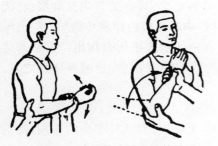

图 7－9　肱骨外上髁炎理筋手法

三、针灸和水针疗法

以痛点及其周围取穴,隔日针灸一次。或用梅花针叩打患处,再加拔火罐,3~4 天一次。亦可选用强的松龙 12.5mg 加 1% 普鲁卡因 2ml、当归注射液 2ml 作痛点注射。

7·5　腕部伤筋

腕部有 8 块腕骨,分两行排列,近排腕骨与桡骨远端构成桡腕关节。尺骨远端由三角软骨与腕关节隔开。桡、尺骨远端由掌侧、背侧韧带所附着固定,构成下桡尺关节。

腕部的结构较复杂,由于活动频繁,伤筋较多发生。

7·5·1　腕部扭挫伤

7·5·1·1　病因病理　由于跌仆时手掌或手背着地,或用力过猛,迫使腕部过度背伸、掌屈及旋转活动,引起韧带、筋膜的扭伤或撕裂。

7·5·1·2　诊断要点　伤后腕部肿痛、或痠痛无力,功能障碍。若下桡尺关节韧带损伤,可扪及尺骨小头较为隆起,按压尺骨小头有松动感,检查须与健侧腕部作仔细比较。

要与无移位桡骨远端骨折、腕舟骨骨折相鉴别。无移位桡骨远端骨折肿胀多不明显,压痛局限在桡骨远端;腕舟骨骨折时,肿胀和压痛点局限在阳溪穴部位。

7·5·1·3　辨证论治

一、理筋手法

伤后在腕部先作抚摩、揉、捏等手法,后拿住拇指及第一掌骨,自外向里摇晃 6~7 次,然后拔伸,再屈腕。按上法依次拔伸 2~5 指。最后将腕关节背伸,并快速向尺侧屈。术毕再理顺筋络一次。

二、药物治疗

初期治宜祛瘀消肿止痛,可内服七厘散,外敷三色敷药或双柏散;后期治宜消肿和络,内服补筋丸,并配合熏洗。

三、固定

损伤较重者,可用两块夹板将腕关节固定于功能位三周。去除固定后,可用弹力护腕保护。

7·5·2　桡侧伸腕肌腱周围炎

前臂桡侧伸肌群主要有桡侧伸腕长肌、桡侧伸腕短肌、外展拇长肌和伸拇短肌。在前臂背侧中下 1/3 处外展拇长肌和伸拇短肌从桡侧伸腕长肌、桡侧伸腕短肌之上面斜行跨过,该处没有腱鞘,仅有一层疏松的腱膜覆盖。由于伸腕肌活动频繁,又无腱鞘保护,故容易引起肌腱及其周围的劳损。

7·5·2·1　病因病理　在桡侧伸腕长、短肌将腕关节固定于背伸位的情况下用力握物或提重物,因与外展拇长肌腱、伸拇短肌腱运动方向不一而互相摩擦,引起肌腱及其周围筋膜的损伤。多见于木工、砖瓦工等。较长时间的超乎耐力的劳动也是引起伸腕肌腱周围炎的原因。例如原为文职人员,突然改变工种从事紧张的伸肘腕的劳动,也可发生本病。如及时治疗,经 1~2 周即可恢复,如不痊愈,易反复发作。

7·5·2·2　诊断要点　起病较快,前臂中下段之背桡侧肿胀、疼痛、灼热、压痛,腕部活动受限,检查时用拇指按住肿痛处,嘱患者握拳并作腕关节伸屈时,即可感觉到捻发感。症状轻者,不易检查出。

7·5·2·3 辨证论治

一、理筋手法

急性期一般不适宜行理筋手法，肿胀稍退后可作轻拿捏和理顺手法。

二、药物治疗

治宜祛瘀消肿、舒筋止痛，内服舒筋丸，局部贴宝珍膏，肿痛减轻时可用海桐皮汤熏洗。

三、固定

用硬纸板或夹板两块固定腕关节1～2周，待捻发感消失后去除外固定，逐步恢复工作。

7·5·3 腕三角软骨损伤

腕三角软骨为纤维软骨组织。软骨基底部附着于桡骨远端关节面的尺侧缘，软骨尖端附着于尺骨茎突基底部，软骨的掌侧缘与背侧缘均与腕关节囊相连，因而把腕关节腔与尺桡下关节腔隔开。

7·5·3·1 病因病理 腕三角软骨具有限制前臂过度旋转的功能，因此当腕关节遭受突然的过度旋转暴力时，可引起三角软骨的损伤或破裂。

腕三角软骨损伤可并发于桡骨远端骨折或腕部的其他损伤，因此腕三角软骨损伤的早期症状常被其他严重损伤所掩盖。

7·5·3·2 诊断要点 多数有明显外伤史。初期肿胀、疼痛局限于腕关节之尺侧，活动功能障碍，腕伸屈旋转动作时因挤压软骨盘可引起疼痛。

后期肿胀基本消退，但尺骨小头部仍有微肿及压痛，酸楚乏力，将腕关节尺偏，并作纵向挤压，可引起局部的疼痛。作较快的伸屈旋转动作时可发出弹响声。

部分患者可并发下尺桡关节韧带的松弛或断裂，临床检查见尺骨小头移动度增大。月骨无菌性坏死同样有外伤史，但压痛点在腕正中部，可与本病相鉴别。

7·5·3·3 辨证论治

一、理筋手法

先行相对拔伸，并将腕部环转摇晃6～7次，然后再在桡骨远端和尺骨小头的侧方互相挤压以复位，最后痛点按压。

二、药物治疗

初期治宜祛瘀消肿，内服七厘散，每次1.5克，一日二次；外敷三色敷药或消瘀止痛膏。

后期以温经止痛为主，内服加减补筋丸，每次5克，一日二次；外用海桐皮汤煎水熏洗。

三、水针治疗

可选用当归注射液2ml、强的松龙12.5mg加1%普鲁卡因2ml，注射至尺骨茎突内侧作痛点封闭，5～7天1次，连续3～4次。

四、固定和练功活动

损伤初期要注意固定制动，用两块夹板将腕关节固定于功能位4～6周，然后在无痛的情况下，逐步进行功能活动。慢性期症状加重时，也可作短期的固定制动。

7·5·4 腱鞘囊肿

腱鞘囊肿是发生于关节或腱鞘内的囊性肿物，内含有无色透明或微呈白色、淡黄色的浓稠粘液。古称"腕筋结"、"腕筋瘤"、"筋聚"、"筋结"等，腱鞘囊肿实际上不是肿瘤。

7·5·4·1 病因病理 本病多为劳累所致，或为外伤所致。患者往往在没有明显外伤史的情况下发现囊性的肿块。因此，劳损是发病的较常见因素。

7·5·4·2　诊断要点　腱鞘囊肿患者以青壮年和中年多见,女多于男。囊肿常发生于腕背部,偶有发生于前臂、手腕的掌侧、踝前、足背等处,表面光滑皮色不变,与皮肤不相连,局部温度正常,肿块基底固定或推之可动,橡皮样硬或有囊性感,压痛轻微或无压痛。发生于腘窝内者,直膝时可如鸡蛋大,屈膝时则在深处不易摸清楚。部分腱鞘囊肿可自消,但时间较长。

7·5·4·3　辨证论治

一、理筋手法

对囊壁薄者,可作指压法。如囊肿在腕背部,将手腕尽量掌屈,使囊肿更为高突和固定,术者用拇指压住囊肿,并加大压力压破之(图7-10)。此时囊肿内粘液破囊壁而出,散入皮下,囊肿即不明显。再用按摩手法散肿活血,局部并用绷带加压包扎1~2天。

二、药物治疗

囊壁已破,囊肿变小,局部仍较肥厚者,可搽擦茴香酒或展筋丹,也可贴万应膏,使肿块进一步消散。

三、针灸治疗

对囊壁厚,囊内容物张力不大,压不破者,可加针刺治疗。用三棱针刺入肿块,起针后在肿块四周加以挤压,可使囊肿内容物挤入皮下,部分胶状粘液可从针孔中挤出,然后用消毒敷料加压包扎,可减少复发。

7·5·5　桡骨茎突腱鞘炎

桡骨茎突部有外展拇长肌腱和伸拇短肌腱的共同腱鞘。在日常的劳动中,拇指的对掌和伸屈动作较多,使拇指的外展肌和伸肌不断收缩,以致造成该部位发生狭窄性腱鞘炎。与之相比,尺骨茎突部发生狭窄性腱鞘炎者则十分罕见。

7·5·5·1　病因病理　手腕部过度劳累可导致本病的发生。如家庭妇女、轻工业工人、钢板誊写员等工作,使外展拇长肌及伸拇短肌的肌腱在共同的腱鞘中过多地来回磨动,日久劳损,即可使腱鞘发生损伤性炎症,造成纤维管的充血、水肿、肥厚、管腔变窄,肌腱在管内滑动困难而产生相应的症状。

体弱血虚,血不荣筋者更易发生本病,如局部病变迁延日久,腱鞘纤维化和挛缩,腱鞘腔越变狭窄,将使症状更为顽固。

7·5·5·2　诊断要点　多数缓慢发病,偶有因特殊劳累而起病稍快者。自觉腕部桡侧疼痛,提物乏力,尤其不能作提热水瓶倒水等动作。患侧桡骨茎突处有隆起,或可有结节,在桡骨茎突及第一掌骨基底部之间有压痛。部分患者局部有微红、微肿、微热,疼痛可放射至手及前臂。

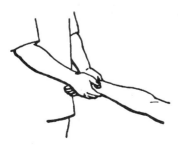

图7-10　腱鞘囊肿按压法

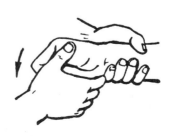

图7-11　桡骨茎突腱鞘炎检查法

检查时将拇指尽量屈曲握于掌心,同时将腕关节尺倾,可引起患处剧痛(图 7-11)。

7·5·5·3　辨证论治

一、理筋手法

术者一手托住患手,另一手于腕部桡侧痛处及其周围作上下来回的按摩及揉捏,然后按压手三里、阳溪、合谷等穴,并弹拨肌腱 4~5 次。再用左手固定患肢前臂,右手握住患手,在轻度拔伸下将患手缓缓旋转及伸屈。最后用右手拇、食二指捏住患手拇指末节,向远心端突然拉伸,可引起弹响,起舒筋作用。结束前再按摩患处一次。理筋手法每日或隔日一次。

二、药物治疗

治宜调养气血、舒筋活络为主,可用桂枝汤加当归、首乌、灵仙等,外用海桐皮汤熏洗。

三、针灸治疗

取阳溪为主穴,配合谷、曲池、手三里、列缺、外关等,得气后留针 15 分钟,隔日一次。

四、水针疗法

可选用当归注射液 2ml、强的松龙 12.5mg 加 1%普鲁卡因 1ml 作局部注射,以药液注入腱鞘内为佳。

五、固定

疼痛严重时,可用胶布、塑料夹板或硬纸板一块包扎固定腕关节于桡倾,拇指伸展位 3~4 周,以限制活动,可缓解症状。

六、腱鞘松解术

用 1mm 直径的骨圆针,长约 6cm,尖端磨成斜坡刀口 2~3mm,消毒皮肤,在局麻下刺入皮内,抵达腱鞘,顺肌腱方向切开腱鞘,起针后用消毒纱布包扎。或可考虑切开腱鞘,作肌腱松解术。

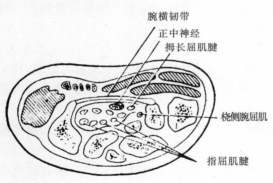

图 7-12　腕管横剖面

7·5·6　腕管综合征

腕管系指掌侧的腕横韧带与腕骨所构成的骨——韧带隧道。腕管中有正中神经,拇长屈肌腱和 4 个手指的指屈深、指屈浅肌腱(图 7-12)。

腕管综合征是由于正中神经在腕管中受压,而引起以手指麻痛乏力为主的证候群。近二十年来证实在切断松解腕横韧带后,可使症状缓解或消失,说明腕管综合征系腕管狭窄所引起,故又名"腕管狭窄症"。

7·5·6·1　病因病理　腕部外伤,包括骨折、脱位、扭挫伤等,引起腕横韧带的增厚;或腕管内各肌腱周围组织的水肿、增厚等引起腕管内容物增大;或腕管内有脂肪瘤、腱鞘囊肿等而引起腕管内容物增多,均可导致腕管的相对狭窄,使正中神经受压,发生腕管综合征。部分患者无外伤史,可为慢性劳损等因素所引起。

7·5·6·2　诊断要点　主要症状是第 1、2、3、4 四个手指的麻木和刺痛,或呈烧灼样痛,患手握力减弱,握物端物时,偶有突然失手的情况。劳动后、入睡前、局部温度增高时,症状可加重。寒冷季节患指可有发冷、紫绀等改变。检查时,按压腕横韧带部或尽量背伸腕关节时,可使症状明显。病程长者可有大鱼际肌的萎缩。

临床上应注意与其他疾病鉴别。例如颈椎病和颈椎间盘突出症引起神经根受压时,则麻木区不单在手指,往往前臂同时也有痛觉减退区,并且运动、腱反射也出现某一神经根受压的变化。脊髓肿瘤压迫第六、七神经根时,神经根受压的症状进行性加重。多发性神经炎症状常为双侧性,并不局限在正中神经,桡尺神经也受累,呈手套状感觉麻木区。

7·5·6·3 辨证论治

一、理筋手法

用茴香酒等外搽局部后,按压、揉摩外关、阳溪、鱼际、合谷、劳宫及痛点等穴,然后将患手在轻度拔伸下,缓缓旋转、屈伸腕关节。术者左手握住腕上,右手拇、食二指捏住患手拇指末节,向远心端迅速拔伸,以发生弹响为佳。依次拔伸第2、3、4指,以上手法可每日作一次。

二、药物治疗

治宜祛风通络,内服大活络丹,外贴宝珍膏或万应膏,并用八仙逍遥汤熏洗患手。

三、针灸治疗

取阳溪、外关、合谷、劳宫等穴,得气后留针15分钟,每日或隔日一次。

四、水针疗法

选用当归注射液2ml、强的松龙12.5mg与1%普鲁卡因混合液注射,以药液注入腕横韧带内为宜。

五、症状严重患者经治疗无效时,可考虑切断腕横韧带以缓解压迫。

7·6 手指伤筋

人类的体力劳动必须通过手指的活动来进行,故手指伤筋很常见。特别在球类运动、劳动生产等过程中,受伤的机会较多。

7·6·1 指间关节扭挫伤

7·6·1·1 病因病理 指间关节扭挫伤多见于青壮年。当手指受到撞击压轧,或间接暴力而过度背伸、掌屈和扭转等均可引起。例如球类运动中,当某一个指尖受到猛烈冲撞时,即可引起关节面软骨的损伤。如指间关节突然侧向弯曲,则可引起关节囊及对侧副韧带的损伤,甚至脱位等。

7·6·1·2 诊断要点 指间关节扭挫伤可发生于各手指的远侧指间关节,也可发生于近侧指间关节,而以远侧较多见。受伤后,指间关节剧烈疼痛,并迅速肿胀,常强直于几乎伸直位置,严重者手指不能伸屈,病程往往较长。少数可伴有关节边缘的撕脱骨折。

并发脱位,明显畸形患者,多在当时自行复位。发生半脱位者,因常伴有软骨面的塌陷,并有轻度偏歪成角现象,不易完全矫正。

检查患指关节有明显压痛,作被动侧方活动时疼痛加重。如侧副韧带断裂,则指关节不稳,有侧向异常活动。

7·6·1·3 辨证论治

一、理筋手法

术者左手托住患手,右手拇指及食指握住患指末节向远端牵引,使关节间隙拉宽,将弯曲的筋膜舒顺,继续将患节轻轻伸屈,微微旋转,以滑利关节。再在局部作推揉按摩,以局部舒适轻松为度,每日或隔日作一次。

二、药物治疗

初期治宜活血祛瘀、消肿止痛,内服七厘散。后期用海桐皮汤煎水熏洗。

三、固定和练功活动

有侧弯畸形者,初期可用铝板、塑料夹板或硬纸板固定于功能位2～3周,3周后去除固定,进行练功活动,亦可在练功前先热敷。禁止作被动的猛烈伸屈活动。

7·6·2　伸指、屈指肌腱断裂

7·6·2·1　病因病理　手部的肌腱由于所在部位不同,功能不同,构造也各有特点。伸指肌腱抵止于末节指骨的基底部背面,该肌腱在近侧指间关节的背面分成中央束和两侧束,并有骨间肌和蚓状肌的肌腱加入侧束,形成腱帽。屈指深肌腱止于末节指骨基底部之掌侧面,屈指浅肌腱止于中节指骨干的掌侧面。锐器切割伤或伸、屈肌腱强烈收缩,可造成伸指肌腱或屈指肌腱断裂,伸指肌腱断裂时,常将其止点所附丽的骨胳撕脱。

7·6·2·2　诊断要点　若伸指肌腱在掌指关节近侧断裂时,掌指关节不能伸直,而指间关节因蚓状肌及骨间肌牵拉仍可伸直;若中央束断裂,则近侧指间关节不能伸直,而远侧指间关节反被侧腱束拉成过伸畸形。若伤后远侧指间关节肿胀、疼痛,末节手指下垂屈曲畸形,不能自动伸直者,为伸指肌腱已经断裂。X线摄片常可见末节指骨基底部之背侧有小骨片被撕脱(图5－83①),临床上又称之为"锤状指"。

检查屈指肌腱损伤时,固定患指中节,让患者屈远侧指间关节,如不能活动,则为屈指深肌腱断裂。若固定除患指外的其他3个手指于伸直位,让患者屈患指近侧指间关节,如不活动,则为屈指浅肌腱断裂。若两种方法检查手指关节均不能屈,则是深、浅屈肌均断裂。

7·6·2·3　辨证论治　带有撕脱小骨片者,可用铝板或铁丝夹,将患指近侧指间关节尽量屈曲,远侧指间关节过伸位固定4～6周,当骨片愈合时,末节指骨无力背伸的症状即可消失。此时可作按摩、熏洗及功能锻炼。

若伸指肌腱断裂,可行手术缝合。如屈指肌腱断裂,可根据具体情况行手术治疗。

7·6·3　屈指肌腱腱鞘炎

屈指肌腱腱鞘炎又称"弹响指"、"扳机指"。多发于拇指,亦有单发于第二、三指,少数患者为多个手指同时发病。

7·6·3·1　病因病理　掌骨颈和掌指关节掌侧的浅沟,与鞘状韧带组成骨性纤维管,屈拇长肌腱,屈指深、浅肌腱分别从各相应的管内通过。当局部过劳,血不荣筋,或受凉时,引起气血凝滞,不能濡养经筋而发病。手指经常屈伸,使屈肌腱与骨性纤维管反复摩擦,或长期用力握持硬物,使骨性纤维管受硬物与掌骨头的挤压而发生局部充血、水肿,继之纤维管变性,使管腔狭窄,屈指肌腱受压而变细,两端膨大呈葫芦状。屈指时,肌腱膨大部分通过狭窄的纤维管,便出现手指的弹跳动作。

7·6·3·2　诊断要点　初起为患指不能伸屈,用力伸屈时疼痛,并出现弹跳动作,以晨起和劳动后症状较重,活动后或热敷后症状减轻。检查时压痛点在掌骨头的掌侧面,并可摸到米粒大的结节,压住此结节,再嘱患者作充分的屈伸活动时,有明显疼痛,并感到弹响由此发出。由于伸屈受限,对工作和生活带来不便,严重者患指屈曲后因痛不能自行伸直,须健手帮助伸直。

7·6·3·3　辨证论治

一、理筋手法

术者左手托住患手腕,右拇指在结节部作按压、横向推动、纵向推按等动作,最后握住患指末节向远端迅速拉开,如有弹响声则效果较好。每日或隔日作一次。

二、针灸治疗

取结节部及周围痛点针刺,隔日一次。

三、水针疗法

可用强的松龙 12.5mg 加 1% 普鲁卡因 1ml,作鞘管内注射,5～7 天一次,注射 3～4 次。

四、挑割治疗——腱鞘松解术

以米粒状结节为中心,局麻后,用眼科小手术刀或三棱针以平行于肌腱方向刺入结节部,沿肌腱走行方向作上下挑割,不要向两侧偏斜,否则可损伤肌腱、神经和血管。如弹响已消失,手指活动恢复正常,则表示已切开腱鞘。术后创口较大者缝合一针,创口小者可不缝合,以无菌纱布加压包扎。

7·7 髋部伤筋

髋关节周围的肌肉和韧带比较坚实稳固,伤筋的发生率较低。《医宗金鉴·正骨心法要旨》曰:"胯骨,即髋骨也,又名髁骨。若素受风寒湿气,再遇跌打损伤,瘀血凝结,肿硬筋翻,足不能直行",指出如髋部在外邪侵袭的基础上再受损伤,将会加重症状。

7·7·1 髋部扭挫伤

7·7·1·1 病因病理 多因摔跤或高处坠下时,髋关节过度展、收、屈、伸所致。其周围肌肉和韧带,关节囊可能有撕伤或断裂、水肿等现象。

7·7·1·2 诊断要点 受伤后局部疼痛、肿胀、功能障碍。患肢呈保护性姿态,如跛行、拖拉步态、骨盆倾斜等。患侧腹股沟部有明显压痛及轻度肿胀,在股骨大转子后方亦有压痛,髋关节各方向运动时均可出现疼痛加剧。偶有患肢外观变长,但 X 线照片检查却无异常发现。本病预后较好,往往 2～3 周后可痊愈。若经久不愈,髋关节功能进行性障碍,或伴有低热,则应注意与股骨头骨骺炎、髋关节结核等病相鉴别。

7·7·1·3 辨证论治

一、理筋手法

患者取俯卧位,术者在髋部痛点作按压揉摩,然后改仰卧位,将患肢轻柔地作伸屈、转摇动作,以舒顺肌筋。

二、药物治疗

治宜活血祛瘀、舒筋通络,内服舒筋丸,成人早晚各服 1 丸,外贴宝珍膏。

三、固定

不须严格的固定,但患者应卧床休息,或患肢不负重,以利早日恢复。

7·7·2 股骨头骨骺炎

7·7·2·1 病因病理 股骨头骨骺炎又称股骨头无菌性坏死、股骨头软骨炎,后期易形成扁平髋等。大多发生于 3～10 岁的儿童,男多于女,多数为单侧,少数为双侧。其发病与外伤有关,髋关节由于过度跑跳劳累而反复多次地造成损伤,局部气血瘀阻,经脉不通,使股骨头部失去正常的气血温煦和濡养而致本病。

7·7·2·2 诊断要点 病程缓慢,初期症状和体征不明显,可出现髋部或膝部轻微疼痛,轻度跛行,以长时间行走及活动后明显。活动期跛行加重,疼痛较甚,大腿及臀部肌肉萎缩,但全身症状不明显,检查髋关节有轻度屈曲及内收畸形,内收肌痉挛,髋活动受限,以外展及内旋为明显,大转子突起。修复期症状逐渐缓解,以至完全消失,有的经治疗后关节活动大部恢复,有的遗留外展和旋转受限,患肢轻度短缩,大转子明显上移。X线检查很重要,初期表现为关节囊阴影扩大,关节间隙增宽,股骨头中心骨质轻度致密,股骨颈上端骨质疏松;活动期的股骨头骨质普遍致密并变扁平,逐渐骨质密度不匀,有囊状间隙或呈"碎裂"现象,股骨颈变宽并短缩;恢复期的骨质密度逐渐恢复正常,有的股骨头、颈轮廓接近或恢复正常,有的股骨头变扁,股骨颈变宽而短,大小转子相对地向上移位。

7·7·2·3　辨证论治　治疗原则是限制患肢负重、避免继续损伤、防止发生关节畸形和用药物调养亏虚。

一、药物治疗

治宜温通经络、补益肝肾、强壮筋骨,用补肾壮阳汤加减,或服健步虎潜丸,早晚各服 10 克。

二、固定

一经发现,应嘱患孩卧床休息,患肢禁止负重,一般二、三个月后跛行可以明显好转,严重者亦可减轻。症状好转后,要坚持 3~6 个月患肢不负重,多数患者可获治愈。对于病程长,合作差,疗效不显的患孩,可作胶布皮肤牵引或外展夹板固定。

7·8　膝部伤筋

膝关节是个负重较大的关节,由一个比较平坦的胫骨平台和两个弧形的股骨髁部相抵接。除骨胳外,还有关节周围的肌肉、韧带、关节囊的支持,使膝关节稳定。如前方有股四头肌,后方有腘肌、肌二头肌,外侧有髂胫束,内、外侧各有一条侧副韧带,关节内有交叉韧带等以稳定膝关节,所以古代有"膝为筋之府"之称。膝部伤筋临床上较多见。

7·8·1　膝关节侧副韧带损伤

7·8·1·1　病因病理　膝关节的内侧及外侧各有坚强的副韧带所附着,是膝关节组织的主要支柱。内侧副韧带起于股骨内髁结节,上窄下宽呈扇状,与内侧半月板相连,下止于胫骨内髁的侧面,防止膝外翻;外侧副韧带起于股骨外髁结节,呈条索状,下止于腓骨小头,防止膝内翻。屈膝时侧副韧带较松弛,使膝关节有轻度的内收、外展活动,伸膝时侧副韧带较紧张,膝关节无侧向运动。膝伸直时,膝或腿部外侧受到暴力打击或重物压迫,迫使膝关节作过度的外翻动作时,可以发生内侧副韧带的损伤或断裂。在少见的情况下,外力迫使膝关节过度内翻,可发生外侧副韧带的损伤或断裂。单纯的侧副韧带损伤较少见,多与膝关节囊、交叉韧带或半月板同时损伤。

7·8·1·2　诊断要点　多有明显外伤史,局部肿胀、疼痛、有瘀斑,压痛明显,膝关节屈伸功能障碍。内侧副韧带损伤时,压痛点在股骨内上髁,外侧副韧带损伤时,压痛点在腓骨小头或股骨外上髁。检查侧向试验有重要的临床意义,内侧副韧带断裂时,在膝伸直位小腿可作被动的外展活动,若该韧带部分撕裂时,则小腿不能作被动的外展活动,但膝内侧疼痛可加剧(图 7-13);外侧副韧带完全断裂时,小腿可作被动内收活动,若韧带部分撕裂时,则小腿不能被动内收而膝关节外侧疼痛加剧。若有半月板损伤,常发生关节血肿。

患膝的内侧(或外侧)在局麻后置双膝关节于外翻(或内翻)位作 X 线正位摄片检查,可发现韧带损伤处关节间隙增宽,有助于诊断,并注意有无骨折。

7·8·1·3　辨证论治

一、理筋手法

侧副韧带部分撕裂者,初诊时应予伸屈一次膝关节,以恢复轻微之错位,并可以舒顺卷曲的筋膜。这种手法不宜多做,否则有可能加重损伤。在后期可作局部按摩。

二、药物治疗

早期治宜祛瘀消肿为主,内服三七粉,每次 1.5g,一日二次,或服舒筋丸,每次服一丸,一日二次。局部可敷三色敷药或消瘀止痛膏。

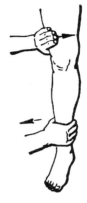

图 7-13　检查膝关节内侧伤筋手法

后期以温经活血、壮筋活络为主,内服小活络丹,每次5g,一日二次,或服健步虎潜丸,每次 5g,一日二次。局部可用四肢损伤洗方或海桐皮汤熏洗患处,熏洗后贴宝珍膏。

三、固定和练功活动

侧副韧带有部分断裂者,应固定膝关节屈曲 20°～30°的功能位 3～4 周,并作股四头肌舒缩锻炼,解除固定后练习膝关节的屈曲活动。外侧副韧带完全断裂,多用非手术治疗;若内侧副韧带完全断裂,应尽早作修补术。

7·8·2　半月板损伤

半月板为位于股骨髁与胫骨平台之间的纤维软骨,附着于胫骨内外髁的边缘,因边周较厚而中央部较薄,故能加深胫骨髁的凹度,以适应股骨髁的凸度,使膝关节稳定。半月板可分为内侧半月板与外侧半月板两部分,内侧较大,弯如新月形,前后长,左右窄,其后半部与内侧副韧带相连,故后半部固定;外侧半月板稍小,似"O"形,前后角距离较近,不与外侧副韧带相连,故外侧半月板的活动度比内侧大。外侧半月板常有先天性盘状畸形,称先天性盘状半月板。半月板具有缓冲作用和稳定膝关节的功能。

7·8·2·1　病因病理　半月板损伤多见于球类运动员、矿工、搬运工等。当膝关节完全伸直时,内外侧副韧带紧张,关节稳定,半月板损伤的机会少。当膝关节处于半屈曲位时,半月板向后方移位,此时半月板容易损伤。引起半月板破裂的外力因素有撕裂性外力和研磨性外力两种。撕裂性外力发生在膝关节半屈曲状态下的旋转动作,股骨牵动侧副韧带,韧带牵动半月板的边缘部而发生撕裂,研磨性外力多发生在外侧半月板,因正常膝关节有 3°～5°外翻,外侧半月板负重较大,若为先天性盘状半月板,长期受关节面的研磨(如长期下蹲位工作),可产生外侧半月板慢性损伤,常见为分层破裂。

7·8·2·2　诊断要点　多数患者有膝关节扭伤史。伤后膝关节立即发生剧烈的疼痛,关节肿胀,屈伸功能障碍,早期由于剧痛,难于作详细的检查,故早期确诊比较困难。

慢性期或无明显外伤史的患者,病程漫长,持续不愈,主要症状是膝关节活动痛,以行走和上下坡时明显,部分患者可出现跛行。伸屈膝关节时,膝部有弹响,约有四分之一的患者出现"交锁征",即在行走的情况下突发剧痛,膝关节不能伸屈,状如交锁,将患膝稍作晃动,或按摩 2～3 分钟,即可缓解并恢复行走。检查时见患膝不肿或稍肿,股四头肌较健侧萎缩,膝关节不能过伸和屈曲,关节间隙处的压痛点常为诊断半月板破裂的重要依据。

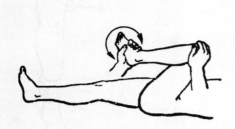

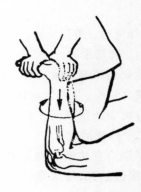

图 7－14   膝关节仰卧旋转检查   图 7－15   俯卧屈膝旋转检查

对半月板损伤,还可结合其他检查。如患者仰卧,充分屈髋屈膝,检查者一手握住足部,一手置于膝部,先使小腿内旋内收,然后外展伸直,再使小腿外旋外展,然后内收伸直(图 7－14),如有疼痛或弹响者为回旋挤压试验阳性,半月板可能有损伤;患者俯卧位,患膝屈曲90°,检查者在足踝部用力下压并作旋转研磨,如半月板破裂者可引起疼痛,则为研磨试验阳性(图 7－15)。必要时作关节空气造影、碘溶液造影或关节镜检查。

7·8·2·3   辨证论治

一、理筋手法

急性损伤者,可作一次被动的伸屈活动。嘱患者仰卧,放松患肢,术者左拇指按摩痛点,右手握踝部,徐徐屈曲膝关节并内外旋转小腿,然后伸直患膝,可使局部疼痛减轻。

进入慢性期,每日或隔日作一次局部推拿,先用拇指按压关节边缘的痛点,继在痛点周围作推揉拿捏,可促进局部气血流通,使疼痛减轻。

二、药物治疗

早期治宜消肿止痛,内服桃红四物汤或舒筋活血汤,外敷三色敷药。局部红热较明显者,可敷清营退肿膏。

后期治宜温经通络止痛,内服健步虎潜丸或补肾壮筋汤,并可用四肢损伤洗方或海桐皮汤熏洗患处。

三、固定和练功活动

急性损伤期用夹板置患肢屈膝 10°位,以限制膝部活动,并禁止下床负重。3～5 天后,肿痛稍减,应鼓励患者进行股四头肌的舒缩锻炼,防止肌肉萎缩。三周后解除固定,除加强股四头肌锻炼外,还可练习膝关节的伸屈活动和步行锻炼。因半月板之边缘部血运较好,所以损伤在边缘部分者,通过上述治疗,多能获得治愈。对于其他类型的半月板损伤,如迁延不见好转者,可考虑手术治疗,以防止继发创伤性关节炎。

7·8·3   膝交叉韧带损伤

交叉韧带位于膝关节之中,有前后两条,交叉如十字,又名十字韧带。前交叉韧带起于股骨髁间窝的外后部,向前内止于胫骨髁间隆突的前部,能限制胫骨向前移位。后交叉韧带起于股骨髁间窝的内前部,向后外止于胫骨髁间隆突的后部,能限制胫骨向后移位,因此交叉韧带对膝关节的稳定有重要作用。

7·8·3·1　病因病理　膝交叉韧带位置深在,非严重的暴力不易引起交叉韧带的损伤或断裂。一般单纯的膝交叉韧带损伤少见,多伴有其他损伤,如膝关节脱位、侧副韧带断裂等。

当暴力撞击小腿上端的后方时,可使胫骨向前移位,造成前交叉韧带损伤,有时伴有胫骨隆突撕脱骨折、内侧副韧带和内侧半月板损伤;当暴力撞击小腿上端的前方时,使胫骨向后移位,造成后交叉韧带损伤,可伴有膝后关节囊破裂、胫骨隆突撕脱骨折、外侧半月板损伤。

7·8·3·2　诊断要点　伤后膝关节有严重肿胀及疼痛,不能伸屈,功能丧失,后期关节松弛,肌力弱。抽屉试验是诊断交叉韧带损伤的重要方法。抽屉试验又称推拉试验:检查时患者仰卧,屈膝90°,足平放床上,检查者以一肘压住患足背作固定,两手环握小腿上段作向前拉及后推的动作,正常情况胫骨平台前后滑动仅0.5cm左右,当前交叉韧带断裂或松弛时,患膝向前移动度明显增大,当后交叉韧带断裂或松弛时,患膝向后移动度明显增大(图7－16)。

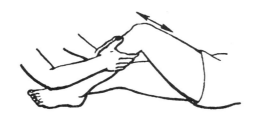

图7－16　膝关节交叉韧带检查

7·8·3·3　辨证论治　无移位的交叉韧带损伤,可抽尽血肿后夹板固定。对有移位的交叉韧带损伤和伴有侧副韧带、半月板损伤,可考虑手术治疗。

一、理筋手法

适用于后期。以膝部为中心按摩推拿,并可帮助作屈伸膝关节锻炼。

二、药物治疗

早期治宜活血祛瘀、消肿止痛,内服舒筋活血汤,外敷消瘀止痛膏或清营退肿膏。后期治宜补养肝肾、舒筋活络,内服补筋丸或活血酒,肌力软弱者可服健步虎潜丸或补肾壮筋汤,外贴宝珍膏。

三、固定和练功活动

胫骨隆突骨折轻度移位者,可将患膝用夹板固定于屈膝10°～15°位6周,并及早进行股四头肌舒缩锻炼,防止肌肉萎缩。解除固定后,可练习膝关节屈曲,并逐步练习扶拐行走。

7·8·4　膝关节外伤性滑膜炎

膝关节滑膜面积广泛,构成多个滑囊,并有滑液分泌,以滑利关节。正常情况下各滑囊无明显积液,但在外伤、炎症、风湿等各种病理情况下,可形成滑膜炎,产生积液。现介绍较常见的外伤性滑膜炎。

7·8·4·1　病因病理　《内经·生气通天论》:"湿热不攘,大筋緛短,小筋弛长,緛短为拘,弛长为痿。"因为热伤血不能养筋,故为拘挛;湿伤筋不能束骨,故为痿弱。膝关节骨折、脱位、韧带断裂、软骨损伤等,都可使膝关节滑膜同时损伤,伤后迅速积瘀积液,湿热相搏,使膝关节发热胀痛,热灼筋肉而拘挛,致关节不能伸屈,称为急性滑膜炎。如受伤较轻,或多次轻伤,加上寒湿侵袭而致膝部渐肿,病程较长者,称为慢性滑膜炎。

7·8·4·2　诊断要点　膝关节外伤性滑膜炎可以单独发病,但多在膝部其他损伤的情况下并发,如膝关节脱位、髌骨骨折、侧副韧带断裂等,都可伴有滑膜损伤而产生外伤性滑膜炎。单发的膝关节外伤性滑膜炎,关节肿胀,轻度胀痛不适,伸屈功能受到限制等。如为髌前滑囊炎,肿胀范围在膝部髌骨前方(图 7-17);如为髌下滑囊炎,则髌韧带两侧的正常凹陷消失;如为髌上滑囊炎,因囊腔大且与关节腔相通,故肿胀范围广,浮髌明显。浮髌试验:检查者一手放在髌骨近侧,并轻压,将髌上囊中的液体挤入关节腔,另一手的示、中二指急迫按压髌骨,如感到髌骨碰击股骨浮髌,则试验阳性(图 7-18)。

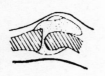
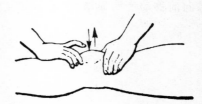

图 7-17　膝关节囊积液造成浮髌　　　　图 7-18　浮髌试验

慢性滑囊炎较多见,见肿胀持续不退,休息后减轻,过劳后加重,虽无明显疼痛,但胀满不适,皮肤温度正常,股四头肌可有轻度萎缩。病程久则滑膜囊壁增厚,摸之可有韧厚感。对于积液多、浮髌感明显者,可在无菌操作下,抽出关节积液,对诊断其性质有一定意义。

7·8·4·3　辨证论治

一、理筋手法

外伤当天,应将膝关节伸屈一次。先伸直膝关节,然后充分屈曲,再自然伸直,可使局限的血肿消散,疼痛减轻。慢性期可在肿胀处及其周围作按压、揉摩、拿捏等手法,以疏通气血、温煦筋膜、消散肿胀。

二、药物治疗

急性期滑膜损伤,瘀血积滞,治宜散瘀生新为主,内服桃红四物汤加三七末 3 克,外敷消瘀止痛膏。

慢性期水湿稽留,肌筋弛弱,治宜祛风燥湿、强壮肌筋,内服羌活胜湿汤加减或服健步虎潜丸,外贴万应膏,或用熨风散作热敷。

三、水针疗法

对膝关节积液较多者,穿刺抽除积液后,注入强的松龙 25mg 加 1% 普鲁卡因 2ml,然后用弹性绷带加压包扎,可促进消肿。

四、固定和练功活动

早期应卧床休息,抬高患肢,并禁止负重。治疗期间可作股四头肌锻炼,后期加强膝关节的屈伸锻炼。

7·8·5　胫骨结节骨骺炎

7·8·5·1　病因病理　胫骨上端骨骺在其前部有向下延续约 2 厘米长的舌状骨骺,称为胫骨结节骨骺,在 11～18 岁出现,是髌韧带的附着处。青少年筋骨未坚,骨骺未愈合,在剧烈运动如跳跃、奔跑、球类运动时,股四头肌的强力收缩,通过髌韧带而牵拉胫骨结节骨骺,引起局部慢性损伤,血运障碍,引起缺血性坏死。

7·8·5·2　诊断要点　多数起病缓慢。胫骨结节部疼痛、肿胀、压痛,无全身不适,活动多或上下楼梯时可使疼痛加剧,休息时疼痛减轻或消失,病程较久者胫骨结节肥大突起,若患者不注意减少活动量,会使病情延久不愈,可长达 1～2 年,甚至到骨骺愈合后症状才消失。X 线侧位照片早期常无明显异常发现,病程较久者,可见胫骨结节骨骺呈轻度分离或有碎裂现象。

7·8·5·3　辨证论治

一、药物治疗

治宜强壮筋骨、和络止痛,内服补肾壮筋丸,每次 5 克,一日二次,外贴万应膏。

二、水针疗法

当归红花注射液或强的松龙 12.5mg 加 1％ 普鲁卡因作痛点注射,有一定疗效。

三、固定

应限制下肢的运动。根据症状的轻重,分别采取制动或不制动。轻者禁止奔跑跳跃等剧烈运动和长途跋涉,中等程度者卧床休息,严重者可作石膏固定等。待症状完全消失后,再逐渐恢复活动。

7·8·6　髌骨劳损

髌骨劳损又称髌骨软骨软化症、髌骨软骨病,是一种较常见的膝关节疾患。

7·8·6·1　病因病理　髌骨的后侧面大部分为软骨结构,与股骨两髁和髁间窝形成髌股关节。当膝伸直而股四头肌松弛时,髌下部与股骨髁间窝轻轻接触;当膝屈至 90° 时,髌上部与髁间窝接触;当膝全屈时,整个髌骨的关节面紧贴髁间窝。膝关节在长期伸屈中,髌股之间反复摩擦、互相撞击,致使软骨面被磨损而致本病。如田径、登山运动员,舞蹈演员膝部的过度伸屈活动,使髌股之间长期猛烈磨擦而引起劳损。与此同时,关节滑膜及髌韧带也可有一定程度的充血,渗出增加等变化。

7·8·6·2　诊断要点　起病缓慢,最初感膝部隐痛、乏力,以后髌后疼痛,劳累后加重,上下楼梯困难,严重者影响步行。

检查膝部无明显肿胀,髌骨两侧之偏后部有压痛。患膝伸直,用拇、示二指将髌骨向远端推压,嘱患者用力收缩股四头肌,此时会引起髌骨部疼痛者为阳性。此项伸膝位抗阻试验称“挺髌试验”,髌骨劳损者多为阳性。

X 线检查早期没有明显的改变,后期的侧位及切线位片可见到髌骨边缘骨质增生,髌骨关节面粗糙不平、软骨下骨硬化,髌股关节间隙变窄等改变。

7·8·6·3　辨证论治

一、药物治疗

治宜活血温经止痛,内服小活络丹,每日早晚各服 5 克,外用熨风散作局部热熨。

二、固定和练功活动

减轻劳动强度或减少运动量,对影响工作者宜休息。

7·9　足踝部伤筋

7·9·1　踝关节扭挫伤

踝关节周围主要的韧带有内侧副韧带、外侧副韧带和下胫腓韧带。内侧副韧带又称三角韧带,起于内踝,自下呈扁形附于跗舟状骨、距骨前内侧、下跟舟韧带和跟骨的载距突,是一条坚强的韧带,不易损伤;外侧副韧带起自外踝,止于距骨前外侧的为腓距前韧带,止于跟骨外侧的为腓跟韧带,止于距骨后外侧的为腓距后韧带;下胫腓韧带又称胫腓联合韧带,为胫骨与腓骨下端之间的骨间韧带,是保持踝关节稳定的重要韧带。

踝关节扭挫伤甚为常见,可发生于任何年龄,但以青壮年较多。

7·9·1·1　病因病理　行走不平道路,上、下楼时不慎,或骑车跌倒时,如踝关节处于跖屈时,因距骨可向两侧轻微活动而使踝关节不稳定,可引起损伤。临床上分内翻扭伤和外翻扭伤两类,以前者多见。跖屈内翻时,容易损伤外侧的腓距前韧带;单纯内翻损伤时,容易损伤外侧的腓跟韧带;外翻姿势时,由于三角韧带比较坚强,较少发生损伤,但可引起下胫腓韧带撕裂。直接的外力打击,除韧带损伤外,多合并骨折和脱位。

7·9·1·2　诊断要点　受伤后踝部立即出现肿胀疼痛,不能走路或尚可勉强走路,伤后二、三日局部可出现瘀斑。内翻扭伤时,在外踝前下方肿胀、压痛明显,若将足部作内翻动作时,则外踝前下方发生剧痛;外翻扭伤时,在内踝前下方肿胀、压痛明显,若将足部作外翻动作时,则内踝前下方发生剧痛。严重扭伤疑有韧带断裂或合并骨折脱位者,应作与受伤姿势相同的内翻或外翻位 X 线摄片检查。一侧韧带撕裂往往显示患侧关节间隙增宽,下胫腓韧带断裂,可显示内外踝间距增宽。

7·9·1·3　辨证论治

一、理筋手法

对单纯韧带扭伤或韧带部分撕裂者,可进行理筋。瘀肿严重者,则不宜重手法。患者平卧,术者一手托住足跟,一手握住足尖,缓缓作踝关节的背伸、跖屈及内翻、外翻动作,然后用两掌心对握内外踝,轻轻用力按压,有散肿止痛作用。并由下而上理顺筋络,反复进行数遍,再在商丘、解溪、丘墟、昆仑、太溪、足三里等穴按摩(图 7 - 19)。

二、药物治疗

早期治宜活血祛瘀、消肿止痛,内服七厘散及舒筋丸,外敷五黄散或三色敷药。后期宜舒筋活络、温经止痛,内服活血酒或小活络丹,并可用四肢损伤洗方熏洗。

三、固定和练功活动

早期敷药后用绷带包扎,保持踝关节于受伤韧带松弛的位置,并暂时限制走路。根据损伤程度不同而选用绷带、胶布或夹板固定踝关节于中立位置,内翻扭伤采用外翻固定,外翻扭伤采用内翻固定,并抬高患肢,以利消肿。一般固定 3 周左右,固定期间作足趾屈伸活动。

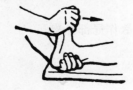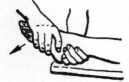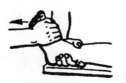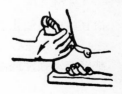

图 7 - 19　踝关节伤筋理筋手法

若韧带完全断裂者,固定4～6周。解除固定后,开始锻炼踝关节的伸屈功能,并逐步练习走路。

7·9·2　跟腱损伤

小腿的腓肠肌与比目鱼肌腱联合组成跟腱,止于跟骨结节,能使踝关节作跖屈运动。在行走、奔跑或跳跃等活动中,跟腱承受很大的拉力。

7·9·2·1　病因病理　跟腱损伤常发生于活动量较大的青壮年,可因间接暴力或直接暴力所致。间接暴力损伤多见于运动员、演员或搬运工人等,在剧烈运动或劳动时,由于小腿三头肌的突然收缩,使跟腱受到强力牵拉,而引起跟腱部分撕裂或完全断裂,此种撕裂伤的断面参差不齐,其主要断面多在跟腱附着点上方3～4cm处,少数有断于跟腱附着部或近于肌腹部。直接暴力多见于锐器割裂伤,因此多为开放性损伤,在肌腱处于紧张状态时,被踢伤或器械击伤亦可发生断裂,多为横断。跟腱断裂后,近端由于小腿三头肌的收缩而向上回缩。

7·9·2·2　诊断要点　有明显外伤史。跟腱断裂时,可有断裂声,跟腱部疼痛、肿胀、压痛、有瘀斑。足跖屈无力,活动受限,跛行,但由于足趾的屈肌和胫后肌腱的代偿,跖屈功能不一定丧失。如系完全断裂,断裂处可摸到凹陷空虚感;如系陈旧伤,因跟腱撕裂时腱鞘多数仍完整,腱鞘内积血机化时,空虚感可不明显。跟腱部分撕裂者,各项症状均较轻。开放性跟腱断裂者,在检查创口时要注意回缩的跟腱。

7·9·2·3　辨证论治　对跟腱部分撕裂者,可用非手术治疗。

一、理筋手法

将患足跖屈,在肿痛部位作较轻的按压、揉摩,并在小腿三头肌肌腹处作揉摩,使肌肉松弛以减轻近段跟腱回缩。

二、药物治疗

治宜活血祛瘀止痛,内服加减补筋丸或补肾壮筋丸,外贴宝珍膏,后期用海桐皮汤熏洗。

三、固定和练功活动

在理筋手法后,用夹板或胶布将踝关节保持完全跖屈位,并抬高患肢以利消肿,严禁作踝关节背伸活动。3～4周后逐步练习踝关节的伸屈活动及行走。

若跟腱完全断裂,应作早期缝合。

7·9·3　跟部滑囊炎

7·9·3·1　病因病理　跟腱止点的前、后部和前下部,各有微小的滑囊。若小腿三头肌过多的收缩,如长途跋涉和奔跑、过度跳跃,使跟腱周围受到反复的牵拉和摩擦,引起跟部某个滑囊及其周围的损伤、积瘀等,而引起跟部滑囊炎。

7·9·3·2　诊断要点　多有慢性损伤史,多为一侧足跟痛,在行走过多,站立过久或剧烈运动之后,足跟部疼痛加剧。局部轻度肿胀,跟腱止点部压痛明显,有时可摸到捻发音。检查时应与跟骨骨骺炎、跖腱膜炎等疾患的压痛点相鉴别(图7－20)。

X线摄片检查多无异常发现,部分患者踝关节侧位片上可见在后方的透亮三角区模糊或消失。病程久而影响行走者,可有局部脱钙、骨质稀疏表现。

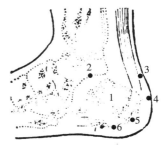

图7－20　常见足部压痛点

7·9·3·3　辨证论治

一、理筋手法

以温运气血为主,在痛点及其周围作按摩、推揉手法,使气血流通,局部温热以减轻疼痛。

二、药物治疗

早期治宜祛瘀舒筋止痛,内服舒筋活血汤,外用四肢损伤洗方或八仙逍遥汤熏洗,每日晨、晚各一次。或可选用强的松龙 12.5mg 加 1%普鲁卡因 3ml 作痛点局封。

三、固定和练功活动

急性期宜休息,并抬高患肢,症状好转后应避免长途步行,鞋子以宽松为宜,勿使鞋帮压迫跟腱部。

7·9·4　跟痛症

跟痛症主要是指跟骨底面由于慢性损伤所引起的疼痛,常伴有跟骨结节部的前缘骨刺。

7·9·4·1　病因病理　跟痛症多发生于 40～60 岁的中年和老年人。《诸病源候论》说:"夫劳伤之人,肾气虚损,而肾主腰脚,"说明劳累过度与肾气不足可引起腰脚痛。但 60 岁以后的老人,患足跟痛者又较少见。《类经》注解《内经·痹论》认为:"营卫之行涩,而经络时疏,则血气衰少,血气衰少则滞逆亦少,故为不痛。"说明老人气血衰少,活动减少,可以没有显著症状。

跖腱膜自跟骨跖面结节起,向前伸展,止于五个足趾近侧趾节的骨膜上,如果长期、持续的牵拉,可在跖腱膜的跟骨结节附着处发生慢性损伤,引起局部疼痛。

7·9·4·2　诊断要点　起病缓慢,多为一侧发病,可有数月或几年的病史。早晨起床后站立时疼痛较重,行走片刻后疼痛减轻,但行走过久疼痛又加重。局部检查不红不肿,在跟骨跖面的跟骨结节处压痛,如跟骨刺较大时,可触及骨性隆起。

X 线摄片可帮助诊断,但临床表现常与 X 线征象不符,有骨刺者可无症状,有症状者可无骨刺。

本病应与足跟部软组织化脓感染和骨结核鉴别。足跟部软组织化脓感染虽有跟痛症状,但局部有红、肿、热、痛,严重者有全身症状;跟骨结核多发于青少年,局部微热,肿痛范围大。

7·9·4·3　辨证论治

一、药物治疗

治宜养血舒筋、温经止痛,内服当归鸡血藤汤,外用八仙逍遥汤熏洗患足,或用熨风散作热熨。

二、针灸治疗

取昆仑、仆参、太溪、水泉等穴,用补法,隔日一次。亦可选用强的松龙 12.5mg,不加普鲁卡因,从侧面进针,作痛点封闭,药液最好注射至腱膜或骨的表面。

三、固定和练功活动

急性期宜休息,症状好转后仍宜减少步行,并在患足鞋内放置海绵垫。

7·9·5　跖管综合征

跖管综合征是指胫后神经在踝部屈肌支持带深面的跖管中被压而引起的一组综合征。

7·9·5·1　病因病理　跖管位于足内踝之后下角,由后上向前下走行。跖管为内踝之后下方与距、跟骨和屈肌支持带所构成的一个缺乏弹性的骨纤维管。管内有肌腱、神经和血管通过,由前向后排列着胫后肌腱、屈趾长肌腱,胫后神经和胫后动、静脉,屈踇长肌腱等。若踝部扭伤、劳损、骨折畸形愈合,或发生腱鞘炎等,尤其是屈踇长肌腱受到反复牵扯,引起腱鞘充血、水肿、鞘壁增厚,使管腔相对变窄,压迫管内胫后神经而产生跗管综合征。

7·9·5·2　诊断要点　　主要症状为足底和足跟内侧疼痛、麻木,劳累后明显,休息后减轻。若病程较长可出现足底灼痛,夜间或行走后更为严重。部分患者局部可有皮肤干燥,汗毛脱落,无汗,严重者胫后神经所支配的足部内在肌萎缩。压迫或叩击跗管部,踝过度背伸或足外翻时可使疼痛增加。肌电图检查有助诊断。

7·9·5·3　辨证论治

一、理筋手法

早期可在内踝后部作推揉摩擦,并教给患者可自行作推揉摩擦,有活血通络止痛的作用。

二、药物治疗

治宜祛风和络,内服大活络丸,每日一个,外贴宝珍膏或万应膏,并用腾药熏洗或热熨患足,每日 1~2 次。

三、水针疗法

可选用当归红花注射液 2ml 或强的松龙 12.5mg 加 1% 普鲁卡因 3ml,作跗管内注射。

四、若症状严重经治疗无效时,可考虑作屈肌支持带切断,胫后神经松解术。

7·9·6　踇外翻

踇外翻是一种常见的踇趾外倾,第一跖骨内收的前足畸形。

7·9·6·1　病因病理　　长期站立工作、步行过多或经常穿紧小的尖头鞋均可引起踇外翻。极大多数的踇外翻是平足的并发症,单纯踇外翻较少见。由于第一楔骨、第一跖骨与其他楔骨、跖骨连结较松,在不适当的负重下,第一楔骨和第一跖骨向内移位,引起纵弓和横弓的塌陷,踇趾因受踇收肌和踇长伸肌的牵拉向外移位。畸形形成后,踇趾的跖趾关节呈半脱位,内侧关节囊附着处因受牵拉,可有骨赘增生。跖趾关节突出部因受鞋帮的摩擦而产生滑囊,甚至红肿热痛而产生踇囊炎(图 7-21)。

踇外翻畸形较普遍,但大部分无症状,只有少数患者有疼痛及功能障碍。踇趾的跖趾关节软骨劳损、萎缩及滑囊受挤压等因素是产生症状的直接原因。

7·9·6·2　诊断要点　　踇外翻的主要症状是行走时疼痛,疼痛多在踇趾的跖趾关节处。检查时可见踇趾外翻、第一跖骨内收畸形,第二趾呈锤状趾,局部肿胀、压痛。并发踇囊炎时,患处可有红肿及灼热感。踇外翻可能长期存在,但不引起任何不适,而且疼痛的程度与畸形的轻重常不一致。很多严重踇外翻,踇趾已驾叠于第二、三趾之上,或被压于第二趾之下,可以无症状,说明是长期适应的结果。只有部分患者踇趾关节部软骨及滑囊损伤时,可引起疼痛。

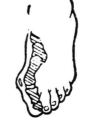

图 7-21　踇外翻

7·9·6·3　辨证论治

一、理筋手法

较轻的早期患者,可将踇趾作内收拔伸,以逐步矫正至正常位置。这种简单的手法可教给患者自己经常作。

二、药物治疗

可用八仙逍遥汤熏洗患足。并发踇囊炎时,可外敷双柏散。

三、固定和练功活动

作内收拔伸后,可用棉花垫于一、二趾间,外用胶布将踇趾固定于内收位,并换穿合适的鞋子。局部红肿热痛者宜休息。

四、严重踇外翻,可考虑作手术治疗。

7·9·7　平足症

平足症是指足弓扁平、弹性消失引起的足痛。平足又称平底足、扁平足,包括先天性平足和后天性平足。

7·9·7·1　病因病理　足是人负重、行走和吸收震荡的结构。为了行走和吸收震荡,足形成了内、外两个纵弓和一个横弓,足弓由足骨、韧带及肌肉维持。疲劳或慢性劳损可以造成后天性平足,患者多为发育尚末完全的青少年,如长期站立、负重过多、过于肥胖或久病卧床在起床时行走过多等,可引起足部韧带的劳损,足内、外在肌萎缩,继之使内侧纵弓降落(图 7－22)。最常见的是内侧三角韧带和跟舟韧带劳损,若过度牵拉后可以变长,使跟骨之载距突与舟骨间的距离变宽,导致距骨头下降,足内缘凸起。由于改变了足的正常结构,因此引起足部疼痛等症状。此外,足部骨折畸形愈合(如跟骨及跗骨),胫前肌、胫后肌麻痹,鞋跟过高等都可以引起平足症。

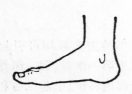

图 7－22　扁平足

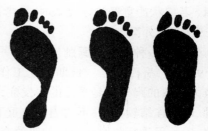

图 7－23　印足迹法

足骨、韧带或肌肉先天性发育异常可造成先天性平足,而引起足痛等症状。

7·9·7·2　诊断要点　初期部分患者可无疼痛或不适,但多数患者常感足部痠痛、疲乏,负重时明显,休息后减轻,若病情发展,足弓发生塌陷。检查患足时可发现足纵弓低平,足跟外翻,前足外展,舟骨结节处向内侧凸出并有压痛,第一跖骨头及跟内缘可能有胼胝,患者鞋跟内侧磨损较多,用石膏粉印足底时可见足底完全着地(图 7－23)。病程久者,足强直于外展位,甚至呈外翻位,同时骨胳和关节也继发适应性的变化,几乎不能作被动内翻动作。

7·9·7·3　辨证论治

一、理筋手法

主要恢复距舟关节的正常位置,对畸形明显的平足,可用手法予以矫正。患者平卧,先在踝前部及小腿下部作按摩及轻轻摇晃踝关节,然后术者左手握住足跟部,右手握住足前部,为便于用力,可将患足跟部顶于术者大腿作支点,尽力将患足内翻,当患足内翻时,可闻细微的软组织撕裂声,局部有疼痛。此时,术者两手仍需握住跟部及足前部,尽量保持内翻位,同时用硬纸板绷带或石膏将患足固定于内翻位。由于长期处于畸形位置,患足仍有继续外翻的趋势,可以教给患者经常用手将足内翻。术后三天可再作一次手法矫形。在治疗期间,要严格禁止患足行走,三周后畸形若有改善,可穿矫形鞋逐步恢复行走。

轻型平足不需手法治疗,要避免负重过多或站立过久,症状轻微者可用平足鞋垫,以有利于维持正常的足弓。症状较重者可长期穿用平足矫形鞋,矫形鞋内置平足鞋垫。合适的矫形鞋可以使跟骨略呈内翻位,使足的负重力线比较正常。

二、药物治疗

可较长期服用健步虎潜丸等强壮筋骨药。酸痛者局部用海桐皮汤或八仙逍遥汤熏洗。

三、对治疗效果不佳者,可考虑手术治疗。

7·10　腰部伤筋

腰部伤筋又称损伤腰痛,发病率较高,是伤科的常见病之一。《金匮翼》说:"盖腰者,一身之要,屈伸俯仰,无不由之。"腰椎是脊柱负重量较大,活动又较灵活的部位,支持人体上半身的重量,能作前屈、背伸、侧屈、旋转等各个方向的活动,它在身体各部运动时起枢纽作用,成为日常生活和劳动中活动最多的部位之一。因此,腰部的肌肉、筋膜、韧带、小关节突、椎间盘等易于受损,产生一系列腰部伤筋的症状。

中医对腰部伤筋早有认识,从淳于意写第一个腰痛医案起,已有二千多年的历史。《内经》指出:"腰为肾之府",同时认为腰痛的病因是外伤劳损、外感风寒湿热,并与脏腑经络有密切关系。隋代以后,提出了"肾主腰脚"的论点,认识到腰痛可牵涉到下肢痛,并与肾有密切关系。《诸病源候论》说:"夫劳伤之人,肾气虚损,而肾主腰脚,其经贯肾络脊,风邪乘虚,卒入肾经,故卒然而患腰痛。"同时又指出:"凡腰痛病有五。一曰少阴,少阴肾也,十月万物阳气伤,是以腰痛。二曰风痹,风寒著腰,是以痛。三曰肾虚,役用伤肾,是以痛。四曰臀腰,坠堕伤腰,是以痛。五曰寝卧湿地,是以痛。"说明腰部伤筋有多种病因,除可受不同程度外力而引起,并与肾虚、外感风寒湿热也有密切关系。在辨证施治时应重视气血损伤、风寒湿邪和肾气内虚等三方面。

7·10·1　腰部扭挫伤

腰部扭挫伤是常见的腰部伤筋疾患,多发于青壮年。

7·10·1·1　病因病理　腰部扭挫伤可分为扭伤与挫伤两大类,扭伤较多见,一般均为突然遭受间接暴力所致,如搬运重物用力过度或体位不正而引起腰部筋肉瘀血郁滞,气机不通,或筋膜扭闪,或骨节错缝等。

扭伤多发生于腰骶、骶髂关节、椎间关节或两侧骶棘肌等部位。腰骶关节是脊柱的枢纽,骶髂关节是躯干与下肢的桥梁,体重的压力和外来的冲击力多集中在这些部位,故受伤机会较多。当脊柱屈曲时,两旁的伸脊肌(特别是骶棘肌)收缩,以抵抗体重和维持躯干的位置,这时如负重过大,易使肌纤维撕裂;当脊柱完全屈曲时,主要靠韧带(尤其是棘上、棘间、髂腰等韧带)来维持躯干的位置,这时如负重过大,易造成韧带损伤。腰部活动范围过大,椎间小关节受过度牵拉或扭转,可致骨节错缝或滑膜嵌顿。

腰部挫伤多为直接暴力所致,如车辆撞击,高处坠跌,重物挫压等,致使肌肉挫伤,血脉破损,筋膜损伤,引起瘀血肿胀、疼痛、活动受限等,严重者还可合并肾脏损伤。

7·10·1·2　诊断要点　伤后腰部立即出现剧烈疼痛,疼痛为持续性,休息后减轻但不消除,咳嗽、喷嚏、用力大便时可使疼痛加剧,腰不能挺直,行走不利,患者用两手撑腰,借以防止因活动而发生更剧烈的疼痛。严重者卧床难起，辗转困难。检查时，可发现腰部僵硬，俯仰和转侧活动受限。腰肌损伤时，腰部各方向活动均受限制，并引起疼痛加剧，在棘突旁骶棘肌处、腰椎横突或髂嵴后部有压痛。韧带损伤时，在脊柱弯曲受牵拉时才疼痛加剧，如棘上、棘间韧带损伤，在脊柱屈曲时剧痛，且压痛多在棘突或棘突间。椎间小关节损伤时，腰部被动旋转活动受限并使疼痛加剧，脊柱可有侧弯，有的棘突可偏歪，棘突两侧较深处有压痛。若挫伤合并肾脏损伤时，可出现血尿等症状。

　　腰部扭挫伤一般无下肢痛，但有时可出现下肢反射性疼痛，多为屈髋时臀大肌痉挛，骨盆有后仰活动，牵动腰部的肌肉、韧带所致。所以，直腿抬高试验阳性，但加强试验为阴性，可与神经受压的下肢痛相鉴别。

　　7·10·1·3　辨证论治　腰部扭伤患者除用药物治疗外，还可结合用理筋手法和针灸治疗。腰部挫伤患者则以药物治疗为主。

　　一、理筋手法

　　患者俯卧，医生用两手从胸椎至腰骶部的两侧，自上而下地轻轻揉按（图7-24①），作3~5分钟，以松解腰肌的紧张。接着按压揉摩腰阳关、次髎等部位，再拿捏痛侧肾俞、环跳周围，以缓解疼痛。最后术者用左手压住腰部痛点用右手托住患侧大腿，向背侧提腿扳动，摇晃拔伸数次（图7-24②），如腰两侧俱痛者，可两腿同时扳动。在整个推拿过程中，痛点应

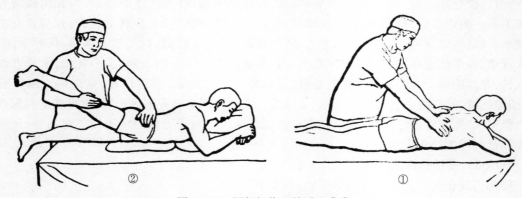

图7-24　腰部扭伤理筋手法①②

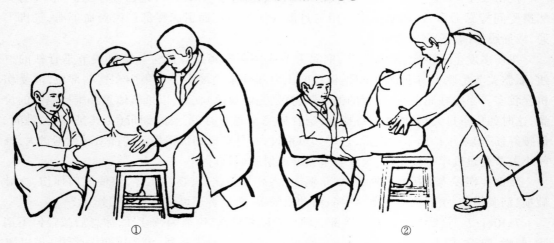

图7-25　坐位脊柱旋转法①②

作为手法重点区,急性期症状严重者可每日推拿一次,轻者隔日一次。

对椎间小关节骨节错缝或滑膜嵌顿者,适于用坐位脊柱旋转法。患者端坐方凳上,两足分开与肩等宽,以右侧痛为例,术者坐或立于患者之后右侧,右手经患者右腋下至患者颈后,用手掌压住颈后,拇指向下,余四指扶持左颈部,同时嘱患者双足踏地,臀部正坐不要移动,术者左拇指推住偏歪的腰椎棘突之右侧压痛处。一助手面对患者站立,两腿夹住并用双手协助固定患者左大腿,使患者在复位时能维持正坐姿势(图7-25①)。然后术者右手压患者颈部,使上半身前屈60°~90°,再继续向右侧弯(尽量大于45°),在最大侧弯时使患者躯干向后内侧旋转,同时左拇指向左顶推棘突,此时可感到指下椎体轻微错动,有"喀啦"响声(图7-25②)。最后使患者恢复正坐,术者用拇食指自上而下理顺棘上韧带及腰肌。

二、药物治疗

治宜活血化瘀、行气止痛,挫伤者侧重于活血化瘀,可用桃红四物汤加土鳖虫、血竭等;扭伤者侧重于行气止痛,可用舒筋汤加枳壳、香附、木香等。兼便秘腹胀者,如体质壮实,可通里攻下,加番泻叶10~15g焗服,外贴宝珍膏或敷双柏散。后期宜舒筋活络、补益肝肾,内服疏风养血汤、腰伤二方或补肾壮筋汤,外贴跌打风湿类膏药,亦可配合热熨或熏洗。

三、针灸治疗

常用穴有人中、委中、昆仑等,强刺激,并可在腰部、骶部、环跳等痛点针刺加拔火罐。

四、固定和功能锻炼

伤后宜卧硬板床休息,以减轻疼痛,缓解肌肉痉挛,防止继续损伤。后期宜作腰部的各种功能锻炼,以促进气血循行,防止粘连,增强肌力。

7·10·2　腰部劳损

腰部劳损是指腰部肌肉、筋膜与韧带软组织慢性损伤,这是腰腿痛中最为常见的疾病之一。

7·10·2·1　病因病理　引起腰部劳损的病因较多。《素问·宣明五气篇》说:"久视伤血,久卧伤气,久坐伤肉,久立伤骨,久行伤筋,是谓五劳所伤。"这指出了劳逸不当,气血筋骨活动失调,可造成组织劳损。若长期腰部姿势不良,或长期从事腰部持力及弯腰活动等工作,可引起腰背筋膜肌肉劳损,或者筋膜松弛,或有瘀血凝滞,或有细微损裂,以致腰痛难愈;腰部急性外伤之后,如腰椎骨折或腰部扭挫伤等,未能获得及时而有效的治疗,迁延成慢性腰痛;若汗出当风,露卧贪凉,寒湿侵袭,痹阻督带,久而不散,肌筋转趋弛弱,而患者劳作如故,则弛弱之肌筋易引起损伤,使劳损与寒湿并病;《素问·上古天真论》指出:"七八,肝气衰,筋不能动,天癸竭,精少,肾藏衰,形体皆极"。五旬以上老年人,肝肾亏虚,骨髓不足,气血运行失调,督带俱虚,筋骨懈惰,脊柱可出现退行性改变,引起腰痛,有的则可发生老年性骨质疏松症,腰背痛较重,且可并发圆背畸形;又如腰骶部骨胳的先天性结构异常,常为腰部慢性劳损的内在因素,如腰椎骶化、骶椎腰化、骶椎隐裂、游离棘突等。由于骨胳的异常,使肌肉的起止点随之发生异常或该部活动不平衡而易致劳损。

7·10·2·2　诊断要点　腰部劳损主要表现为腰痛,但疼痛程度和性质往往有差别。因此,要注意发病的经过,症状特点,结合各种检查,尽可能明确诊断。

腰部劳损患者多有不同程度外伤史。疼痛多为隐痛,时轻时重,经常反复发作,休息后减轻,弯腰工作困难,若勉强弯腰则腰痛加剧,常喜用双手捶腰,以减轻疼痛,少数患者有臀部和大腿后上部胀痛。检查脊柱外形一般正常,俯仰活动多无障碍。腰肌或筋膜劳损时,骶棘肌处、髂骨崤后部或骶骨后面腰背肌止点处有压痛,棘上或棘间韧带劳损时,压痛点多在棘突上或棘突间(图7-26)。腰部劳损与寒湿并病者,阴雨天腰痛加重,重着乏力、喜暖畏寒,受凉或劳累后可加重发作,腰痛如折,姿势微伛,不能直立,活动欠利,脉形濡细,苔多白滑。五旬以上老人,如产生退行性变而致腰痛者,往往腰痛持续不愈,晨起俯仰欠利,稍作活动后腰部转见灵活,X线照片可见椎体边缘有骨质增生。老年骨质疏松症者,腰痛较重,行走乏力,寒冷季节,尤见困苦,年复一年,可有或轻或重的圆背畸形,X线照片可见骨质普遍稀疏,椎体可出现鱼尾样双凹形,椎间隙增宽,受累椎体多发、散在。若有腰骶部骨胳先天性结构缺陷引起的腰痛,症状与单纯劳损相似。

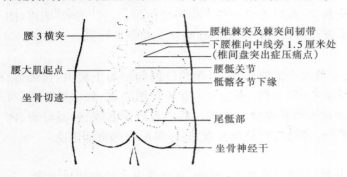

图7-26　常见腰骶部压痛点

（图中标注：腰3横突、腰大肌起点、坐骨切迹、腰椎棘突及棘突间韧带、下腰椎向中线旁1.5厘米处(椎间盘突出症压痛点)、腰骶关节、骶髂各节下缘、尾骶部、坐骨神经干）

7·10·2·3　辨证论治　治疗方法包括对症治疗及病因治疗两个方面。对多种因素引起的腰部慢性劳损,治疗时要分清主次,以取得较好疗效。

一、理筋手法

大致与治疗腰部扭挫伤的揉按、拿捏、提腿扳动等手法相同。对于寒湿为主或老年腰痛,则宜在痛点周围作揉摩按压和弹拨拿捏,不宜作提腿扳动等较重的手法,以免引起不良反应。手法治疗隔日一次,十次为一疗程,治疗期间不宜劳累,并避免受凉。

二、药物治疗

治宜舒筋活络止痛,内服小活络丹及活血酒,局部贴宝珍膏。对寒湿偏胜者,治宜宣痹温经通络,可用羌活胜湿汤或独活寄生汤。对体质虚弱者,治宜养气血、补肝肾、壮筋骨,可选服当归鸡血藤汤或健步虎潜丸,亦可选用当归注射液2ml,每日或隔日作痛点、穴位注射。兼患脊柱骨质增生者,可配合服骨质增生丸、骨刺丸。

三、针灸治疗

取阿是穴并在其邻近部位取穴,如肾俞、志室、气海俞、命门、腰阳关等,针刺后可加拔火罐,以散瘀温经止痛,隔日一次,十次为一疗程。耳针刺腰骶区为主,也可取神门、肾区等,可稍作捻转,两耳同刺,留针十分钟,隔日一次,可连作2~3次。

四、练功活动

对腰部慢性劳损应加强腰背肌锻炼,以促进气血流通,增强腰部筋肉的力量,并可结合广播操、太极拳等。

7·10·3　腰椎间盘突出症

腰椎间盘突出症是常见的腰腿痛疾患,好发于20~50岁的青壮年,男多于女。

7·10·3·1　病因病理　相邻两个椎体之间有椎间盘连接,构成脊椎骨的负重关节,为脊柱活动的枢纽。每个椎间盘由纤维环、髓核、软骨板三个部分组成,有稳定脊柱,缓冲震荡等作用。随着年龄的增长以及不断遭受挤压、牵引和扭转等外力作用,使椎间盘逐渐发生退化,髓核含水量逐渐减少,而失去弹性,继之使椎间隙变窄,周围韧带松弛,或产生裂隙,这是造成腰椎间盘突出症的内因。在外力的作用下,如弯腰提取重物时,椎间盘后部压力增加,容易发生纤维环破裂和髓核向后外侧突出。少数患者腰部着凉后，引起肌肉张力增高，导致椎间盘内压升高，而促使已有退行性变的椎间盘突出。《诸病源候论·腰脚疼痛候》说："肾气不足，受风邪之所为也，劳伤则肾虚，虚则受于风冷，风冷与正气交争，故腰脚痛。"可见外伤及风寒湿邪是导致椎间盘突出的外因。椎间盘突出症之所以易于发生在腰部，是由于腰椎的负重量及活动度较胸椎为大，尤以腰4～5及腰5～骶1之间，是全身应力的中点，负重及活动度更大，故最易引起腰椎间盘突出症。突向椎管内的髓核或纤维环裂片，若未压迫神经根时，只有后纵韧带受刺激，而以腰痛为主。若突破后纵韧带而压迫神经根时，则以腿痛为主。

本病多数患者可因腰扭伤或劳累而发病，少数既无明显外伤史，亦无劳累而发病，多为纤维环过于薄弱所致。

7·10·3·2　诊断要点　多有不同程度的腰部外伤史。主要症状是腰部疼痛及下肢放射性疼痛，腰痛常在腰骶部附近，在腰椎下段棘突旁和棘突间有深压痛，并沿患侧的大腿后侧向下放射至小腿外侧、足跟部或足背外侧，多为单侧下肢痛，若椎间盘突出较大或位于椎管中央时，可为双侧疼痛。咳嗽、喷嚏、用力排便时，均可使神经根更加紧张而加重症状，步行、弯腰、伸膝起坐等牵拉神经根的动作也使疼痛加剧，屈髋、屈膝卧床休息时疼痛减轻。病程较长者，其下肢放射痛部位感觉麻木。

检查时有不同程度的脊柱侧弯，多数突向患侧(图7-27①)，腰生理前突减少或消失，这是一种保护性反应，可以缓解神经根压迫。约90%的患者腰部屈伸和左右侧弯呈不对称性受限，骶棘肌、髂腰肌、大腿后方肌群和梨状肌可有痉挛，触之硬韧，直腿抬高试验为阳性。腰椎间盘突出症患侧直腿抬高可有不同程度的障碍，甚至有腘绳肌痉挛，抬腿至20°～30°就牵动受压神经根，而出现坐骨神经痛(图7-27②)。压痛点的位置有定位意义。若在某腰椎间隙棘突旁有深在压痛，并引起或加剧下肢放射痛，即证明该椎间隙是腰椎间盘突出的部位。

皮肤感觉异常对椎间盘突出定位亦有意义。在小腿下端如以胫骨为界，胫骨前皮肤感觉过敏、迟钝或痛觉丧失表明腰椎4、5椎间盘突出压迫第五腰神经根；胫骨

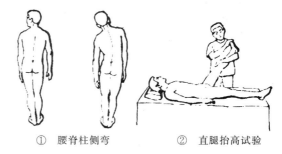

①　腰脊柱侧弯　　　　②　直腿抬高试验

图7-27　腰椎间盘突出症的检查①②

后的皮肤感觉障碍则是腰骶椎间盘突出压迫第一骶神经根。

双侧跟腱反射的对比检查也有利于定位诊断。跟腱反射减弱或消失者多是腰骶椎间盘突出，不仅压迫第五腰神经根，也影响跟腱反射。

肌力测定也有助于定位诊断。足背伸肌和伸踇肌肌力减弱是腰椎4、5椎间盘突出，跖屈和立位单腿翘足跟力减弱为腰骶椎间盘突出。

测定两大腿同一部位的周径能了解大腿废用的程度，症状重、病程长者，多有肌萎缩。轻度坐骨神经痛而不影响走路者，可能没有肌萎缩。

有坐骨神经痛的患者，常需摄腰椎X线照片作辅助诊断。如果发现椎间隙变窄并有增生现象，这说明椎间盘有退行性变存在。但必须与临床体检定位相符合才有意义。至于发现椎间隙前窄后宽，左右不等宽都与保护性姿势有关，不能作为诊断的肯定性依据，所以腰

椎的 X 线照片在诊断上多是在排除骨病上起作用。

因为碘油遗留在蛛网膜内或多或少要引起一些症状,故脊髓的碘油造影不宜对所有患者普查。应该尽量以临床体检为主要诊断方法,只有对不典型的坐骨神经痛或定位诊断非常困难、比较明确属于椎管内病变者进行脊髓造影。最近还有硬膜外碘水造影的方法,比较实用。

腰椎间盘突出症与其他腰痛疾患鉴别表

疾 病	症 状	体 征	X 线 照 片
腰椎间盘突出症	腰痛和放射性腿痛,大便、咳嗽时可加剧,休息时减轻	脊柱侧突,腰椎前突消失,直腿抬高试验阳性、伴有下肢神经系统症状	脊柱侧弯,腰椎前突消失,椎间隙变窄、左右不对称
腰部扭挫伤	疼痛剧烈,腰部活动障碍,疼痛可放射到臀部和下肢	骶棘肌痉挛,脊椎运动受限,局限性压痛	
慢性腰肌劳损	钝痛,劳累后疼痛加剧	压痛区广泛,可有骶棘肌痉挛和脊柱运动受限	
腰椎结核	疼痛,有时晚上痛醒,活动时加重。全身乏力、体重减轻、低热,盗汗	腰肌板样痉挛,脊椎活动受限,可有后突畸形和寒性脓肿	椎间隙变窄,椎体边缘模糊不清,有骨质破坏。有寒性脓肿时,可见腰肌影增宽
增生性脊柱炎	钝痛,劳累或阴天时加重;晨间起床时腰僵硬	脊柱伸屈不受限	多数椎体边缘唇状增生,椎间隙稍变狭
类风湿性关节炎（中枢型）	疼痛,疼痛不因休息减轻,脊柱僵硬不灵活	脊柱各方向运动均受限,直至强直,可出现驼背畸形	早期骶髂关节和小关节模糊,后期脊柱可呈竹节状
先天变异(隐性脊柱裂、腰椎骶化和骶椎腰化)	不一定有症状;或有隐隐钝痛,活动后加剧,轻微外力会引起急性扭伤		隐裂,常见于腰椎 5 或骶椎 1 椎板部分缺损,或棘突缺如。骶化,是指腰椎 5 的一侧或两侧横突肥大,与髂骨或骶骨接触,甚至形成关节。腰化,是指骶椎 1 未和其他骶椎融合
老年性骨质疏松症	钝痛或剧痛	脊柱运动受限,可出现圆背畸形	骨质疏松,椎体变为楔形或腰椎呈双凹形
脊椎转移性肿瘤	疼痛剧烈,夜间尤甚	根据转移的情况体征各异	椎体破坏压扁,椎间隙尚完整
妇科疾病(如子宫异位、痛经等)	腰骶部疼痛,常与下腹部疼痛同时存在,并与月经期有明显关系	一般无明显腰部体征	
泌尿系统疾患(如肾盂炎、肾下垂等)	腰痛,伴有尿频、尿急、尿血、脓尿或发热	肾区有叩击痛	

7·10·3·3 辨证论治 腰椎间盘突出症的治疗方法较多,症状轻者可作理筋、药物、针灸等治疗,症状重者可作麻醉推拿、骨盆牵引等治疗。

一、理筋手法

俯卧推拿法 对症状较轻,脊柱侧弯不重,直腿抬高可达 50°者,适宜推拿手法。患者俯卧,术者在腰腿痛处依次作按压、揉摩、拿捏、提腿扳动等手法。

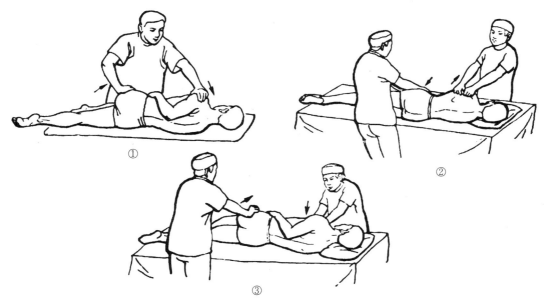

图 7-28 斜搬伸腿法①②③

斜搬伸腿法 适于个别症状严重,不能起坐患者。患者侧卧,术者一手按其髂骨后外缘,一手推其肩前,两手同时向相反方向用力斜搬,这时可在腰骶部闻及弹响声(图 7-28①②③)。然后伸直下肢作腰髋过伸动作各三次,术毕换体位作另一侧。

麻醉推拿 以硬膜外麻醉较为安全。麻醉后,施行推拿手法。

第一步:患者仰卧,术者及助手 2~3 人分别拉患者两足踝部及两侧腋窝部,作对抗拔伸(图 7-29)。然后将患肢屈髋屈膝,作顺时针旋转髋关节 3~4 圈后,再将患肢作直腿抬高,并在最高位置时用力将踝关节背伸,共作三次,健侧也作三次(图 7-30)。

第二步:患者侧卧,患侧在上,术者站于患者背后,以一侧手臂托起患侧之大腿,另一手压住患侧腰部,先转动髋关节 2~3 圈,再将髋关节在外展 30°位置下作向后过伸二次,即"扳腿"(图 7-31)。换体位作另一侧。

第三步:用斜搬伸腿法。本法亦可两人操作。

第四步:患者俯卧,术者将两下肢摇动 2~3 圈(此时腰部随之摇动),然后作腰过伸,共作二次(图 7-32)。

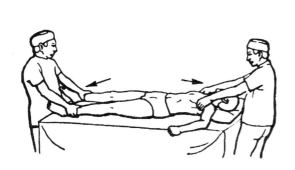

图 7-29 仰卧对抗拔伸

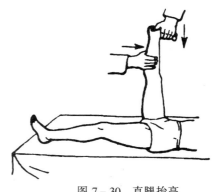

图 7-30 直腿抬高

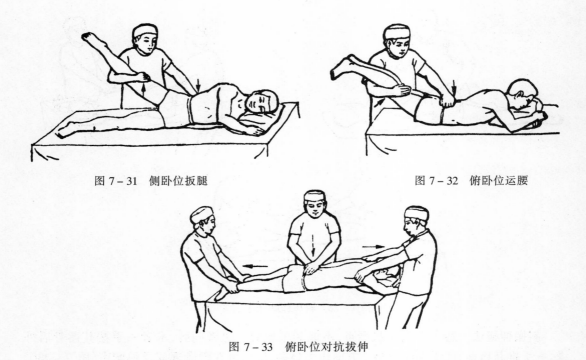

图 7 – 31　侧卧位扳腿　　　　　　　　图 7 – 32　俯卧位运腰

图 7 – 33　俯卧位对抗拔伸

第五步：患者俯卧，助手 2~3 人再作一次腰部拔伸。同时术者用掌根按压第 4、5 腰椎棘突部，共作三次，每次约一分钟(图 7 – 33)。

麻醉推拿术中要注意麻醉反应。术后当天可有腰痛、腹胀等反应，第二天起腰腿痛即逐渐减轻。对个别严重患者，二周后可进行第二次麻醉推拿。

二、药物治疗

初期治宜活血舒筋，可用舒筋活血汤等，常用药物如泽兰、牛膝、当归、续断、红花、乳香、没药等，成药如云南白药、活血酒等；病程久者，体质多虚，治宜补养肝肾、宣痹活络，内服补肾壮筋汤等，常用药物如杜仲、熟地、山萸肉、当归、白芍、五加皮等，成药如大活络丹等。

三、针灸治疗

取阿是穴、环跳、殷门、阳陵泉、承山、悬钟等，用泻法，隔日一次。冬日可用温针灸法。亦可选用 10% 葡萄糖注射液 10ml 或当归红花川芎注射液 10ml，在骶髂关节、臀部痛点、承山穴周围等疼痛明显处注射，每周 1~2 次。

四、骨盆牵引

对初次发作或反复发作的急性期患者，在腰髂部缚好骨盆牵引器后，仰卧床上，每侧各用 10 公斤重量作牵引，并抬高足跟一侧的床架作对抗牵引，每天牵引一次、每次大约 30 分钟。牵引重量及牵引时间可结合患者感受而调节。

五、固定和功能锻炼

急性期患者应严格卧床 3 周。按摩推拿前后亦应卧床休息，推拿后一般卧床 2 周，使损伤组织修复。症状基本消失后，可在腰围保护下起床活动。疼痛减轻后，应开始锻炼腰背肌，以巩固疗效。

经上述治疗无效者，可考虑手术治疗。

7·10·4 梨状肌综合征

由于梨状肌刺激或压迫坐骨神经引起臀腿痛,称为梨状肌综合征。梨状肌起始于骶椎2、3、4 的前面骶前孔外侧和骶结节韧带,肌纤维穿出坐骨大孔后,抵止于股骨大转子。梨状肌是股骨外旋肌,受骶丛神经支配。梨状肌把坐骨大孔分成上、下两部分,称为梨状肌上孔及梨状肌下孔,坐骨神经大多从梨状肌下孔穿过。梨状肌的体表投影,为尾骨尖至髂后上棘作连线,此线中点向股骨大转子顶点作连线,此直线刚好为梨状肌下缘。

7·10·4·1 病因病理 髋部扭闪时,髋关节急剧外旋,梨状肌猛烈收缩;或髋关节突然内收、内旋,使梨状肌受到牵拉,均可使梨状肌遭受损伤。损伤后,充血、水肿、痉挛、肥厚的梨状肌刺激或压迫坐骨神经而引起臀腿痛。

7·10·4·2 诊断要点 主要症状是臀痛和下肢沿坐骨神经分布区放射性疼痛,可因劳累或感受风寒湿邪而加重。严重者自觉臀部有"刀割样"或"烧灼样"疼痛,不能入睡,影响日常生活,甚至走路跛行。

检查患者腰部无明显压痛和畸形,活动不受限。梨状肌部位有压痛和放射痛,局部能触及条索状隆起,有钝厚感,或者肌腹呈弥漫性肿胀,肌束变硬、坚韧,弹性减低。沿坐骨神经可有压痛,直腿抬高试验多为阳性。

7·10·4·3 辨证论治

一、理筋手法

患者俯卧位,术者先按摩臀部、腰部痛点,使局部有温暖舒适感,然后术者以双拇指相重叠,触摸清楚梨状肌,用弹拨法来回拨动该肌,弹拨方向应与肌纤维相垂直。弹拨 10～20 次后,再在痛点作按压,约一分钟,最后由外侧向内侧顺梨状肌纤维走行方向作推按舒顺。可隔日作一次。

二、药物治疗

急性期筋膜扭伤,气滞血瘀,疼痛剧烈,动作困难,治宜化瘀生新、活络止痛,可用桃红四物汤加牛膝、乳香、没药、制香附、青皮等;慢性期病久体亏,经络不通,痛点固定,臀肌萎缩,治宜补养气血、舒筋止痛,可用当归鸡血藤汤加黄芪、白术、牛膝、五加皮等。

三、针灸治疗

取患侧阿是穴、环跳、殷门、承扶、阳陵泉、足三里等穴,用泻法,以有酸麻感向远端放散为宜。针感不明显者,可加强捻转。急性期每天针一次,好转后隔日一次。

四、水针疗法

取 2% 普鲁卡因 4ml 加强的松龙 12.5mg 或 5% 葡萄糖 10ml,用 7 号腰穿针缓慢刺入梨状肌部位,回抽无血液时,缓慢注入药液,5～7 天一次。

7·10·5 腰椎椎管狭窄症

腰椎椎管狭窄症是指腰椎椎管、神经根管及椎间孔变形或狭窄并引起相应的临床症状,又称腰椎椎管狭窄综合征。多发于 40 岁以上的中年人。

7·10·5·1 病因病理 由于先天发育性椎管较为狭小,中年以后腰椎退行性变,如骨质增生、黄韧带及椎板肥厚、小关节突肥大、椎间盘退变等使椎管容积进一步狭小。陈旧性腰椎间盘突出、脊椎滑脱、腰椎骨折脱位复位不良、脊柱融合术后或椎板切除术后等也可引起腰椎管狭窄。由于椎管容积狭小,因而压迫马尾与神经根而发病。如有外伤炎症,静脉瘀血等因素,可使症状加重。

　　7·10·5·2　诊断要点　　主要症状为长期反复的腰腿痛和间歇性跛行。疼痛性质为痠痛、刺痛或灼痛,有的可放射到大腿外侧或前方等处。多为双侧,可左、右交替出现。当站立和行走时,出现腰腿痛或麻木无力,疼痛和跛行逐渐加重,甚至不能继续行走,休息后好转,骑自行车无妨碍。病情严重者,可引起尿急或排尿困难。部分患者可出现下肢肌肉萎缩,以胫前肌及伸踇肌最明显,肢体痛觉减退,膝或跟腱反射迟钝,直腿抬高试验阳性。但部分患者可没有任何阳性体征。

　　拍摄腰椎正、侧位、斜位 X 线片,有助于诊断,常在腰 4～5、腰 5～骶 1 之间可见椎间隙狭窄、骨质增生、椎体滑脱、腰骶角增大、小关节突肥大等改变。脊髓造影有较重要的诊断意义。

　　7·10·5·3　辨证论治

一、理筋手法

急性期可作轻手法,如在腰臀部按摩、点压等,以活血舒筋、疏散瘀滞。

二、药物治疗

治宜温通经络、强壮筋骨,可用补肾壮筋汤加减,常用药如熟地、炮姜、杜仲、牛膝、制狗脊、续断等。气虚血亏者加黄芪、党参、当归、白芍。腰腿冷痛者加鸡血藤、独活、桂枝、淫羊藿。

三、水针疗法

可用当归注射液作痛点注射,或用强的松龙作硬膜外封闭。

经上述治疗效果不显者,可考虑手术治疗。

8 损伤内证

凡暴力引起损伤,导致机体气血、脏腑、经络功能紊乱者,称为损伤内证。

历代文献对损伤内证均有论述。《素问·缪刺论》说:"人有所堕坠,恶血留内,腹中满胀,不得前后,先饮利药。"《诸病源候论》在《金疮血不止候》、《金疮欬候》、《金疮渴候》、《金疮烦候》、《压连坠堕内损候》中记载了多种损伤内证的病因病理和临床表现。《正体类要》陆序说:"肢体损于外,则气血伤于内,荣卫有所不贯,脏腑由之不和。"说明损伤局部与整体和辩证关系。《杂病源流犀烛·跌扑闪挫源流》指出:"跌扑闪挫,卒然身受,由外及内,气血俱伤病也"。"必气为之震;震则激,激则壅,壅则气之周流一身者,忽因所壅,而凝聚一处,是气失其所以为气矣。气运乎血,血本随气以周流,气凝则血亦凝矣。气凝在何处,则血亦凝在何处矣。夫至气滞血瘀,则作肿作痛,诸变百出。虽受跌受闪挫者,为一身之皮肉筋骨,而气既滞,血既瘀,其损伤之患,必由外侵内,而经络脏腑并与俱伤。""故跌扑闪挫,方书谓之伤科,俗谓之内伤。其言内而不言外者,明乎伤在外而病必及内。其治之法,亦必于经络脏腑间求之,而为之行气,为之行血,不得徒从外涂抹之已也。"以上说明,皮肉筋骨的损伤可伤及气血,引起脏腑经络功能紊乱,出现各种损伤内证。

8·1 损伤出血

损伤以后,血液离经妄行,溢出体外,或积于体内,称为损伤出血。

8·1·0·1 **病因病理** 《灵枢·决气》记载:"中焦受气取汁,变化而赤,是谓血。"血为水谷之精微变化而成,其生化于脾,受藏于肝,总统于心,输布于肺,施泄于肾。气与血相互为用,循环运行于经脉之中,环周不息,充润营养全身,调和于五脏,洒陈于六腑。

直接暴力或间接暴力作用于人体,引起经脉破损,则导致出血。对于离经之血历代文献又称为恶血、蓄血、积血、死血等。瘀血停积体内,瘀血不去则新血不生,可致血虚。积瘀发热,热伤津枯,血本阴精,精液枯竭,血又会随津枯而虚亏。肝藏血,肾藏精。损伤可波及肝肾,肝气不舒,气血不调,血不归肝。肾气不足,精髓亏损,肾火衰弱,气化无权,血无从生,必然血虚。脾胃为后天之本,气血之源。伤后脾胃受扰,胃纳欠佳,脾运失常,气血滋生衰少,亦可血虚。

以上各种因素是互相关联的,如脾不生化、出血过多或久病之后均可引起肝肾不足,肝肾不足也可导致脾不生血。

损伤出血的分类:

一、**按出血的来源** 可分为动脉、静脉、毛细血管和内脏(多为肝、脾、肾等实质脏器)出血。

二、**按出血的部位** 可分为外出血和内出血。外出血可见血液自伤口向外流出;内出血指血液流入体腔形成胸腹腔积血或停积于筋肉之间形成血肿,而在身体表面看不到出血。五官或二阴出血又称九窍出血,某些内出血可从九窍溢出体外,按不同部位称为目衄、耳衄、脑衄等。

三、按出血的时间　可分为原发、继发出血。原发出血是受伤当时出血；继发出血是伤后一段时间内所发生的出血，多因堵塞血管破口的血凝块被冲开或伤口感染所引起。

四、按出血的多少　可分为小量、中量和大量出血。小量出血不引起明显的全身证候；中量出血将引起明显的全身证候，如治疗及时，大多仍可得救；大量出血是危重证候，如抢救不及时，可迅速死亡。正如《血证论》所云："如血流不止者，恐其血泻尽，则气散而死。去血过多，心神不附，则烦躁而死。"

8·1·0·2　辨证论治

一、局部证候

血液自伤口流出，若血色鲜红，呈喷射状，随心脏的搏动而增强，发生于血管断裂的远端者，为动脉出血；若血色暗红，持续溢出，发生于血管断裂的近端者，为静脉出血；若血色虽鲜红，但来势较缓，从伤口组织间缓慢渗出者，为毛细血管出血。若出血而表皮未破裂，可形成血肿，局部发生肿胀、疼痛和瘀斑。头皮血肿的中央，扪之可有波动感而周围坚实。在肢体内发生大动脉出血形成的血肿可呈搏动性，大动脉断裂可使肢体远端急性缺血或坏死。

局部急救止血的原则是立即压迫出血的血管或堵塞出血的伤口，并根据不同情况和解剖位置选择止血方法。用手指压迫伤口近侧的动脉干或直接压迫伤口出血处是最方便和最快捷的止血法，但不能持久，故随后应以敷料覆盖伤口，再用绷带加压包扎。对四肢大出血最有效的止血方法是采用止血带，但它完全阻断肢体的血循环，增加感染和坏死的危险，故非迫不得已才用之。急救止血后，对大血管出血须争取时间尽早结扎或修补断裂的血管，彻底止血。

二、全身证候

全身证候的轻重与出血量和出血速度有关。大出血多继发于骨盆骨折、股骨干骨折和实质内脏破裂后，早期患者只觉头晕眼花、面色苍白和脉细数或芤；随着出血量增多，患者血压下降，烦躁喘促，四肢厥冷，唇甲青紫，汗出如珠，尿量减少，表情淡漠，继而意识模糊、昏迷，目合口张，手撒遗尿，舌质淡白，脉微欲绝，是为危候。对大出血之危候，须补血与止血并用，采用独参汤、参附汤或当归补血汤，且常需输血输液，以补充血容量。并选用仙鹤草、大蓟、小蓟、白及、茜根、槐花、地榆、白茅根、棕榈炭、灶心土、艾叶、京墨汁等止血药。损伤出血后，瘀血常可停留脏腑之间，若瘀积于头部用颅内消瘀汤，瘀积于胸胁用血府逐瘀汤，瘀积于膈下用膈下逐瘀汤，瘀积于少腹用少腹逐瘀汤，并酌加田七、蒲黄、藕节、当归尾、红花、苏木、王不留行、刘寄奴等祛瘀止血药。

《血证论》又云："心为君火，化生血液。""火升故血升，火降即血降也，知血生于火，火主于心，则知泻心即是泻火，泻火即是止血。"故对积瘀生热，血热妄行之出血，宜凉血止血。上部诸窍出血可用犀角地黄汤，吐血咯血可用四生丸，尿血可用小蓟饮子，便血可用槐花散。

伤后血虚，面色苍白，头晕眼花，心悸气短，少气懒言，舌质淡白，脉微细数者，宜服补血之剂，可用四物汤加味。若兼气虚，应加黄芪、党参、白术等药物补气以生血；若兼阴虚，则应加阿胶、龟版、鳖甲等药物滋阴以养血。

8·2　损伤疼痛

损伤疼痛是指外力伤害的刺激而引起的疼痛证候。

8·2·0·1　病因病理　《素问·举痛论》说："经脉流行不止,环周不休。寒气入经而稽迟,泣而不行,客于脉外则血少,客于脉中则气不通,故卒然而痛。"说明邪气入侵,经脉受损,气血凝滞,阻塞经络,故不通则痛。《素问·阴阳应象大论》又说："气伤痛,形伤肿"。气无形,病故痛;血有形,病故肿。伤气则气滞,伤血则血凝,气滞能使血凝,血凝能阻气行,所以损伤波及气血均可引起疼痛,只是程度不同而已。

伤后正气受损,若兼久居湿地,或受风寒外邪侵袭,则可导致气机不得宣通而反复发作疼痛。如《素问·痹论》说："风寒湿三气杂至,合而为痹也。其风气胜者为行痹,寒气胜者为痛痹,湿气胜者为著痹也。"

开放性损伤或伤后积瘀成痈,借伤成毒,邪毒深蕴于内,气血凝滞,经络阻塞,也可引起疼痛。

8·2·0·2　辨证论治　必须详细询问病史,对疼痛的部位、疼痛的性质应该细辨。损伤早期,气血两伤,多肿痛并见,血瘀滞于肌表为青紫肿痛,故气滞血瘀常难于分开。无移位骨折与伤筋的疼痛也容易混淆,必须注意辨证。至中后期或陈伤,可分为气滞痛、瘀血痛、挟风寒湿痛和邪毒痛。

一、气滞痛

常有外伤史,如闪伤、凝伤、岔气、迸气,主要表现为胀痛,痛多走窜,弥漫,或痛无定处,甚则不能俯仰转侧,睡卧时翻身困难,咳嗽、呼吸、大便等屏气时,常引起疼痛加剧。治宜理气止痛,可用复原通气散。若痛在胸胁部者可用金铃子散加独圣散;若痛在胸腹腰部者,可用柴胡疏肝散。

二、瘀血痛

常由跌打、碰撞、压轧等损伤引起,主要表现为疼痛固定于患处,刺痛、拒按,局部多有青紫瘀斑或瘀血肿块,舌质紫暗,脉细而涩。治宜活血祛瘀止痛,可选用四物止痛汤、和营止痛汤或定痛和血汤,并可外敷双柏散等。

三、挟风寒湿痛

常有伤后居住湿地或受风寒病史,起病缓慢,病程较长,常反复发作。局部瘘痛重着,固定不移,屈伸不利或肌肤麻木不仁,遇阴雨天发作或加重,喜热畏冷,得热痛减,舌苔白腻,治宜祛风散寒除湿、佐以活血化瘀,选用羌活胜湿汤、蠲痹汤或独活寄生汤加减,并施针灸按摩。

四、邪毒痛

起病较急,多在伤后3～5天出现,局部疼痛逐渐增剧,多为跳痛、持续痛,并可见高热、恶寒、倦怠,病变部红肿、皮肤焮热,舌质红、苔黄,脉滑数,治宜清热解毒、活血止痛,用五味消毒饮合桃仁四物汤。对邪毒热甚的辨证论治,可参见本章第三节"伤后发热"。

8·3　伤后发热

伤后发热主要是指受伤积瘀或感受邪毒而生热,体温超过正常范围者。

8·3·0·1　病因病理

一、瘀血热

伤后脉络破裂,离经之血瘀滞于体腔、管道、皮下、肌腠之中,壅遏积聚,郁而发热。

二、邪毒热

皮肤破损后,若污浊之物染触伤口而致外邪侵入机体,可产生发热;或因伤后气滞血凝,经络壅塞,积瘀成痈而发热。如创伤感染、开放性骨折感染、血肿感染引起的发热,破伤风、气性坏疽等引起的发热,均属于邪毒热范围。

三、血虚热

若出血过多而致阻血亏虚,阴不制阳,虚阳外越而成血虚发热。

8·3·0·2　辨证论治

一、瘀血热

一般在伤后 24 小时后出现,体温常在 38～39℃,无恶寒,并有心烦、夜寐不宁、不思饮食、口渴、口苦等候,舌质红有瘀点,苔白厚或黄腻,脉多弦数、浮数或滑数。损伤轻者,热度低,可持续 1 周左右;损伤重者,发热较高,可持续 1～2 周。瘀血热亦可出现自觉发热而体温不高或脉证不一致的现象,为《金匮要略》所说:"病人如热状,烦满,口干燥而渴,其脉反无热,此为阴伏,是瘀血也。"

对新伤瘀血发热,并有局部肿胀、疼痛者,治宜祛瘀活血为主,瘀去则热自清,用肢伤一方加丹皮、栀子;对伤后瘀积发热,热邪迫血妄行而有咯血、呕血、尿血者,治宜清热凉血祛瘀,可选用犀角地黄汤、小蓟饮子或圣愈汤;对瘀血积于阳明之府的实热证者,有胸腹满痛、大便秘结等,治宜攻下逐瘀泻热,用桃仁承气汤;对瘀血积于胸胁,症见两胁胀痛、呼吸不舒者,为肝经瘀血,治宜祛瘀活血、疏肝清热,用丹栀逍遥散。

二、邪毒热

初起症见发热、恶寒、头痛、全身不适,苔白微黄,脉浮数者,治宜疏风清热解毒,用银翘散;如病势进一步发展,毒邪壅于肌肤积瘀成脓者,见局部焮红、肿胀、灼热、疼痛,治宜清热解毒、消肿溃坚,用仙方活命饮;若脓肿穿溃,流出黄白色稠脓,伴有全身发热、恶寒、头痛、周身不适等症时,用透脓散;若伤部疼痛日益剧烈,体温较高,口渴、大汗、烦躁,苔黄脉洪大者,为阳盛实热证,治宜清热解毒泻火,用黄连解毒汤或五味消毒饮加味;若大便秘结的实热证,可用内疏黄连汤或栀子金花丸;若身热滞留,一身重痛,口渴不欲饮,胸脘满闷,呕恶便溏,苔黄腻,脉滑数或濡数,治宜清泄湿毒,用龙胆泻肝汤;若热入营血,出现高热、神昏谵语,夜间尤甚,烦躁不安、夜卧不宁或出现斑疹,舌质红绛或紫暗,脉细数或滑数者,治宜清营凉血,用犀角地黄汤合化斑汤或用安宫牛黄丸清热开窍。若毒邪壅聚于脏腑,见胸胁疼痛日趋加剧,腹痛胀满,拘急拒按,腹壁板硬,身热较甚,恶心、呕吐,苔黄燥或黄腻,脉洪数或滑数者,宜注意与急腹症相鉴别;若火毒攻心,则烦躁不安、神昏谵语。若火毒伤肝,则胁痛发黄,甚则痉挛抽搐。若火毒伤脾胃,则烦渴、嗳气、腹胀、肠鸣、胃纳差。若火毒伤肾,则尿黄、尿少、尿闭、腰痛。治疗时可结合本病辨证论治。

三、血虚热

一般有出血过多的病史,常有头晕目眩、视物模糊、或时有眼发黑、或眼前冒金花,头闷痛、肢体麻木,喜热畏寒、得热则减,日晡发热、倦怠喜卧、面色无华,脉虚细或芤等症,治宜补气养血,用加味四物汤或当归补血汤;若血虚阳浮,精髓亏耗而发热者,可滋阴潜阳,用大补阴丸;若伤后血虚兼有遍身作痒瘙抓不停症,此乃血虚不能养营肌肤,血虚生风所致,治宜养血祛风,用四物汤加首乌、蝉蜕、防风等。

8·4　损伤昏厥

因损伤引起的意识障碍或意识丧失,称为昏厥。又称昏愦、晕厥、刀晕、血晕、昏迷、迷闷、昏死等,但都是以昏沉不省人事为特点。多见于脑震荡、脑挫伤、脑受压、脂肪栓塞综合征、出血过多等。本证为损伤内证的危重症,应及时正确处理。

8·4·0·1　病因病理

一、气闭昏厥

从高处坠下或受外力打击,脑受震荡,气为震激,心窍壅闭,可致卒然昏倒。

二、瘀滞昏厥

多由头部外伤引起。脑为元神为府,伤后颅内积瘀,元神受损而致昏厥;或伤后瘀血攻心,心者,神明之府也,神明受扰后则昏厥;肺主气,若伤后瘀血乘肺,则气机受阻,清气不入,浊气不出,宗气不能生成而致昏厥。

三、血虚昏厥

若大失血后,血不养心,心神失养,神魂散失,而成昏厥。

昏厥浅者仅意识障碍,昏不识人;深者不省人事,知觉障碍,甚至造成死亡。

8·4·0·2　辨证论治

一、气闭昏厥

伤后即出现暂时昏迷,但其时一般不长,约在半小时以内可以苏醒,醒后常有头晕头痛,恶心呕吐诸证,但无再昏厥。治宜通闭开窍,可用苏合香丸或苏气汤。

二、瘀滞昏厥

若元神受损或神明受扰后,可出现头痛呕吐,肢体瘫痪,烦躁扰动,神昏谵语或昏迷不醒,有些患者偶可清醒,但片刻后可再昏迷,甚则呼吸浅促,二便失禁,瞳孔散大,舌质红绛,或有瘀点,苔黄腻,脉弦涩。若瘀血乘肺,急者在伤后数小时,慢者在伤后一周可出现神志不清,昏睡、昏迷,发热,二便失禁,偏瘫,瞳孔大小不等,呼吸促,脉弦数等。治宜逐瘀开窍,用黎洞丸。

三、血虚昏厥

伤后失血过多,又未能及时补充,亡阴血脱,阴阳离绝,表现为神志呆滞,面色爪甲苍白,目闭口张,四肢厥冷,倦卧气微,二便失禁,舌淡唇干,脉细微。治宜补气固脱回阳,急用独参汤以益其元,并可用参附汤合生脉散加当归、黄芪、牡蛎等。

8·5　损伤口渴

伤后口干、舌燥、思饮者,称为损伤口渴。

8·5·0·1　病因病理

一、阴血亏虚

若损伤出血过多,可致血虚。血为阴,阴不制阳,则虚阳上越而口渴;若伤后肢体疼痛,大汗淋漓,饮食俱少,自汗盗汗,水津丧失,口、唇、血脉得不到津液的滋养,也可口干而渴。

二、瘀血停滞

《素问·经脉别论篇》说:"饮入于胃,游溢精气,上输于脾,脾气散精,上归于肺,通调水道,下输膀胱。水精四布,五经并行"。在正常生理功能情况下,体液代谢保持着动态平衡,若外伤后瘀血停滞,则影响气血循行,发生平衡失调,因而出现伤津或失水症状。表现口干渴,欲漱水不欲咽,或兼见胸腹满胀等。

三、热毒火盛

若开放性损伤后毒邪感染,或积瘀成痈,借伤成毒,可引起正邪剧争,阳热亢盛,热盛耗阴,可见口渴。

8·5·0·2　辨证论治

一、阴血亏虚

出血过多,表现血枯肺燥,肌肤甲错,口渴思饮。血虚甚者,渴而不饮,或饮入甚少,脉细弱或虚浮,舌质淡而少津。治宜补血生津,用圣愈汤或当归补血汤,酌加花粉、玉竹、麦冬、黄芪等;因伤后大汗淋漓,或盗汗湿襟,或数日少饮,或素体阴虚。表现为精神紧张,夜卧不宁,咽干,唇焦舌燥,皮肤干枯,小便短少,便秘,渴而欲饮,饮则量多,脉细数,舌红无苔。若肾阴亏损,形体消瘦,咽干舌燥,入夜为甚者,治宜益肾滋水止渴,用六味地黄丸或左归饮加味,酌加女贞子、桑椹等;若热盛津伤,肺燥咽干,舌绛口渴,阴虚便秘者,治宜增液润肺止渴,用增液汤加减。渴甚者加天花粉,便秘者加火麻仁,口咽干燥加炙甘草;若气阴两虚,汗多口渴,脉虚无力者,治宜益气养阴止渴,用生脉散加减。渴甚加沙参、玉竹、石斛,兼有多汗者加玉屏风散;若胃热少津,口干渴,舌红少苔者,治宜生津止渴,用五汁饮。

二、瘀血停滞

瘀血停滞,胸腹满胀,口渴欲饮,饮之甚少,或饮后则吐,脉涩、迟,舌质紫黯,苔黄而燥者,治宜逐瘀止渴,用血府逐瘀汤。

三、热毒火盛

伤后正邪剧争,阳热亢盛,烁津伤液而壮热烦渴,或有恶寒,局部红肿热痛,小便短黄,脉洪大有力,舌红苔黄干。治宜清热泻火解毒,用白虎汤合五味消毒饮。

8·6　损伤呕吐

损伤后,胃内容物经食道从口腔吐出,称为损伤呕吐。头、胸、腹损伤均可出现呕吐。

8·6·0·1　病因病理

一、瘀阻于上

见于头部内伤。由于伤后瘀血阻滞,气血壅塞,致开降失司,发为呕吐。

二、瘀阻中焦

胃主降,以和为顺,若胸胁脘腹损伤,则脾胃气机不顺,胃失和降,气逆作呕。

三、肝气犯胃

跌扑打击,跳跃举重,闪腰岔气,造成肝气郁滞,横逆犯胃,胃气上逆,以致嗳气频繁,或作呕欲吐。

四、痰饮内盛

素体肥胖,脾胃不健,运化失司,加之伤后气血凝滞,痰聚,瘀凝,发为呕吐。血气和平,则痰散而无;气脉闭塞,脘窍凝滞,则痰聚而有。

8·6·0·2　辨证论治　瘀阻于上之呕吐,多有头部外伤或昏迷史。症见头晕、头痛,无恶心;食后即吐,多为喷射样呕吐。治宜活血祛瘀、调和升降,用柴胡细辛汤合左金丸;瘀阻中焦之呕吐,必见伤处疼痛,痛有定处,拒按,或脘腹胀满,胃纳不佳,舌苔黄腻。治宜逐瘀生新、和胃降逆,用代抵当丸加减;肝气犯胃之呕吐,以伤气为主。痛无定处,胸胁痛闷,嗳气吞酸,胃失和降,作呕欲吐,其人烦躁,脉弦数或弦紧。治宜疏肝理气、和血泻火,用逍遥散合左金丸;痰饮内盛之呕吐,其人素体阳虚,脾胃虚弱。损伤之后,呕吐清水痰涎,头眩心悸,苔腻脉滑。治宜行气活血、化痰降逆,用二陈汤合小半夏汤。

8·7　伤后癃闭

伤后癃闭是指排尿困难,甚至小便闭塞不通的一种证候。点滴短少,病势较缓者称为癃;小便不通,欲解不得,病势危重者称为闭。《类证治裁》说:"闭者,小便不通,癃者,小便不利"。"闭则点滴难通……癃为滴沥不爽。"临床上一般均合称为癃闭。

8·7·0·1　病因病理　健康成人,每24小时排尿量在1000~2000ml之间,白天多于夜晚一倍以上。当人体受到较重损伤之后,常常出现尿量异常,少尿或无尿,或排尿困难。

一、经络瘀滞

如严重外伤或脊柱骨折脱位合并截瘫,瘀血遏阻于经脉之间,致经络闭阻,膀胱气化功能障碍,使窍隧不通,而产生癃闭。

二、尿路破损

骨盆骨折合并膀胱破裂、尿道破裂后,可造成癃闭。

三、津液亏损

伤后出血量多或者疼痛剧烈,精神紧张,大汗淋漓,阴液大耗,化水之源枯竭,水道通调不利,不能下输膀胱,亦可致成本证。

四、下焦湿热

损伤之后,湿热之邪蕴结膀胱,或逆行感染,酿成湿热,湿热阻遏膀胱,致使气化失常,小便滴沥难行。

8·7·0·2　辨证论治　癃闭的临床表现主要是小便点滴而下,或点滴全无,少腹胀或不胀。严重者常神志呆滞,甚或昏厥,面色苍白,肢体厥冷,脉象细数,或有恶心呕吐,腹胀腹泻,头目晕眩,或心悸怔忡,喘促,或四肢肿满,身重无力等,甚则视物模糊,循衣摸床,昏迷抽搐。

一、经络瘀滞者,伤后腹胀满,烦躁、渴不思饮,漱水不欲咽,小便不利,脉细或涩。治宜逐瘀利水、活血通闭,用代抵当丸。对脊柱骨折脱位合并截瘫的癃闭可结合本病辨证论治。

二、膀胱破裂的癃闭,尿液流入腹腔者,可有腹膜刺激征;若尿道破裂,有膀胱膨胀、排尿困难、会阴部血肿及尿外渗等症。宜请专科会诊。

三、津亏液耗者,汗出,亡血,渴而能饮,口咽干燥。治宜补气生津,用生脉散。

四、湿热下注,小便不通者,或滴沥尿少,小腹胀满,或热赤尿血。治宜清利湿热、通利小便,用八正散或小蓟饮子。

8·8　伤后便秘

便秘是指排便间隔时间延长,或有便意而排便困难。损伤较重,常可出现便秘。脊柱损伤者,便秘尤其多见。

8·8·0·1　病因病理

一、瘀血蓄结

胸、腹、脊柱、骨盆等损伤,瘀血蓄积腹中,由于血瘀气滞,肠道传导功能失常,而致便秘。

二、血虚肠燥

伤后失血过多或亡血,或伤久阴液耗损,血虚肠燥,而致便秘。

三、热盛津枯

伤后反复发热,出汗,津液干枯,而致便秘。

四、气虚失运

损伤后期,气血大衰,中气不足,脾胃运化无权,肠道传导功能衰退,致成便秘。

8·8·0·2 辨证论治

一、瘀血蓄结

胸、腹、脊柱等损伤,伤后腹满腹胀,腹中坚实,疼痛拒按,按之痛甚,舌质红,苔黄厚而腻。治宜攻下逐瘀,伤在脊柱、胸部,用鸡鸣散;伤在骨盆、腹部,用桃仁承气汤;伤在四肢,用当归导滞汤。还可用番泻叶 3~6g 泡饮,有良好的泻下作用。

若腹中虚寒停聚瘀血,用大黄等药,其血不下,反加腹膈胀满,喘促短气者,此因寒药凝滞不行。可用肉桂、木香为末,热酒冲服,瘀血自下。

二、血虚肠燥

伤后内外出血过多,血虚阴亏,不能滋润大肠,常有头晕目眩,心悸气短,面色㿠白,唇淡苔薄,脉沉细弱等表现。治宜养血润燥,用润肠丸或五仁丸。

三、热盛津枯

伤后常多发热,热烁津耗,阴液亏损。或因伤后卫气不固,自汗盗汗,汗出过多,亦伤津液。常有口渴唇燥,舌苔黄燥,脉洪或滑数等症。治宜清热润肠,用增液承气汤。

四、气虚失运

久病气虚,或损伤后期,正气虚衰,中气不足,脾胃运化无权,表现为食俗不佳,胃纳甚少,精神倦怠,多卧少动,大便并不干结,便意甚弱,排便努挣乏力,甚至汗出短气,面色㿠白,苔白质淡,脉细而弱。治宜益气升阳,用补中益气汤加麻仁、白蜜、郁李仁等。亦可用推拿疗法,在腹部由上向下按推,反复进行。能促进肠道运行,增进脾胃运化。

8·9　损伤腹胀

正常人胃肠道内存在 100~150ml 的气体,分布于胃及结肠部位。当损伤后,胃肠道内存在过量的气体时,即可出现腹胀。《素问·缪刺论》说:"人有所堕坠,恶血留内,腹中满胀,不得前后",这里所说的满胀就是指损伤腹胀。

8·9·0·1 病因病理

一、瘀血内蓄

脊柱骨折脱位、骨盆骨折时,瘀血停蓄于腹后壁;腹部挫伤,肝、胃、脾、肠出血,血蓄腹腔之中或肠道之内。不论腹中蓄血还是腹后壁瘀血,遏久生热产气,浊气积聚,腑气不通,则发之腹胀。

二、肝脾气滞

肝气宜舒不宜郁,脾气宜运不宜滞。损伤肝脾,致使两经气滞郁结,脏腑功能紊乱。脏以藏为正,腑以通为顺。伤后脏腑气机逆乱,升降失常,清浊不分,致脏不能藏谷纳新,腑不能推陈去腐。久之,气滞则壅,气壅则胀矣。

三、脾虚气弱

内伤之后,气血耗损,阴血亏耗,元阳亦伤。脾胃之气需肾阳温煦,若平素脾胃健运乏力,加之伤后出血、瘀血,或过用寒凉、滋腻,克伐脾胃,运化无权,可致腹胀。

8·9·0·2　辨证论治

一、瘀血内蓄

瘀血腹胀,多在伤后1~2日逐渐发生,症见腹胀满,伤处疼痛难忍,大便不通,舌红苔黄干,脉数。治宜攻下逐瘀,对腰伤瘀停腹后壁者,用桃仁承气汤;对瘀停腹中者,用鸡鸣散合失笑散。

若腹腔或后腹膜大出血,可见腹胀(参见损伤出血),或脏腑破裂时,腹部胀痛欲死,呕吐、发热,烦躁,不能屈伸,不能转侧,腹壁板硬,腹部压痛、反跳痛,后期可腹大如鼓,甚则危及生命。应速请专科会诊。

二、肝脾气滞

若胸腹挫伤后,肝脾气滞,症见胸胁疼痛,腹胀满痛,入夜痛甚,嗳气,大便不通,舌黯苔白,脉弦。治宜理气消滞,不宜峻泻猛攻或一味用破散之剂。因伤后气机已乱,脾胃运化已弱,中气不足,肝木乘之,若再攻伐,则虚者愈虚,滞者愈滞,反添其胀。用柴胡疏肝散。

三、脾虚气弱

腹胀喜按,按之则舒,面色萎黄,四肢无力,饮食减少,大便溏软,舌淡,脉虚细。治宜健脾和胃、兼益中气,可选用香砂六君子汤、补中益气汤、归脾汤。

8·10　损伤喘咳

伤后呼吸急促,甚至张口抬肩,鼻翼煽动为喘;痰涎阻滞气道或肺气不畅引起有声无痰为咳,有痰作咳为嗽。喘、咳是两种证候,均与肺经关系密切,但两者常可并见。

8·10·0·1　病因病理

一、瘀阻气道

《血证论·咳嗽》说:"人身之道,不可有塞滞。内有瘀血,则阻碍气道,不得升降,是以壅而为咳……须知痰水之壅,由瘀血使然,但去瘀血,则痰水自消"。若胸胁损伤、肋骨骨折或严重挤压伤后,经脉破损,气血瘀阻,气道不通,肺失清肃,气上逆而为咳,气不顺而为喘。若瘀积胁下,致肝失条达,反侮肺金,发为喘咳。

二、痰瘀化火

《丹溪心法·咳嗽》说:"肺胀而嗽,或左或右,不得眠,此痰挟瘀血碍气而病"。若胸部损伤后,积瘀生热,加之伤后损伤肺气,风、痰、瘀三者壅滞化火,发为咳呛不止。

三、血虚发喘

若伤后出血过多,血虚气无所附,则气短气逆,发为喘咳。出血愈多,喘咳则愈重。

8·10·0·2　辨证论治　肺主气,若损伤之后发生喘咳,均与肺有关,所以治疗应以治肺为主。若有瘀血宜祛瘀,有气滞宜理气肃肺,有血虚宜补气益血,有痰火宜清金化痰。

一、瘀阻气道

咳嗽频频,气闭气憋,疼痛固定,咳嗽时痛苦异常,常咳出血痰,不能平卧。治宜降气平喘、活血祛瘀,用苏子降气汤合失笑散;若瘀积胁下,木侮金,一般胸胁部有外伤史,局部隐隐作痛,咳嗽引痛。治宜活血祛瘀、行气止痛,用三棱和伤汤加减。

二、痰瘀化火

多见于各种严重损伤、久病卧床或胸肺损伤后复感外邪。症见发热、恶寒、咳嗽、气促，痰黄稠粘，不易咳出，尿黄，苔黄舌红，脉数。治宜下气止咳、清金化痰，用清气化痰丸加减。

三、血虚发喘

多见于出血过多 气血虚弱患者，表现为面色㿠白，气息短促，唇口紫绀，呼吸困难，舌淡，脉细弱。治宜益气补血，用二味参苏饮加味。

8·11 痿软麻木

痿软是指筋骨痿废失用、肌肉瘦削无力，运动功能障碍。麻木是指肢体触觉、痛觉、温觉障碍。《杂病源流犀浊·麻木源流》说："麻木，风虚病亦兼寒湿痰血病也。麻非痒非痛，肌肉之内，如千万小虫乱行，或遍身淫淫如虫行有声之状，按之不止，搔之愈甚，有如麻之状。木不痒不痛，自己肌肉如人肌肉，按之不知，掐之不觉，有如木之厚"。

8·11·0·1 病因病理 根据病因可分为经脉瘀阻、气血虚亏、筋骨不用、脊髓神经断裂。

一、经脉瘀阻

多由经脉遭受震荡或伤后积瘀，或陈伤残留、瘀血未散，停滞凝结，闭阻经脉，或骨折、脱位移位压迫、阻滞经脉，导致经脉功能障碍，产生痿软麻木。如肱骨中下1/3骨折后，桡神经挫伤或受压，伸直型肱骨髁上骨折合并神经、血管的受挫、受压，都可引起前臂及手部的麻木痿软。腰椎间盘突出症而致瘀阻经脉时可引起下肢麻木。

二、气血虚亏

气有温煦、熏肤、充身、泽毛的作用，血有营养、滋润、灌溉一身的作用。若损伤出血过多，耗血损气；或长期卧床，久卧则伤气；或脾胃素虚，而致元气不足，因而影响温煦、熏肤、濡养、灌溉的作用，可发生麻。《素问·逆调论》说："荣气虚则不仁，卫气虚则不用，荣卫俱虚则不仁，且不用，肉如故也。"《景岳全书·非风》又说："气虚则麻，血虚则木"。可见气血虚可造成麻木，甚则兼见肢体萎软无力。如年老之患者，气血虚亏，血不养筋，筋骨失养则可产生脊椎退行性变而出现下肢麻木症。气血虚后，风、寒、湿邪可乘虚而入，致气血涩滞，壅滞经络而产生慢性腰腿痛，引起麻木。

三、筋骨不用

筋骨关节，以刚为正，以柔为顺，以用为常，若损伤后，患肢固定时间过长，或卧床过久，或缺乏功能锻炼，久之则肌肉萎缩，肌腱挛缩、关节强直，产生痿软麻木。

四、脊髓神经断裂

若脊柱骨折脱位而脊髓断裂时，则损伤平面以下肢体痿软麻木，或称截瘫；若周围神经断裂后，其所支配的肢体范围可发生感觉、运动障碍，不仁、不用、痿软麻木。

8·11·0·2 辨证论治

一、经脉瘀阻

患肢麻木不仁，新伤多伴有局部疼痛、肿胀、瘀斑，陈伤多伴疼痛、麻木固定。治宜逐瘀通络。对颈肩上肢麻木者，用舒筋丸；对腰臀下肢麻木者，用活络效灵丹加减；若神经、血管受压、受挫引起之痿软麻木，宜结合其病因辨证论治。

二、气血虚亏

多见于颈椎病、慢性腰腿痛。临床表现为四肢不知痛痒，或如虫蚁行走，重则痿软、拘挛,若经脉受累,则阳经行走区域可出现麻木或放射痛,并见少气懒言,乏力自汗,面色苍白或萎黄,舌淡而嫩,脉细弱等。治宜补气血、通经脉,用人参养荣汤加减。若兼见寒湿邪之痿软麻木,可佐以驱风、散寒、祛湿之品。

三、筋骨不用

表现为肌肉萎缩,肌筋挛缩,关节活动受限,病程久者,可出现畸形。治宜加强功能锻炼,并配合按摩、针灸、药物熏洗等。

四、脊髓神经损伤

若脊髓断裂后,损伤平面以下肢体运动、感觉完全消失,按之不知,掐之不觉,腹胀,体温升高,大便秘结,小便癃闭。治宜活血祛瘀、疏通督脉,用活血祛瘀汤加减。后期脾肾阳虚者,宜补脾肾、温经络,用补肾壮阳汤。

8·12　耳目失聪

耳目失聪是指伤后视听功能障碍。肝藏血,开窍于目,其经脉又联于目系。《素问·五脏生成论》说:"肝受血而能视",《灵枢·脉度》说:"肝气通于目,肝和则目能辨五色矣。"肾藏精生髓,开窍开耳,肾精充足则听觉聪敏。《灵枢·脉度》说:"肾气通于耳,肾和则耳能闻五音矣。"

8·12·0·1　病因病理

一、外伤

头部损伤或耳目直接损伤,瘀血蓄积于耳目,可致耳目失聪。

二、血虚

各种损伤出血过多,血虚阴耗,肝肾经脉不充,耳目失养,目暗眼花,耳鸣耳聋。

三、肝肾亏损

损伤后期,久病伤阴,或药物过用辛散,耗气耗血;或房事不节,失于调摄;或饮食不足,化源未充,均可造成肝肾亏损,而致耳不聪目不明。

8·12·0·2　辨证论治

一、外伤

损伤之后,耳目瘀血,可见白睛红赤,黑睛出现"红膜上冲"或有灰白条状混浊,视物多现红色,或眼周、耳前青紫瘀血,目睛胀痛,头额剧痛,视物不清或失明,畏光流泪,或暴盲。耳部瘀血,可出现重听,或耳鸣耳聋等症。对耳目损伤应转专科诊治。

二、血虚

多见目睛淡白,呆滞无神,眼花耳鸣,头晕目眩,心悸怔忡,少气懒言,四末少温等症。治宜补益气血,用归脾汤或当归补血汤。

三、肝肾亏损

多在损伤后期出现,由于精髓不足,气血耗损所致。表现为头目晕眩,脑转耳鸣,或眼冒金星,或目视发黑,或重听或耳聋,手足萎软,大肉羸瘦等症。治宜补益肝肾,若视力下降者用杞菊地黄丸;若耳鸣耳聋者,用右归丸。

8·13　伤后健忘

伤后记忆力明显减退者称伤后健忘,多由瘀血、血虚、精亏所致。《血证论·健忘》说:

"凡心有瘀血,亦令健忘","凡失血家猝得健忘者,每有瘀血。"临床上常见于头部内伤,或其他较重的损伤之后。健忘之证主要与心、脾、肾三脏关系最为密切。

8·13·0·1 病因病理

一、瘀阻清窍

头部内伤,瘀血蔽阻清窍,早期则神明扰乱,神志不清,或昏迷,或谵妄。由于失治,或治未彻底,瘀血祛而未尽,窍隧通而未畅,致伤后出现头晕、头痛、遇事健忘。

二、血虚阴亏

重伤,亡血、失血后,失于治疗,或调摄不当,或素体虚弱,可致血虚阴亏,阳气逆乱,心神不明,发为健忘之证。

三、肾精亏损

肾主骨,藏精生髓。骨折、脱位或颅脑损伤后,伤骨伤髓,致精髓虚亏。或患者素体不足,或伤后房室不禁,或过用温阳燥热之品,均可加重肾精亏耗,造成多梦遗精,虚阳外越,记忆减退。

8·13·0·2 辨证论治

一、瘀阻清窍

伤后气滞血瘀,头晕头痛,烦躁不安,心胸痞闷,胁肋胀痛,心悸健忘。若头部内伤,常有近事遗忘,不能记忆受伤前后的情况,对过去的事情则能清楚回忆。治宜通窍活血,用通窍活血汤。对中后期有气虚患者,可加益气之品。

二、血虚阴亏

表现为气血不足,肢体倦怠,面黄肌瘦,头眩心悸。治宜补气养血、安神益智,用八珍汤或天王补心丹加减。

三、肾精亏损

表现为耳鸣耳聋,头晕头痛,视物模糊,多梦遗精,腰膝痠软。治宜滋肾补髓,若肾阴虚用左归丸;若肾阳虚用右归丸。

8·14 心烦不寐

心烦不寐是指伤后引起的神志躁动不安、夜卧不宁,多见于头部内伤等患者。

8·14·0·1 病因病理

一、心血不足

伤后出血过多或久病体虚,致气血两亏。心主血脉而藏神,若心失血养,则心神不安或心烦;神不守舍,则夜难成眠;神志迷乱,则入睡多梦。

二、阴虚火旺

肝肾虚弱患者,若久病可致虚劳,如骨结核等。或房劳过度,或遗泄频繁,伤及肾阴,肾水亏虚,水不济火,虚火妄动,上扰心神而心烦不寐。

三、瘀扰神明

伤后瘀血停留,阻滞经络,血液运行不畅,亦能导致心烦不寐。

8·14·0·2 辨证论治

一、心血不足

心悸心烦,头晕目眩,面色无华,倦怠无力,舌质淡红,脉细弱。治宜补血养心、益气安神,用归脾汤加减。若脉结代,气虚血少者,用炙甘草汤。心阴亏者,用生脉散。

二、阴虚火旺

心悸不宁,心烦不寐,头晕目眩,手足心热,耳鸣腰痠,舌红脉细数。治宜滋阴清火、养心安神,用天王补心丹。若五心烦热,阴虚相火妄动者,用知柏八味丸。

三、瘀扰神明

心烦不安,难以入睡,甚则通宵达旦不寐。患处疼痛、肿胀,有瘀斑,甚则指(趾)甲青紫。治宜活血祛瘀,用血府逐瘀汤加减。

8·15 损伤眩晕

目视昏花为眩,头觉旋转为晕,伤后二者并见为损伤眩晕。常见于颅脑损伤、损伤性贫血、颈椎病等。

8·15·0·1 病因病理

一、肝阳上扰

损伤后瘀血、败血归肝,瘀滞化火,使肝阴暗耗,风阳升动,上扰清空,出现眩晕。多见于头部损伤患者。

二、气血虚亏

《伤科汇纂·眩晕》指出:"若扑打即时晕倒在地,此气逆血晕也。"说明损伤眩晕与气血有关。若伤后耗伤气血或失血之后,虚而不复,以致气血两虚,气虚清阳不展,血虚则脑失所养,可致眩晕。

三、肾精不足

肾为先天之本,藏精生髓。若先天不足,复感外邪而发病,引起慢性腰腿痛、骨髓炎、骨结核等,能使肾精亏耗。而脑为髓之海,髓海不足,则可发生眩晕。

8·15·0·2 辨证论治 临床表现为自觉如坐车船,摇晃不定。轻者闭目后减轻,或发作一时渐渐中止,重者伴有恶心、呕吐、汗出,甚则昏倒等症。

一、肝阳上扰

晕痛并见,每因烦劳、恼怒而增剧,面色潮红,性情急躁,少寐多梦,泛泛欲吐,胃纳差,口苦,舌红、苔黄,脉弦数。治宜平肝潜阳、祛瘀清火,用天麻钩藤饮加减。

二、气血虚亏

眩晕每以劳累后即发,或动则加剧,面色苍白,唇甲无华,心悸失眠,神疲倦怠,纳差,舌质淡,脉细弱。治宜补气养血,用八珍汤加减。

三、肾精不足

眩晕健忘,神疲乏力,腰膝痠软,遗精耳鸣。偏肾阳虚者,四肢不温,舌质淡,脉沉细。治宜补肾助阳,用右归丸;偏肾阴虚者,五心烦热,舌质红,脉弦细。治宜补肾滋阴,用左归丸。

9 附方索引

二　画

二味参苏饮　（《正体类要》）

[组成]　人参30g　苏木60g

[功效与适应证]　益气补血。用于出血过多，瘀血入肺，面黑喘促。

[制用法]　水煎服。

七三丹　（经验方）

[组成]　熟石膏7份　升丹3份

[功效与适应证]　提脓拔毒去腐。用于创伤感染伤口，流脓未尽，腐肉未清。

[制用法]　共研细末，掺于创面，或制成药条，插入疮中。

七厘散　（伤科七厘散《良方集腋》）

[组成]　血竭30g　麝香0.36g　冰片0.36g　乳香4.5g　没药4.5g　红花4.5g　朱砂3.6g　儿茶7.2g

[功效与适应证]　活血散瘀，定痛止血。治跌打损伤，瘀滞作痛，筋伤骨折，创伤出血。

[制用法]　共研极细末，每服0.2g，日服1～2次，米酒调服或酒调敷患处。

八厘散　（《医宗金鉴》）

[组成]　煅自然铜10g　乳香10g　没药10g　血竭10g　红花3g　苏木3g　古铜钱3g　丁香1.5g　麝香0.3g　番木鳖(油炸去毛)3g

[功效与适应证]　行气止痛，散瘀接骨。治跌打损伤。

[制用法]　共研细末。每服0.2～0.3g，黄酒送服，每日服1～2次。

八珍汤　（《正体类要》）

[组成]　党参10g　白术10g　茯苓10g　炙甘草5g　川芎6g　当归10g　熟地黄10g　白芍10g　生姜3片　大枣2枚

[功效与适应证]　补益气血。治损伤中后期气血俱虚，创面脓汁清稀，久不收敛者。

[制用法]　清水煎服。日一剂。

八仙逍遥汤　（《医宗金鉴》）

[组成]　防风3g　荆芥3g　川芎3g　甘草3g　当归6g　苍术10g　丹皮10g　川椒10g　苦参15g　黄柏6g

[功效与适应证]　祛风散瘀，活血通络。治软组织损伤之后瘀肿疼痛，或风寒湿邪侵注，筋骨痿痛。

[制用法]　煎水熏洗患处。

八正散　（《和剂局方》）

[组成]　车前子　木通　瞿麦　扁蓄　滑石　栀子仁　大黄　甘草

[功效与适应证]　清热泻火，利水通淋。用于腰部、骨盆损伤后并发少腹急满，尿频、尿急、尿痛、淋沥不畅或癃闭，渴欲冷饮，脉数实等症。

[制用法]　上药各等份，共研细末，用灯芯汤送服，每服6～10g，每日服4次。亦可根据临床需要拟定药量作汤剂，水煎服，每日服1～3次。

九一丹　（《医宗金鉴》）

[组成]　熟石膏9份　升丹1份

[功效与适应证]　提脓祛腐。治各种溃疡流脓未尽者。

[制用法]　共研细末。掺于创面，或制药条，插入疮中，外再盖上软膏，每1～2日换一次。用凡士林制成软膏外敷亦可。

十灰散　（《十药神书》）

[组成]　大蓟　小蓟　荷叶　侧柏叶　茅根　茜草根　大黄　山栀　棕榈皮　牡丹皮　以上各药等量

[功效与适应证]　凉血止血。治损伤所至呕吐血、咯血、创面渗血。

[制用法]　各烧灰存性，研极细末保存待用。每服10～15克，用鲜藕汁或鲜萝卜汁调服。

十全大补汤　（《医学发明》）

[组成]　党参10g　白术12g　茯苓12g　炙甘草5g　当归10g　川芎6g　熟地黄12g　白芍12g　黄芪10g　肉桂0.6g(焗冲服)

[功效与适应证]　补气补血。治损伤后期气血衰弱，溃疡脓清稀，自汗、盗汗，萎黄消瘦，不思饮食，倦怠气短等症。

[制用法]　水煎服，日一剂。

丁桂散　（《中医伤科学讲义》经验方）

[组成]　丁香　肉桂　上药各等份

[功效与适应证]　祛风散寒，温经通络。治阴证肿疡疼痛。

[制用法]　共研细末，加在膏药上，烘热后贴患处。

人参养荣汤　（《和剂局方》）

[组成]　党参10g　白术10g　炙黄芪10g　炙甘草10g　陈皮10g　肉桂心1g　当归10g　熟地黄7g　五味子7g　茯苓7g　远志5g　白芍10g　大枣10g　生姜10g

[功效与适应证] 补益气血,养心宁神。治损伤后期气血虚弱,阴疽溃后,久不收敛,症见面色萎黄、心悸、健忘、失眠或虚损劳热者。

[制用法] 作汤剂,则水煎服,其中肉桂心焗冲服,日一剂。亦可以作丸剂,按以上药量比例,共研细末,其中姜枣煎浓汁,为丸如绿豆大,每服10g,日2次。

三 画

三痹汤 (《妇人良方》)

[组成] 独活 6g 秦艽 12g 防风 6g 细辛 3g 川芎 6g 当归 12g 生地黄 15g 芍药 10g 茯苓 12g 肉桂 1g (焗冲) 杜仲 12g 牛膝 6g 党参 12g 甘草 3g 黄芪 12g 续断 12g

[功效与适应证] 补肝肾,祛风湿。治气血凝滞,手足拘挛、筋骨萎软、风湿痹痛等。

[制用法] 水煎服,日一剂。

三黄宝蜡丸 (《医宗金鉴》)

[组成] 天竺黄 10份 雄黄 10份 刘寄奴 10份 红芽大戟 10份 归尾 5份 朱砂 3份半 儿茶 3份半 净乳香 1份 琥珀 1份 轻粉 1份 水银 1份(同轻粉研至不见星) 麝香 1份

[功效与适应证] 活血祛瘀,开窍镇潜。治跌打损伤,瘀血奔心,痰迷心窍等症。

[制用法] 各药研细末,用黄蜡适量泛丸。每服1～3g。

三色敷药 (《中医伤科学讲义》经验方)

[组成] 黄荆子(去衣炒黑)8份 紫荆皮(炒)8份 全当归 2份 木瓜 2份 丹参 2份 羌活 2份 赤芍 2份 白芷 2份 片姜黄 2份 独活 2份 甘草半份 秦艽 1份 天花粉 2份 怀牛膝 2份 川芎 1份 连翘 1份 威灵仙 2份 木防己 2份 防风 2份 马钱子 2份

[功效与适应证] 消肿止痛,祛风湿,利关节。治损伤初、中期局部肿痛,亦治风寒湿痹痛。

[制用法] 共研细末。用蜜糖或饴糖调拌如厚糊状,敷于患处。

三棱和伤汤 (《中医伤科学讲义》经验方)

[组成] 三棱 莪术 青皮 陈皮 白术 枳壳 当归 白芍 党参 乳香 没药 甘草

[功效与适应证] 活血祛瘀,行气止痛。治胸胁陈伤,隐隐作痛。

[制用法] 根据病情需要决定各药量,水煎内服,日一剂。

大成汤 (《仙授理伤续断秘方》)

[组成] 大黄 20g 芒硝 10g(冲服) 当归 10g 木通 10g 枳壳 20g 厚朴 10g 苏木 10g 川红花 10g 陈皮 10g 甘草 10g

[功效与适应证] 攻下逐瘀。治跌扑损伤后,瘀血内蓄,昏睡,二便秘结者,或腰椎损伤后伴发肠麻痹腹胀。

[制用法] 水煎服。药后得下即停。

大红丸 (《仙授理伤续断秘方》)

[组成] 何首乌 500g 制川乌 710g 制南星 500g 芍药 500g 当归 300g 骨碎补 500g 牛膝 300g 细辛 250g 赤小豆 1000g 煅自然铜 120g 青桑炭 2500g

[功效与适应证] 坚筋固骨,滋血生力。治骨折筋断,瘀血留滞,外肿内痛,肢节痛倦。

[制用法] 共研细末,醋煮面糊为丸,如梧桐子大,朱砂为衣。每次服30丸,温酒下,醋汤亦可。

大活络丹 (《兰台轨范》引《圣济总录》)

[组成] 白花蛇 100g 乌梢蛇 100g 威灵仙 100g 两头尖 100g 草乌 100g 天麻 100g 全蝎 100g 首乌 100g 龟版 100g 麻黄 100g 贯仲 100g 炙甘草 100g 羌活 100g 肉桂 100g 藿香 100g 乌药 100g 黄连 100g 熟地黄 100g 大黄 100g 木香 100g 沉香 100g 细辛 50g 赤芍 50g 没药 50g 丁香 50g 乳香 50g 僵蚕 50g 天南星 50g 青皮 50g 骨碎补 50g 白蔻 50g 安息香 50g 黑附子 50g 黄芩 50g 茯苓 50g 香附 50g 玄参 50g 白术 50g 防风 125g 葛根 75g 虎胫骨 75g 当归 75g 血竭 25g 地龙 25g 犀角 25g 麝香 25g 松脂 25g 牛黄 7.5g 龙脑 7.5g 人参 150g 蜜糖适量

[功效与适应证] 行气活血、通利经络。治中风瘫痪,痿痹痰厥,拘挛疼痛,跌打损伤后期筋肉挛痛。

[制用法] 为细末,炼蜜为丸。每服3克,日服2次,陈酒送下。

小活络丹 (《和剂局方》)

[组成] 制南星 3份 制川乌 3份 制草乌 3份 地龙 3份 乳香 1份 没药 1份 蜜糖适量

[功效与适应证] 温寒散结,活血通络。治跌打损伤,瘀阻经络,风寒湿侵袭经络作痛,肢体不能伸屈及麻木,日久不愈等症。

[制用法] 共为细末,炼蜜为丸,每丸重3g,每次服一丸,每日服1～2次。

小蓟饮子 (《济生方》)

[组成] 小蓟 10g 生地黄 25g 滑石 15g 蒲黄(炒) 6g 通草 6g 淡竹叶 10g 藕节 12g 当归 10g 栀子 10g 甘草 6g

[功效与适应证] 凉血止血,利水通淋。治泌尿系损伤瘀热结于下焦,血淋者。

[制用法] 水煎内服。

万应膏 (成药)

[组成] (略)

[功效与适应证] 活血祛瘀,温经通络。治跌打损伤,风寒湿侵袭而筋骨疼痛,胸腹气痛等。

[制用法]　把膏药烘热贴患处。

万灵膏　（《医宗金鉴》）

[组成]　鹳筋草　透骨草　紫丁香根　当归　自然铜　没药　血竭各30g　川芎25g　半两钱一枚（醋淬）　红花30g　川牛膝　五加皮　石菖蒲　苍术各15g　木香　秦艽　蛇床子　肉桂　附子　半夏　石斛　草薢　鹿茸各10g　虎胫骨一对　麝香6g　麻油5000g　黄丹2500g

[功效与适应证]　消瘀散毒，舒筋活血，止痛接骨。治跌打损伤，骨折后期或寒湿为患，局部麻木疼痛者。

[制用法]　血竭、没药、麝香各分别研细末另包，余药先用麻油微火煨浸三日，然后熬黑为度，去渣，加入黄丹，再熬至滴水成珠，离火，俟少时药温，将血竭、没药、麝香末放入，搅匀取起，去火毒，制成膏药。用时烘热外贴患处。

上肢损伤洗方　（《中医伤科学讲义》经验方）

[组成]　伸筋草15g　透骨草15g　荆芥9g　防风9g　红花9g　千年健12g　刘寄奴9g　桂枝12g　苏木9g　川芎9g　威灵仙9g

[功效与适应证]　活血舒筋。治上肢骨折、脱位、扭挫伤后筋络挛缩疼痛。

[制用法]　煎水熏洗患肢。

下肢损伤洗方　（《中医伤科学讲义》经验方）

[组成]　伸筋草15g　透骨草15g　五加皮12g　三棱12g　莪术12g　秦艽12g　海桐皮12g　牛膝10g　木瓜10g　红花10g　苏木10g

[功效与适应证]　活血舒筋。治下肢损伤挛痛者。

[制用法]　水煎熏洗患肢。

四 画

五味消毒饮　（《医宗金鉴》）

[组成]　金银花15g　野菊花15g　蒲公英15g　紫花地丁15g　紫背天葵10g

[功效与适应证]　清热解毒。治附骨痈初起，开放性损伤创面感染初期。

[制用法]　水煎服，每日1~3剂。

五加皮汤　（《医宗金鉴》）

[组成]　当归（酒洗）10g　没药10g　五加皮10g　皮硝10g　青皮10g　川椒10g　香附子10g　丁香3g　地骨皮3g　丹皮6g　老葱3根　麝香0.3g

[功效与适应证]　和血定痛舒筋。用于伤患后期。

[制用法]　煎水外洗（可去麝香）。

五仁丸　（《世医得效方》）

[组成]　桃仁15g　杏仁30g　柏子仁15g　松子仁4.5g　郁李仁3g　陈皮12g

[功效与适应证]　润肠通便。用于年老体弱或伤后血虚肠燥之便秘。

[制用法]　五种仁共捣成膏，再加入陈皮末研匀，炼蜜为丸，如梧桐子大。每次服50丸，饭后稀米汤送下。

五汁饮　（《温病条辨》）

[组成]　麦冬汁　藕汁（或用蔗汁）　梨汁　荸荠汁　鲜芦根汁

[功效与适应证]　生津止渴。用于血虚津亏，或热盛阴伤有口渴者。

[制用法]　临时斟酌多少，和匀凉服，不甚喜凉者，重汤炖温服。

五黄散　（《证治准绳》）

[组成]　黄丹　黄连　黄芩　黄柏　大黄　乳香各等量

[功效与适应证]　清热化瘀。治挫伤热毒肿痛。

[制用法]　共为细末，用水或饴糖调成膏外敷。

乌头汤　（《金匮要略》）

[组成]　麻黄9g　芍药9g　黄芪9g　制川乌9g　炙甘草9g

[功效与适应证]　温经通络，祛寒逐湿。用于损伤后风寒湿邪乘虚入络者。

[制用法]　水煎服。

乌龙膏

[组成]

一、（《伤科补要》）　百草霜10g　白及15g　白蔹10g　百合15g　百部10g　乳香10g　没药15g　麝香0.3g　炒糯米30g　陈粉120g（炒）　醋适量

二、（经验方）　公牛角炭500g　血余炭500g　青麻炭50g　煅龙骨100g　黑铅粉5000g　陈粉子1500g　陈醋适量

[功效与适应证]　活血接骨、消肿止痛。治外伤骨折。

[制用法]　一方：共研细末，醋熬为膏、外敷。

二方：将公牛角劈成细条，入瓦器皿内封闭，用火焙焦成黄褐色炭状；血余除去污垢入瓦器皿内封闭，用火焙焦成黑色有光泽的炭块；青麻入瓦器皿内封闭，用火焙干后，启盖用火引之急闭盖，待一小时后即成。将上药研细末，与黑铅粉，陈粉子，龙骨粉等拌匀存放待用。用时先将陈醋（无陈醋用食醋浓缩一倍代之）放在瓷皿内煎沸、将以上药粉撒在醋内，边撒边搅，至成糊状即可停放药末，再煎半小时停火，乘热摊于布料上，约0.3cm厚即成。外敷患处，隔日换药，肿胀较轻，可一星期换一次。

化坚膏　（《中医伤科学讲义》经验方）

[组成]　白芥子2份　甘遂2份　地龙肉2份　威灵仙2份半　急性子2份半　透骨草2份半　麻根3份　细辛3份　乌梅肉4份　生山甲4份　血余1份　江子1份　全蝎1份　防风1份　生草乌1份　紫硇砂半份（后入）　香油80份　东丹40份

[功效与适应证]　祛风化瘀。用于损伤后期软组织硬化或粘连等。

[制用法]　将香油熬药至枯，去渣，炼油滴水成珠时下

东丹,将烟搅净后再下硇砂。

化斑汤 （《温病条辨》）

［组成］ 生石膏 30g 知母 12g 生甘草 9g 玄参 9g 犀角 6g 粳米 12g

［功效与适应证］ 清热生津,滋阴解毒。用于热毒入营,高热发斑,神昏谵语。

［制用法］ 水煎服。

丹栀逍遥散 （《内科摘要》即加味逍遥散）

［组成］ 柴胡 当归 白芍 白术 茯苓 丹皮 栀子 薄荷 煨姜 甘草

［功效与适应证］ 清热凉血,疏肝解郁。治肝胆两经郁火,胸胁疼痛,头眩,日晡发热,寒热往来。

［制用法］ 水煎服。

少腹逐瘀汤 （《医林改错》）

［组成］ 小茴香 7 粒 干姜 3g 延胡索 6g 没药 3g 当归 9 克 川芎 3g 肉桂 1g 赤芍 6g 蒲黄 10g 五灵脂 6g

［功效与适应证］ 活血祛瘀,温经止痛。治腹部挫伤,气滞血瘀,少腹疼痛。

［制用法］ 水煎服,日一剂。

太乙膏 （《外科正宗》）

［组成］ 玄参 100g 白芷 100g 当归身 100g 肉桂 100g 赤芍 100g 大黄 100g 生地黄 100g 土木鳖 100g 阿魏 15g 轻粉 20g 柳枝 100g 血余 50g 东丹 2000g 乳香 25g 没药 15g 槐枝 100g 麻油 2500g

［功效与适应证］ 清热消肿,解毒生肌。治各种疮疡及创伤。

［制用法］ 除东丹外,将余药入油煎,熬至药枯,滤去渣滓,再入东丹（一般每 500g 油加东丹 20g）熬搅拌匀成膏。隔火炖烊,摊于纸或布料敷贴。

双柏(散)膏 （《中医伤科学讲义》）

［组成］ 侧柏叶 2 份 黄柏 1 份 大黄 2 份 薄荷 1 份 泽兰 1 份

［功效与适应证］ 活血解毒,消肿止痛。治跌打损伤早期,疮疡初起,局部红肿热痛,或局部包块形成而无溃疡者。

［制用法］ 共研细末,作散剂备用,用时以水、蜜糖煮热调成厚糊状外敷患处。亦可加入少量米酒调敷,或用凡士林调煮成膏外敷。

云南白药 （成药）

［组成］ （略）

［功效与适应证］ 活血止血,祛瘀定痛。治损伤瘀滞肿痛,创伤出血,骨疾病疼痛等。

［制用法］ 内服每次 0.5g,隔四小时一次。外伤创面出血,可直接掺撒在出血处然后包扎;亦可调敷。

六味地黄(丸)汤 （《小儿药证直诀》）

［组成］ 熟地黄 25g 淮山药 12g 茯苓 10g 泽泻 10g 山萸肉 12g 牡丹皮 10g

［功效与适应证］ 滋水降火。治肾水不足,腰膝痠痛,头晕目眩,咽干耳鸣,潮热盗汗,骨折后期迟缓愈合等。

［制用法］ 水煎服,日一剂。作丸,将药研末,蜜丸,每服 10g,日 3 次。

天王补心丹 （《摄生秘剖》）

［组成］ 生地黄 8 份 五味子 2 份 当归身 2 份 天冬 2 份 麦冬 2 份 柏子仁 2 份 酸枣仁 2 份 党参 1 份 玄参 1 份 丹参 1 份 白茯苓 1 份 远志 1 份 桔梗 1 份 朱砂 1 份 蜜糖适量

［功效与适应证］ 滋阴清热,补心安神。治因损伤后而耗血伤阴,心神不定,以致睡眠不安,心悸等。

［制用法］ 除朱砂及蜜糖外,共为细末,然后炼蜜为丸如绿豆大,朱砂为衣。每服 10g,每日 2～3 次。若作汤剂,则根据病情决定药量或加减。

天麻钩藤饮 （《杂病证治新义》）

［组成］ 天麻 6g 钩藤 10g 牛膝 12g 石决明 15g（先煎） 杜仲 12g 黄芩 6g 栀子 6g 益母草 10g 桑寄生 10g 夜交藤 10g 茯神 10g

［功效与适应证］ 清热化痰,平肝潜阳。治血震荡而引起的眩晕、抽搐及阴虚阳亢,肝风内动,兼见痰热内蕴之症。

［制用法］ 水煎服,日一剂。

五　画

四生散 （原名青州白丸子,《和剂局方》）

［组成］ 生川乌 1 份 生南星 6 份 生白附子 4 份 生半夏 14 份

［功效与适应证］ 祛风逐痰,散寒解毒,通络止痛。治跌打损伤肿痛,肿瘤局部疼痛,关节痹痛。

［制用法］ 共为细末存放待用,用时以蜜糖适量调成糊状外敷患处。用醋调煮外敷亦可。如出现过敏性皮炎即停敷。亦可为丸内服,但须防止中毒。

四生丸 （《妇人良方》）

［组成］ 生地黄 12g 生艾叶 10g 生荷叶 10g 生侧柏叶 10g

［功效与适应证］ 凉血、止血。治损伤出血,血热妄行,吐血或衄曲。

［制用法］ 水煎服,或将生药捣汁服。或等量为丸,每服 6～12g,日 3 次。

四肢损伤洗方 （《中医伤科学讲义》经验方）

［组成］ 桑枝 桂枝 伸筋草 透骨草 牛膝 木瓜 乳香 没药 红花 羌活 独活 落得打 补骨脂 淫羊藿 草薢

［功效与适应证］ 温经通络,活血祛风。用于四肢骨

折、脱位、扭挫伤后筋络挛缩瘘痛。

[制用法]　煎水熏洗患处。

四物止痛汤　（经验方）

[组成]　当归9g　川芎6g　白芍9g　生地黄12g　乳香6g　没药6g

[功效与适应证]　活血止痛。用于各部损伤之瘀血疼痛。

[制用法]　水煎服。

四物汤　（《仙授理伤续断秘方》）

[组成]　川芎6g　当归10g　白芍12g　熟地黄12g

[功效与适应证]　养血补血。治伤患后期血虚之症。

[制用法]　水煎服，日一剂。

四君子汤　（《和剂局方》）

[组成]　党参10g　炙甘草6g　茯苓12g　白术12g

[功效与适应证]　补益中气，调养脾胃。治损伤后期中气不足，脾胃虚弱，肌肉消瘦，溃疡日久未愈。

[制服法]　水煎服，日一剂。

四逆汤　（《伤寒论》）

[组成]　熟附子15g　干姜9g　炙甘草6g

[功效与适应证]　回阳救逆。治损伤或骨疾病出现汗出肢冷，脉沉微或浮大无根等的亡阳证。

[制用法]　水煎服。现亦有制成注射剂，供肌肉或静脉注射用。

四黄散(膏)　（《证治准绳》）

[组成]　黄连1份　黄柏3份　大黄3份　黄芩3份

[功效与适应证]　清热解毒，消肿止痛。治创伤感染及阳痈局部红肿热痛者。

[制用法]　共研细末，以水、蜜调敷或用凡士林调制成膏外敷。

失笑散　（《和剂局方》）

[组成]　五灵脂　蒲黄各等量

[功效与适应证]　行气活血，散结止痛。治少腹及两胁胀痛。

[制用法]　共研细末。每服6~10g，每日1~3次。

右归丸　（《景岳全书》）

[组成]　熟地黄4份　淮山药2份　山萸肉2份　枸杞子2份　菟丝子2份　杜仲2份　鹿角胶2份　当归1份半　附子1份　肉桂1份　蜜糖适量

[功效与适应证]　补益肾阳。治骨及软组织伤患后期，肝肾不足、精血虚损而致神疲气怯，或心跳不宁，或肢冷瘘软无力。

[制用法]　共为细末，炼蜜为小丸。每服10g，每日1~2次。

左归丸　（《景岳全书》）

[组成]　熟地黄4份　淮山药2份　山萸肉2份　枸杞子2份　菟丝子2份　鹿胶2份　龟版2份　川牛膝1份半　蜜糖适量

[功效与适应证]　补益肾阴。治损伤日久或骨疾病后，肾水不足，精髓内亏，腰膝腿软，头昏眼花、虚热、自汗盗汗等症。

[制用法]　药为细末，炼蜜为丸如豆大。每服10g，每日1~2次，饭前服。

左金丸　（《丹溪心法》）

[组成]　黄连180g　吴茱萸30g

[功效与适应证]　清泻肝火，降逆止呕。治损伤后肝火炽盛，左胁疼痛，脘痞吞酸，口苦，呕吐等证。

[制用法]　共研细末，水泛为丸，每次服2~3g，开水送服。

白虎汤　（《伤寒论》）

[组成]　生石膏30g(先煎)　知母12g　甘草4.5g　粳米12g

[功效与适应证]　清热生津，除烦止渴。治阳明气分热盛，口干舌燥，烦渴引饮，面赤恶热，大汗出，脉洪大有力，或滑数者。

[制用法]　水煎服，日1~2剂。

生肌玉红膏　（《外科正宗》）

[组成]　当归5份　白芷1.2份　白蜡5份　轻粉1份　甘草3份　紫草半份　血竭1份　麻油40份

[功效与适应证]　活血祛腐，解毒镇痛，润肤生肌。治溃疡脓腐不脱，新肌难生者。

[制用法]　先将当归、白芷、紫草、甘草四味，入油内浸三日，慢火熬微枯，滤清，再煎滚，入血竭化尽，次入白蜡，微火化开。将膏倾入预放水中的盅内，候片刻，把研细的轻粉末放入，搅拌成膏。将膏匀涂纱布上，敷贴患处。并可根据溃疡局部情况的需要，掺撒提脓、祛腐药在膏的表面上外敷，效果更佳。

生肌八宝(丹)散　（《中医伤科学讲义》经验方）

[组成]　煅石膏3份　赤石脂3份　东丹1份　龙骨1份　轻粉3份　血竭1份　乳香1份　没药1份

[功效与适应证]　生肌收敛。用于各种创口。

[制用法]　共研成极细末，外撒创口。

生脉散　（《内外伤辨惑论》）

[组成]　人参1.6g　麦冬1.6g　五味子7粒

[功效与适应证]　益气敛汗，养阴生津。治热伤气津，或损伤气血耗损，汗出气短，体倦肢凉，心悸脉虚者。

[制用法]　水煎服，或为散冲服，日1~4剂，或按病情需要酌情使用。现代亦有制成注射剂，供肌肉注射或静脉注射，在急救情况，亦有用来作心腔内注射。

生血补髓汤　（《伤科补要》）

[组成]　生地12g　芍药9g　川芎6g　黄芪9g　杜仲9g　五加皮9g　牛膝9g　红花5g　当归9g　续断9g

[功效与适应证] 调理气血,舒筋活络。治扭挫伤及脱位骨折的中后期患处未愈合并有疼痛者。

[制用法] 水煎服,日一剂。

生肌(膏)散 (《外伤科学》经验方)

[组成] 制炉甘石 50 份　滴乳石 30 份　滑石 100 份　琥珀 30 份　朱砂 10 份　冰片 1 份

[功效与适应证] 生肌收口。治溃疡脓性分泌已经比较少,期待肉芽生长者。

[制用法] 研极细末。掺创面上,外再盖膏药或油膏。亦可用凡士林适量,调煮成油膏外敷,其中冰片亦可待用时才掺撒在膏的表面方敷。

圣愈汤 (《正体类要》)

[组成] 熟地黄 5g　生地黄 5g　人参 5g　川芎 5g　当归 2.5g　黄芩 2.5g

[功效与适应证] 清营养阴,益气除烦。治创伤出血过多,或化脓性感染病灶溃后,脓血出多,以至热燥不安,或晡热作渴等症。

[制用法] 水煎服。

玉真散 (《外科正宗》)

[组成] 生南星　白芷　防风　羌活　天麻　白附子各等量

[功效与适应证] 祛风镇痉。用于破伤风。

[制用法] 共研为末。每服 3～6g。

玉屏风散 (《世医得效方》)

[组成] 黄芪 180g　白术 60g　防风 60g

[功效与适应证] 益气固表止汗。用于表虚,卫阳不固。

[制用法] 共研细末,每次服 6～9g,每日 2 次,开水送服。亦可水煎服,用量按原方比例酌减。

正骨烫药 (《中医伤科学讲义》经验方)

[组成] 当归 12g　羌活 12g　红花 12g　白芷 12g　乳香 12g　没药 12g　骨碎补 12g　防风 12g　木瓜 12g　川椒 12g　透骨草 12g　川断 12g

[功效与适应证] 活血舒筋。

[制用法] 上药装入布袋后放在蒸笼内,蒸热后敷患处。

正骨紫金丹 (《医宗金鉴》)

[组成] 丁香 1 份　木香 1 份　血竭 1 份　儿茶 1 份　熟大黄 1 份　红花 1 份　牡丹皮半份　甘草 1/3 份

[功效与适应证] 活血祛瘀,行气止痛。治跌扑堕坠,闪挫伤之疼痛、瘀血凝聚等症。

[制用法] 共研细末,炼蜜为丸。每服 10g,黄酒送服。

归脾汤 (《济生方》)

[组成] 白术 10g　当归 3g　党参 3g　黄芪 10g　酸枣仁 10g　木香 1.5g　远志 3g　炙甘草 4.5g　龙眼肉 4.5g　茯苓 10g

[功效与适应证] 养心健脾,补益气血。治骨折后期气血不足,神经衰弱,慢性溃疡等。

[制用法] 水煎服,日一剂。亦可制成丸剂服用。

旧伤洗剂 (《林如高正骨经验》)

[组成] 生草乌 9g　生川乌 9g　羌活 15g　独活 15g　三棱 9g　莪术 9g　泽兰 9g　肉桂 9g　归尾 9g　桃仁 9g　红花 9g　乌药 9g　牛膝 15g

[功效与适应证] 活血祛瘀,祛风止痛,舒筋活络。用于久伤蓄瘀作痛。

[制用法] 水煎熏洗,每剂加陈醋 45g,每日一剂,熏洗二次。

外敷接骨散 (《中医伤科学讲义》经验方)

[组成] 骨碎补　血竭　硼砂　当归　乳香　没药　川断　自然铜　大黄　地鳖虫　各等分

[功效与适应证] 消肿止痛,接骨续筋。用于骨折及扭挫伤。

[制用法] 共为细末,饴糖或蜂蜜调敷。

加味四物汤 (《伤科汇纂》)

[组成] 当归　川芎　白芍　生地　黄柏　知母　黄芩　黄连　蔓荆子　北五味

[功效与适应证] 养血清热。用于伤后血虚发热。

[制用法] 水煎服。

加味乌药汤 (《济阴纲目》)

[组成] 乌药　砂仁　木香　元胡　香附　甘草

[功效与适应证] 理气止痛。用于损伤后气滞疼痛。

[制用法] 水煎服。

加味犀角地黄汤 (《中医伤科学讲义》)

[组成] 犀角　生地　白芍　丹皮　藕节　当归　红花　桔梗　陈皮　甘草

[功效与适应证] 凉血止血,用于上、中焦热盛之吐血、衄血、咳血、便血等证。

[制用法] 水煎服。

加减补筋丸 (《医宗金鉴》)

[组成] 当归 30g　熟地 60g　白芍 60g　红花 30g　乳香 30g　茯苓 30g　骨碎补 30g　陈皮 60g　没药 9g　丁香 15g

[功效与适应证] 活血、壮筋、止痛。治跌仆伤筋,血脉壅滞,青紫肿痛。

[制用法] 共为细末,炼蜜为丸,如弹子大,每丸重 9g,每次服 1 丸,用无灰酒送下。

仙方活命饮 (《外科发挥》)

[组成] 炮穿山甲 3g　天花粉 3g　甘草节 3g　乳香 3g　白芷 3g　赤芍 3g　贝母 3g　防风 3g　没药 3g　皂角刺(炒)3g　归尾 3g　陈皮 10g　金银花 10g

[功效与适应证] 清热解毒,清肿溃坚,活血止痛。治骨痈初期。

[制用法] 水煎服。

龙胆泻肝汤　（《医宗金鉴》）

[组成]　龙胆草(酒炒)10g　黄芩(炒)6g　栀子(酒炒)6g　泽泻6g　木通6g　当归(酒洗)1.5g　车前子3g　柴胡6g　甘草1.5g　生地(炒)6g

[功效与适应证]　泻肝经湿热。治肝经所过之处损伤而有瘀热者,或痈疽之病表现有肝经实火而津液未伤者均可使用。

[制用法]　水煎服,日1～2剂。

代抵当丸　（《证治准绳》）

[组成]　大黄　芒硝　桃仁　归尾　穿山甲片　桂枝(或玉桂)　生地

[功效与适应证]　攻下逐瘀,通经活络。治瘀浊内阻,经脉闭塞,二便不通者,如挤压综合征等。

[制用法]　按病情需要决定药量,水煎服。以能攻下为目的,日服1～2次。

六　画

当归补血汤　（《内外伤辨惑论》）

[组成]　黄芪15～30g　当归3～6g

[功效与适应证]　补气生血。治血虚发热,以及大出血后,脉芤,重按无力,气血两虚等症。

[制用法]　水煎服。

当归鸡血藤汤　（经验方）

[组成]　当归15g　熟地15g　桂圆肉6g　白芍9g　丹参9g　鸡血藤15g

[功效与适应证]　补气补血。用于骨伤患者后期气血虚弱患者,肿瘤经放疗或化疗期间有白细胞及血小板减少者。

[制用法]　水煎服,日一剂。

当归导滞汤　（《伤科汇纂》）

[组成]　当归　大黄　各等份

[功效与适应证]　祛瘀通便。用于跌扑损伤,瘀血在内,胸腹胀满,或大便不通,或喘咳吐血。

[制用法]　共研细末,每次服9g,温酒下。气虚加肉桂。

伤筋药水　（《中医伤科学讲义》经验方）

[组成]　生草乌120g　生川乌120g　羌活120g　独活120g　生半夏120g　生栀子120g　生大黄120g　生木瓜120g　路路通120g　生蒲黄90g　樟脑90g　苏木90g　赤芍60g　红花60g　生南星60g　白酒10000g　米醋2500g

[功效与适应证]　活血通络止痛。治筋络挛缩,筋骨痠痛,风湿麻木。

[制用法]　药在酒醋中浸泡七天,严密盖闭,装入瓶中备用。患处热敷或熏洗后,用棉花蘸本品在患处轻擦,日擦三、五次。

伤油膏　（《中医伤科学讲义》经验方）

[组成]　血竭60g　红花6g　乳香6g　没药6g　儿茶6g　琥珀3g　冰片6g(后下)　香油1500g　黄蜡适量

[功效与适应证]　活血止痛。多用在施行理伤手法时,涂擦在患处。同时起到润滑作用。

[制用法]　除冰片、香油、黄蜡外,共为细末,后入冰片再研,将药末溶化于炼过的油内,再入黄蜡收膏。

红油膏　（《中医伤科学讲义》经验方）

[组成]　九一丹10份　东丹1份半　凡士林100份

[功效与适应证]　化腐生肌。治溃疡不敛。

[制用法]　先将凡士林加热至全部呈液状,然后把两丹药粉调入和匀为膏,摊在敷料上敷贴患处。

红花酒精　（经验方）

[组成]　当归12g　红花15g　赤芍12g　紫草9g　60%酒精500ml

[功效与适应证]　通经活络。用于预防褥疮。

[制用法]　将药浸泡在酒精中经4～5天后可用。作为按摩时的皮肤擦剂。

夺命丹　（《伤科补要》）

[组成]　归尾60份　桃仁60份　血竭10份　地鳖30份　儿茶10份　乳香20克　没药20份　红花10份　自然铜40份　大黄60份　朱砂10份　骨碎补20份　麝香1份

[功效与适应证]　祛瘀宣窍。治头部内伤昏迷及骨折的早期重伤。

[制用法]　共为细末,用黄明胶熟化为丸如绿豆大,朱砂为衣,每次服10～15克,每日服3～4次。

血府逐瘀汤　（《医林改错》）

[组成]　当归10g　生地黄10g　桃仁12g　红花10g　枳壳6g　赤芍6g　柴胡3g　甘草3g　桔梗4.5g　川芎4.5g　牛膝10g

[功效与适应证]　活血逐瘀,通络止痛。治瘀血内阻,血行不畅,经脉闭塞疼痛。

[制用法]　水煎服,日一剂。

壮腰健肾汤　（经验方）

[组成]　熟地　杜仲　山芋　枸杞子　补骨脂　红花　羌活　独活　肉苁蓉　菟丝子　当归

[功效与适应证]　调肝肾、壮筋骨。治骨折及软组织损伤。

[制用法]　水煎服。

壮筋养血汤　（《伤科补要》）

[组成]　当归9g　川芎6g　白芍9g　续断12g　红花5g　生地12g　牛膝9g　牡丹皮9g　杜仲6g

[功效与适应证]　活血壮筋。用于软组织损伤。

[制用法]　水煎服。

壮筋续骨丹　（《伤科大成》）

[组成]　当归60g　川芎30g　白芍30g　熟地120

g 杜仲30g 川断45g 五加皮45g 骨碎补90g 桂枝30g 三七30g 黄芪90g 虎骨30g 补骨脂60g 菟丝子60g 党参60g 木瓜30g 刘寄奴60g 地鳖虫90g

[功效与适应证] 壮筋续骨。用于骨折、脱位、伤筋中后期。

[制用法] 共研细末,糖水泛丸,每次服12克,温酒下。

导赤散 (《小儿药证直诀》)

[组成] 生地黄 木通 甘草梢 各等份

[功效与适应证] 清热利水。用于急性泌尿系感染,小便短赤而涩、尿时刺痛。

[制用法] 加入竹叶适量,水煎服。

防风归芎汤 (《中医伤科学讲义》经验方)

[组成] 川芎 当归 防风 荆芥 羌活 白芷 细辛 蔓荆子 丹参 乳香 没药 桃仁 苏木 泽兰叶

[功效与适应证] 活血化瘀,祛风止痛。治跌打损伤,青紫肿痛。

[制用法] 水煎温服。

安胎和气饮 (《伤科补要》)

[组成] 当归 白芍 生地 川芎 黄芩 白术 砂仁(冲)

[功效与适应证] 和伤安胎。治孕妇受伤。

[制用法] 水煎服。

安宫牛黄丸 (《温病条辨》)

[组成] 牛黄4份 郁金4份 黄连4份 黄芩4份 栀子4份 犀角4份 雄黄4份 朱砂4份 麝香1份 冰片1份 珍珠2份 蜜糖适量

[功效与适应证] 清心解毒,开窍安神。治神昏谵语,身热、狂躁,痉厥以及头部内伤晕厥。

[制用法] 研极细末,炼蜜为丸,每丸3g。每服1丸,每日1～3次。

如圣金刀散 (《外科正宗》)

[组成] 松香5份 生矾1份 枯矾1份

[功效与适应证] 止血燥湿。治创面渗血或溃烂流液。

[制用法] 共研细末。掺撒溃创面。

七 画

补中益气汤 (《东垣十书》)

[组成] 黄芪15g 党参12g 白术12g 陈皮3g 炙甘草5g 当归10g 升麻5g 柴胡5g

[功效与适应证] 补中益气。治疮疡日久,元气亏损,伤后气血耗损,中气不足诸症。

[制用法] 水煎服。

补肾活血汤 (《伤科大成》)

[组成] 熟地10g 杜仲3g 杞子3g 破故纸10g

菟丝子10g 归尾3g 没药3g 萸肉3g 红花2g 独活3g 淡苁蓉3g

[功效与适应证] 补肾壮筋,活血止痛。治伤患后期各种筋骨痿痛无力等症,尤以腰部伤患更宜。

[制用法] 水煎服。

补肾壮筋汤(丸) (《伤科补要》)

[组成] 熟地黄12g 当归12g 牛膝10g 山萸肉12g 茯苓12g 续断12g 杜仲10g 白芍10g 青皮5g 五加皮10g

[功效与适应证] 补益肝肾,强壮筋骨。治肾气虚损,习惯性关节脱位等。

[制用法] 水煎服,日一剂。或制成丸剂服。

补肾壮阳汤 (经验方)

[组成] 熟地15g 生麻黄3g 白芥子3g 炮姜6g 杜仲12g 狗脊12g 肉桂6g 菟丝子12g 牛膝9g 川断9g 丝瓜络6g

[功效与适应证] 温通经络,补益肝肾。用于腰部损伤的中后期。

[制用法] 水煎服。

补益消癌汤 (经验方)

[组成] 黄芪30g 人参9g 当归15g 桂圆肉15g 银花9g 陈皮9g 生地15g 地榆9g 贯众9g 公英9g 大小蓟各9g 杜仲15g 三七粉3g

[功效与适应证] 凉血止血,益气补血。用于恶性骨肿瘤晚期,气血两虚者。

[制用法] 水煎服。

补阳还五汤 (《医林改错》)

[组成] 黄芪30g 归尾6g 赤芍4.5g 地龙3g 川芎3g 桃仁3g 红花3g

[功效与适应证] 活血补气,疏通经络。治气虚而血不行的半身不遂、口眼歪斜,以及外伤性截瘫。

[制用法] 水煎服。

补筋丸 (《医宗金鉴》)

[组成] 沉香30g 丁香30g 川牛膝30g 五加皮30g 蛇床子30g 茯苓30g 白莲蕊30g 肉苁蓉30g 当归30g 熟地30g 丹皮30g 木瓜30g 人参9g 广木香9g

[功效与适应证] 补肾壮筋,益气养血,活络止痛。治跌仆,伤筋,血脉壅滞,青紫肿痛。

[制用法] 共为细末,炼蜜为丸,如弹子大,每丸重9g,每次服1丸,用无灰酒送下。

苏子降气汤 (《和剂局方》)

[组成] 紫苏子9g 法夏9g 前胡6g 厚朴6g 当归6g 甘草4g 沉香1.5g

[功效与适应证] 降气平喘。用于瘀血壅盛之喘咳。

[制用法] 水煎服。

苏气汤 （《伤科汇纂》）

[组成] 乳香 3g　没药 3g　大黄 3g　苏叶 9g　山羊血 1.5g　荆芥 9g　丹皮 9g　当归 15g　白芍 15g　羊蹄躅 15g　桃仁 14 粒

[功效与适应证] 醒气活血。用于从高坠下，昏厥不苏。

[制用法] 水煎服。方中羊蹄躅毒性峻烈，当视患者身体强弱，适当减量。

苏合香丸 （《和剂局方》）

[组成] 白术 2份　青木香 2份　乌犀屑 2份　香附子(炒去毛)2份　朱砂(研水飞)　诃黎勒(煨去皮)2份　白檀香 2份　安息香(别为末用无灰酒一升熬膏)2份　沉香 2份　麝香(研)2份　荜拨 2份　龙脑(研)1份　乳香(研)1份　苏合香油 1份(入安息香膏内)　白蜜糖适量

[功效与适应证] 温宣通窍。治头部内伤昏迷。

[制用法] 固体药分别研成末，安息香以酒熬膏后与苏合香油混和，再把各药末加入，并炼蜜为丸，每丸 3g。每服一丸，温开水送服，小儿减半。

花蕊石散 （《本草纲目》引《和剂局方》）

[组成] 花蕊石 1份　石硫磺 2份

[功效与适应证] 化瘀止血。治创伤出血。

[制用法] 共入瓦罐煅研为细末。外掺伤面后包扎。

坎离砂 （成药）

[组成] 麻黄　归尾　附子　透骨草　红花　干姜　桂枝　牛膝　白芷　荆芥　防风　木瓜　生艾绒　羌活　独活各等分　醋适量

[功效与适应证] 祛风散寒止痛。治腰腿疼痛，风湿性关节疼痛。

[制用法] 用醋水各半，将药熬成浓汁，再将铁砂炒红后搅拌制成。使用时加醋约半两，装入布袋内，自然发热，敷在患处。如太热可来回移动。

陀僧膏 （《伤科补要》）

[组成] 南陀僧 40份　赤芍 1份　当归 1份　乳香 1份　没药 1份　赤石脂半份　百草霜 4份　苦参 8份　银黝 2份　桐油 64份　香油 32份　血竭 1份　儿茶 1份　大黄 16份

[功效与适应证] 解毒止血。治创伤，及局部感染疼痛等。

[制用法] 陀僧研成细末，用香油把其他药煎熬，去渣后入陀僧末，制成膏，外用。

驳骨散 （《外伤科学》经验方）

[组成] 桃仁 1份　黄连 1份　金耳环 1份　川红花 1份　栀子 2份　生地黄 2份　黄柏 2份　黄芩 2份　防风 2份　甘草 2份　蒲公英 2份　赤芍 2份　自然铜 2份　土鳖 2份　侧柏 6份　大黄 6份　骨碎补 6份　当归尾 4份　薄荷 4份　毛麝香 4份　牡丹皮 4份　金银花 4份　透骨消 4份　鸡骨香 4份

[功效与适应证] 消肿止痛，散瘀接骨，治骨折及软组织扭挫伤的早中期。

[制用法] 共研细末。水、酒、蜂蜜或凡士林调煮外敷患处。

鸡鸣散 （《伤科补要》）

[组成] 归尾　桃仁　大黄

[功效与适应证] 攻下逐瘀。治胸腹部挫伤，疼痛难忍，并见大便秘结者。

[制用法] 根据病情实际需要酌情拟定剂量，水煎服。

杞菊地黄丸 （《医级》）

[组成] 杞子 12g　杭菊 12g　熟地 15g　淮山药 12g　山萸肉 10g　牡丹皮 10g　茯苓 10g　泽泻 6g

[功效与适应证] 滋肾养肝，育阴潜阳。治肝肾不足，眩晕头痛，视物不清，耳鸣肢麻等症。

[制用法] 水煎服，或为丸服。

坚骨壮筋膏 （《中医伤科学讲义》经验方）

[组成]

第一组：骨碎补 90g　川断 90g　马钱子 60g　白芨 60g　硼砂 60g　生草乌 60g　生川乌 60g　牛膝 60g　苏木 60g　杜仲 60g　伸筋草 60g　透骨草 60g　羌活 30g　独活 30g　麻黄 30g　五加皮 30g　皂角核 30g　红花 30g　泽兰叶 30g　虎骨 24g　香油 5000g　黄丹 2500g

第二组：血竭 30g　冰片 15g　丁香 30g　肉桂 60g　白芷 30g　甘松 60g　细辛 60g　乳香 30g　没药 30g　麝香 1.5g

[功效与适应证] 强壮筋骨。用于伤筋骨折后期。

[制用法] 第一组药，熬成膏药后温焊摊贴。第二组药，共研为细末，临贴时撒于药面。

八 画

炙甘草汤 （《伤寒论》）

[组成] 炙甘草 12g　人参 6g　干地黄 30g　桂枝 10g　阿胶 6g　麦冬 10g　麻仁 20g　生姜 10g　大枣 10枚

[功效与适应证] 益气养血，滋阴复脉。用于损伤后气虚血少，心悸心慌，虚烦失眠，脉结代或虚数。

[制用法] 水煎服。

金不换膏 （成药）

[组成] 川乌 18g　草乌 18g　苦参 15g　皂角 15g　大黄 3g　当归 24g　白芷 24g　赤芍 24g　连翘 24g　白及 24g　白蔹 24g　木鳖子 24g　乌药 24g　肉桂 24g　羌活 24g　五灵脂 24g　穿山甲 24g　两头尖 24g　透骨草 24g　槐枝 13cm　桃枝 13cm　桑枝 13cm　柳枝 13cm　香油 1250g　炒黄丹 625g　乳香 30g　没药 30g　麝香 0.6g　苏合香油 6g

[功效与适应证] 行气活血，祛风止痛。治跌打损伤，

气血凝滞,筋骨痠痛。

[制用法] 制用膏药,贴患处。

金黄(散)膏 《医宗金鉴》

[组成] 大黄5份 黄柏5份 姜黄5份 白芷5份 制南星1份 陈皮1份 苍术1份 厚朴1份 甘草1份 天花粉10份

[功效与适应证] 清热解毒,散瘀消肿。治感染阳证,跌打肿痛。

[制用法] 共研细末。可用酒、油、花露、丝瓜叶或生葱等捣汁调敷。或用凡士林8份,药散2份的比例调制成膏外敷。

金铃子散 《圣惠方》

[组成] 金铃子 延胡索各等量

[功效与适应证] 理气止痛。治跌扑损伤后心腹胸胁疼痛,时发时止,或流窜不定者。

[制用法] 共为细末。每服9～12g,温开水或温酒送下,每日2～4次。

金枪铁扇散 《中医伤科学讲义》

[组成] 乳香2份 没药2份 象皮2份 老材香2份 明矾1份 炉甘石1份 降香1份 黄柏1份 血竭1份

[功效与适应证] 收敛、拔毒、生肌。治各种创伤溃疡。

[制用法] 共为极细末。直接掺于伤口或溃疡面上。

和营止痛汤 《伤科补要》

[组成] 赤芍9g 当归尾9g 川芎6g 苏木6g 陈皮6g 桃仁6g 续断12g 乌药9g 乳香6g 没药6g 木通6g 甘草6g

[功效与适应证] 活血止痛,祛瘀生新。治损伤积瘀肿痛。

[制用法] 水煎服。

参附汤 《世医得效方》

[组成] 人参12g 附子(炮去皮)10g

[功效与适应证] 回阳救逆。治伤患阳气将脱表现休克,四肢厥冷,气短呃逆,喘满汗出,脉微细者。

[制服法] 水煎服。

知柏八味丸 (即知柏地黄丸,《医宗金鉴》)

[组成] 知母 黄柏 熟地黄 淮山药 茯苓 泽泻 山萸肉 牡丹皮

[功效与适应证] 滋阴降火。治骨病阴虚火旺,潮热骨蒸等症。

[制用法] 按病情拟定药量,水煎服。或制成丸剂,用淡盐汤送服。

狗皮膏 (成药)

[组成] (略)

[功效与适应证] 散寒止痛,舒筋活络。治跌打损伤及风寒湿痹痛。

[制用法] 烘热外敷患处。

肢伤一方 《外伤科学》经验方

[组成] 当归12g 赤芍12g 桃仁10g 红花6g 黄柏10g 防风10g 木通10g 甘草6g 生地黄12g 乳香5g

[功效与适应证] 行气活血,祛瘀止痛。治跌打损伤,瘀肿疼痛。用于四肢骨折或软组织损伤初期。

[制用法] 水煎服。

肢伤二方 《外伤科学》经验方

[组成] 当归12g 赤芍12g 续断12g 威灵仙12g 生薏仁30g 桑寄生30g 骨碎补12g 五加皮12g

[功效与适应证] 祛瘀生新,舒筋活络。治跌打损伤,筋络挛痛。用于四肢损伤的中、后期。

[制用法] 水煎服。

肢伤三方 《外伤科学》经验方

[组成] 当归12g 白芍12g 续断12g 骨碎补12g 威灵仙12g 川木瓜12g 天花粉12g 黄芪15g 熟地黄15g 自然铜10g 土鳖10g

[功效与适应证] 补益气血,促进骨合。治骨折后期。

[制用法] 水煎服。

宝珍膏 (成药)

[组成] 生地1份 茅术1份 枳壳1份 五加皮1份 莪术1份 桃仁1份 山奈1份 当归1份 川乌1份 陈皮1份 乌药1份 三棱1份 大黄1份 首乌1份 草乌1份 柴胡1份 香附1份 防风1份 牙皂1份 肉桂1份 羌活1份 赤芍1份 南星1份 荆芥1份 白芷1份 藁本1份 续断1份 良姜1份 独活1份 麻黄1份 甘松1份 连翘1份 冰片1份 樟脑1份 乳香1份 没药1份 阿魏1份 细辛1份 刘寄奴1份 威灵仙1份 海风藤1份 小茴香1份 川芎2份 血余7份 麝香2/3份 木香2/3份 附子2/3份 东丹30份

[功效与适应证] 行气活血,祛风止痛。治风湿关节痛及跌打损伤疼痛。

[制用法] 制成药膏贴患处。近年来药厂制成粘胶布形膏药,名为伤湿宝珍膏,使用更方便。

定痛膏 《疡医准绳》

[组成] 芙蓉叶4份 紫荆皮1份 独活1份 生南星1份 白芷1份

[功效与适应证] 祛风消肿止痛。治跌打损伤肿痛。疮疡初期肿痛。

[制用法] 共研细末。用姜汁、水、酒调煮热敷;或用凡士林调煮成软膏外敷。

定痛和血汤 《伤科补要》

[组成] 桃仁 红花 乳香 没药 当归 秦艽 川断 蒲黄 五灵脂

[功效与适应证] 活血定痛。用于各部损伤,瘀血疼

痛。

[制用法]　水、酒各半,煎服。

虎骨木瓜酒　(成药)

[组成]　虎骨(酥炙)30g　川芎 30g　当归 30g　玉竹 60g　五加皮 30g　川断 30g　天麻 30g　红花 30g　淮牛膝 30g　白茄根 30g　秦艽 15g　桑枝 120g　防风 15g　木瓜 90g

[功效与适应证]　活血祛风,舒筋活络,强壮筋骨。用于骨折伤筋后,筋络挛缩疼痛,痿软无力。

[制用法]　上药浸酒 10000g,浸 7 天,加冰糖 1000g,每日饮一小杯。

虎潜丸　(《丹溪心法》)

[组成]　虎骨(炙)2 份　干姜 1 份　陈皮 4 份　白芍 4 份　锁阳 2 份半　熟地 4 份　龟版(酒炙)8 份　黄柏 16 份　知母(炒)2 份

[功效与适应证]　滋阴降火,强壮筋骨。治损伤之后肝肾不足,筋骨痿软,腿足瘦削,步履乏力等症。

[制用法]　为末,用酒或米糊制丸如豆大小。每服 10g,每日 1～2 次,空腹淡盐汤送服。

拔毒生肌散　(《武汉中药成方集》)

[组成]　冰片 30g　红升丹 72g　轻粉 72g　龙骨 72g　甘石 72g　黄丹 72g　煅石膏 600g　白蜡 15g

[功效与适应证]　拔毒生肌。用于各种分泌物较多的创面。

[制用法]　各药分别为末,用茧丝筛筛过,再混和。直接掺撒于创面上。

羌活胜湿汤　(《内外伤辨惑论》)

[组成]　羌活 15g　独活 15g　藁本 15g　防风 15g　甘草 6g　川芎 10g　蔓荆子 10g

[功效与适应证]　祛风除湿。治伤后风湿邪客者。

[制用法]　水煎服。药渣可煎水热洗患处。

九　画

活络油膏　(《中医伤科学讲义》经验方)

[组成]　红花 60g　没药 60g　白芷 60g　当归 240g　白附子 30g　钩藤 120g　紫草 60g　栀子 60g　黄药子 30g　甘草 60g　刘寄奴 60g　丹皮 60g　梅片 60g　生地 240g　制乳香 60g　露蜂房 60g　大黄 120g　白药子 30g

[功效与适应证]　活血通络。用于损伤后期软组织硬化或粘连。

[制用法]　上药置大铁锅内,再放入麻油 4500 克,用文火将药炸透存性,过滤去渣,再入锅内武火烧熬,放黄蜡 1500g,梅片 60g,用木棍调和装盒。用手指醮药擦患处。

活络效灵丹　(《医学衷中参西录》)

[组成]　当归 15g　丹参 15g　乳香 15g　没药 15g

[功效与适应证]　活血祛瘀,通络止痛。用于伤后气血凝滞,经络不通,伤处疼痛或麻木痠胀。

[制用法]　水煎服。若为散,一剂分作四次服,温酒送下。

活血舒筋汤　(《中医伤科学讲义》经验方)

[组成]　归尾　赤芍　片姜黄　伸筋草　松节　海桐皮　落得打　路路通　羌(独)活　防风　续断　甘草　上肢加用川芎、桂枝,下肢加用牛膝、木香,痛甚者加用乳香、没药。

[功效与适应证]　活血祛瘀,舒筋活络。用于伤筋,关节肿痛,活动功能障碍。

[制用法]　水煎服。

活血散　(《中医正骨经验概述》)

[组成]　乳香 15g　没药 15g　血竭 15g　贝母 9g　羌活 15g　木香 6g　厚朴 9g　制川乌 3g　制草乌 3g　白芷 24g　麝香 1.5g　紫荆皮 24g　生香附 15g　炒小茴 9g　甲珠 15g　煅自然铜 15g　独活 15g　续断 15g　虎骨 15g　川芎 15g　木瓜 15g　肉桂 9g　当归 24g

[功效与适应证]　活血舒筋,理气止痛。治跌打损伤,瘀肿疼痛,或久伤不愈。

[制用法]　共研细末,开水调成糊状外敷患处。

活血酒　(《中医正骨经验概述》)

[组成]　活血散 15g　白酒 500g

[功效与适应证]　通经活血。用于陈旧性扭挫伤,寒湿偏胜之腰腿痛。

[制用法]　将活血散泡于白酒中,7～10 天即成。

活血汤　(经验方)

[组成]　柴胡 6g　归尾 9g　赤芍 9g　桃仁 9g　鸡血藤 15g　枳壳 9g　红花 5g　血竭 3g(本方从复元活血汤变化而成)

[功效与适应证]　活血祛瘀,消肿止痛。用于骨折早期。

[制用法]　水煎服。

活血丸　(经验方)

[组成]　土鳖虫 5 份　血竭 3 份　西红花 1 份　乳香 3 份　没药 3 份　牛膝 2 份　白芷 2 份　儿茶 2 份　骨碎补 2 份　杜仲 3 份　续断 3 份　赤木 3 份　当归 5 份　生地 3 份　川芎 2 份　自然铜 2 份　桃仁 2 份　大黄 2 份　马前子 2 份　朱砂 1 份　冰片 2 分　蜜糖适量

[功效与适应证]　活血去瘀,消肿止痛。治跌打损伤瘀肿疼痛。用于骨折及其他损伤的初中期。

[制用法]　共为细末,炼蜜为丸,每丸 5g。每服一丸,日 2～3 次。

活血祛瘀汤　(经验方)

[组成]　当归 15g　红花 6g　地鳖虫 9g　自然铜 9g　狗脊 9g　骨碎补 15g　没药 6g　乳香 6g　三七 3g　路路通 6g　桃仁 9g

加减法：①便秘：去骨碎补、没药、乳香，加郁李仁15g,火麻仁15g。②疼痛剧者加延胡索9g。③食欲不振：加砂仁9g。④心神不宁：加龙齿15g,磁石15g,枣仁9g,远志9g,⑤尿路感染：加知母9g,黄柏15g,车前子15g,泽泻15g。

[功效与适应证] 活血化瘀，通络消肿，续筋接骨。用于骨折及软组织损伤的初期。

[制用法] 水煎服，日一剂。

活血止痛汤 《伤科大成》

[组成] 当归12g 川芎6g 乳香6g 苏木5g 红花5g 没药6g 地鳖虫3g 三七3g 赤芍9g 陈皮5g 落得打6g 紫荆藤9g

[功效与适应证] 活血止痛。治跌打损伤肿痛。

[制用法] 水煎服。目前临床上常去紫荆藤。

顺气活血汤 《伤科大成》

[组成] 苏梗 厚朴 枳壳 砂仁 归尾 红花 木香 赤芍 桃仁 苏木 香附

[功效与适应证] 行气活血祛瘀止痛。用于胸腹挫伤、气滞胀满作痛。

[制用法] 按病情定剂量，水煎，可加入少量米酒和服。

复元活血汤 《医学发明》

[组成] 柴胡15g 天花粉10g 当归尾10g 红花6g 穿山甲10g 酒浸大黄30g 酒浸桃仁12g

[功效与适应证] 活血祛瘀，消肿止痛。治跌打损伤，血停积于胁下，肿痛不可忍者。

[制用法] 水煎，分2次服，如服完第一后，泻下大便，得利痛减，则停服，如六个小时之后，仍无泻下者，则服下第二次。以利为度。

复原通气散 《正体类要》

[组成] 木香 茴香(炒) 青皮 穿山甲(炙) 陈皮 白芷 甘草 漏芦 贝母 各等分

[功效与适应证] 理气止痛。治打扑损伤气滞作痛。

[制用法] 共研细末，每次服3～6g,温酒调下。

独圣散 《伤科汇纂》

[组成] 姜制香附子 一味

[功效与适应证] 理气止痛。用于胸胁腰腹伤后血凝气滞之疼痛。

[制用法] 研末为散，每次服9～12g。

独参汤 《景岳全书》

[组成] 人参10～20g

[功效与适应证] 补气、摄血、固脱。治失血后气血衰虚，虚烦作渴，气随血脱之危症。

[制用法] 水炖服。近年来亦有制成注射剂用。

独活寄生汤 《千金方》

[组成] 独活6g 防风6g 川芎6g 牛膝6g 桑寄生18g 秦艽12g 杜仲12g 当归12g 茯苓12g 党参12g 熟地黄15g 白芍10g 细辛3g 甘草3g 肉桂2g(焗冲)

[功效与适应证] 益肝肾，补气血，祛风湿，止痹痛。治腰脊损伤后期，肝肾两亏，风湿痛及腿足屈伸不利者。

[制用法] 水煎服。可复煎外洗患处。

骨科外洗一方 《外伤科学》经验方

[组成] 宽筋藤30g 钩藤30g 金银花藤30g 王不留行30g 刘寄奴15g 防风15g 大黄15g 荆芥10g

[功效与适应证] 活血通络，舒筋止痛。治损伤后筋肉拘挛，关节功能欠佳，瘀痛麻木或外感风湿作痛等。用于骨折及软组织损伤中后期或骨科手术后已能解除外固定，作功能锻炼者。

[制用法] 煎水熏洗。

骨科外洗二方 《外伤科学》经验方

[组成] 桂枝15g 威灵仙15g 防风15g 五加皮15g 细辛10g 荆芥10g 没药10g

[功效与适应证] 活血通络，祛风止痛。治损伤后期肢体冷痛，关节不利及风寒湿邪侵注，局部遇冷则痛增，得温稍适的痹症。

[制用法] 煎水熏洗，肢体可直接浸泡，躯干可用毛巾湿热敷擦。但注意防止水温过高引起烫伤。

骨刺丸 《外伤科学》经验方

[组成] 制川乌1份 制草乌1份 细辛1份 白芷1份 当归1份 草薢2份 红花2份 蜜糖适量

[功效与适应证] 祛风散寒，活血止痛。治损伤后期及骨刺所至的疼痛，或风寒湿痹痛。

[制用法] 共为细末，炼蜜为丸。每丸10g,每次服1～2丸,日次2～3次。

骨质增生丸 《外伤科学》经验方

[组成] 熟地黄60g 鸡血藤45g 骨碎补45g 肉苁蓉30g 鹿衔草30g 淫羊藿30g 莱菔子15g

[功效与适应证] 养血，舒筋，壮骨。治肥大性脊椎炎、颈椎病、关节间游离体、骨刺、跟痛症，以及筋骨受伤后，未能很好修复而致经常性疼痛者。

[制用法] 共为细末，炼蜜为丸，每丸9g,每次服1～2丸,每日2～3次。

香砂六君子汤 《正体类要》

[组成] 人参 白术 茯苓 甘草 陈皮 半夏 香附 砂仁 藿香

[功效与适应证] 健脾养胃，益气和中。用于元气虚弱，肿痛不减，或气虚湿滞中焦，脘腹胀痛。

[制用法] 水煎服。

茴香酒 《中医伤科学讲义》经验方

[组成] 茴香15g 丁香10g 樟脑15g 红花10g 白干酒300g

[功效与适应证] 活血行气止痛。治扭挫伤肿痛。

[制用法] 把药浸泡在酒中,一周以后,去渣取酒即可。外涂擦患处。亦可在施行理伤手法时配合使用。

十画

桂麝散 (《药莶启秘》)

[组成] 麻黄 15g 细辛 15g 肉桂 30g 牙皂 10g 半夏 25g 丁香 30g 生南星 25g 麝香 1.8g 冰片 1.2g

[功效与适应证] 温化痰湿,消肿止痛。治疮疡阴证未溃者。

[制用法] 共研细末。掺膏药上,贴患处。

海桐皮汤 (《医宗金鉴》)

[组成] 海桐皮 6g 透骨草 6g 乳香 6g 没药 6g 当归 5g 川椒 10g 川芎 3g 红花 3g 威灵仙 3g 甘草 3g 防风 3g 白芷 2g

[功效与适应证] 活络止痛。治跌打损伤疼痛。

[制用法] 共为细末,布袋装,煎水熏洗患处。亦可内服。

健步虎潜丸 (《伤科补要》)

[组成] 龟胶 2份 鹿角胶 2份 虎胫骨 2份 何首乌 2份 川牛膝 2份 杜仲 2份 锁阳 2份 当归 2份 熟地 2份 威灵仙 2份 黄柏 1份 人参 1份 羌活 1份 白芍 1份 白术 1份 大川附子 1份半 蜜糖适量

[功效与适应证] 补气血,壮筋骨。治跌打损伤,血虚气弱,筋骨痿软无力,步履艰难。

[制用法] 共为细末,炼蜜为丸如绿豆大。每服 10g,空腹淡盐水送下,每日 2～3 次。

桃核承气汤 (《伤寒论》)

[组成] 桃仁 10g 大黄 12g(后下) 桂枝 6g 甘草 6g 芒硝 6g(冲服)

[功效与适应证] 攻下逐瘀。治跌打损伤,瘀血停滞,或下腹蓄瘀,疼痛拒按,瘀热发狂等症。

[制用法] 水煎服。

桃花散 (《外科正宗》)

[组成] 白石灰 6份 大黄 1份

[功效与适应证] 止血。治创伤出血。

[制用法] 先将大黄煎汁,泼入白石灰内,为末,再炒,以石灰变成红色为度,将石灰过筛备用。用时掺撒于患处,纱布紧扎。

桃仁四物汤 (《中国医学大辞典》)

[组成] 桃仁 25粒 川芎 3g 当归 3g 赤芍 3g 生地黄 2g 红花 2g 牡丹皮 3g 制香附 3g 玄胡索 3g

[功效与适应证] 通络活血,行气止痛。用于骨伤患有气滞血瘀而肿痛者。

[制用法] 水煎服。

桃仁承气汤 (《温疫论》)

[组成] 桃仁 9g 大黄 15g(后下) 芒硝 6g(冲服)

当归 9g 芍药 9g 丹皮 9g

[功效与适应证] 活血祛瘀,泄热泻下。治跌打损伤,血滞作痛,大便秘结,或下腹蓄瘀等症。

[制用法] 水煎服。

桃红四物汤 (又名元戎四物汤《医宗金鉴》)

[组成] 当归 川芎 白芍 生地 桃仁 红花

[功效与适应证] 活血祛瘀。用于损伤血瘀。

[制用法] 水煎服。

润肠丸 (《正体类要》)

[组成] 大黄(煨)15g 归尾 15g 羌活 15g 桃仁(去皮尖)30g 麻子仁 30g 皂角 15g 秦艽 15g

[功效与适应证] 清热,润肠,通便。用于损伤后血结便秘。

[制用法] 共为细末,炼蜜为丸,如梧桐子大,每次服三、五十丸,空心开水送服。

桂枝汤

[组成]

一、(《伤寒论》) 桂枝 9g 芍药 9g 甘草 6g 生姜 9g 大枣 4 枚

二、(《伤科补要》) 桂枝 赤芍 枳壳 香附 陈皮 红花 生地 归尾 元胡 防风 独活

[功效与适应证] 祛风胜湿,和营止痛。用于失枕、上肢损伤,风寒湿侵袭经络作痛等症。

[制用法] 一方:水煎服。二方:各等分,童便、陈酒煎服。

逍遥散 (《和剂局方》)

[组成] 柴胡 30g 当归 30g 白芍 30g 白术 30g 茯苓 30g 甘草 15g

[功效与适应证] 疏肝解郁,健脾益血。用于伤后肝气郁结,肝气犯胃,胸胁胀痛,头痛目眩,口燥咽干,神疲食少,或寒热往来。

[制用法] 共研细末,每服 6～9g,生姜、薄荷少许煎汤冲服,每日三次。亦可水煎服,用量按原方比例酌减。

展筋丹 (《中医伤科学讲义》经验方)

[组成] 人参 1.5g 珍珠 1.5g 琥珀 1.5g 当归 1.5g 冰片 1.5g 乳香 1.5g 没药 1.5g 血竭 6g 麝香 0.9g 牛黄 0.3g

[功效与适应证] 活血,舒筋,止痛。用于软组织损伤,局部肿痛者。

[制用法] 共为极细末,收贮瓶中待用。宜收藏于阴干之处。搽擦用。

通窍活血汤 (《医林改错》)

[组成] 赤芍 3g 川芎 3g 红花 9g 桃仁(研如泥)9g 鲜生姜(切)9g 老葱 3 根(切碎) 红枣(去核)7 个 麝香 0.15g(冲服)

[功效与适应证] 活血通窍。用于头面等上部出血,

或颅脑损伤瘀血,或头部损伤后头昏、头痛,或脑震荡等。

　　［制用法］ 将前七味加入黄酒250g,煎一钟,去渣,将麝香入酒内,再煎二沸,临卧服。

损伤药酒 　（《中医伤科学讲义》经验方）

　　［组成］ 红花6g 黄芩15g 乌药15g 茯苓15g 生地15g 五加皮15g 杜仲15g 牛膝15g 远志15g 麦冬15g 秦艽15g 丹皮15g 松节15g 泽泻15g 元胡15g 当归18g 枸杞子18g 虎骨24g 桃仁12g 阿胶12g 续断9g 补骨脂9g 枳壳9g 桂枝9g 香附9g

　　［功效与适应证］ 活血舒筋。用于远年宿伤。

　　［制用法］ 浸酒。每日饮一小杯。

损伤风湿膏 　（《中医伤科学讲义》经验方）

　　［组成］ 生川乌4份 生草乌4份 生南星4份 生半夏4份 当归4份 黄金子4份 紫荆皮4份 生地4份 苏木4份 桃仁4份 桂枝4份 僵蚕4份 青皮4份 甘松4份 木瓜4份 山奈4份 地龙4份 乳香4份 没药2份 羌活2份 独活2份 川芎2份 白芷2份 苍术2份 木鳖子2份 山甲片2份 川断2份 山栀子2份 地鳖虫2份 骨碎补2份 赤石脂2份 红花2份 丹皮2份 落得打2份 白芥子2份 细辛1份 麻油320份 黄铅粉60份

　　［功效与适应证］ 祛风湿,行气血,消肿痛。治损伤肿痛或损伤后期风湿痹痛。

　　［制用法］ 用麻油将药浸泡7～10天后以文火煎熬,至色枯,去渣,再将油熬,约两小时左右,滴水成珠,离火,将黄铅粉徐徐筛入搅匀,成膏收贮,摊用。

消瘀止痛药膏 　（《中医伤科学讲义》经验方）

　　［组成］ 木瓜60g 栀子30g 大黄150g 蒲公英60g 地鳖虫30g 乳香30g 没药30g

　　［功效与适应证］ 活血祛瘀,消肿止痛。用于骨折伤筋,初期肿胀疼痛剧烈者。

　　［制用法］ 共为细末,饴糖或凡士林调敷。

消瘀膏 　（经验方）

　　［组成］ 大黄1份 栀子2份 木瓜4份 蒲公英4份 姜黄4份 黄柏6分 蜜糖适量

　　［功效与适应证］ 祛瘀、消肿、止痛。用于损伤瘀肿疼痛。

　　［制用法］ 共为细末,水蜜各半调敷。

消肿散 　（经验方）

　　［组成］ 制乳香1份 制没药1份 玉带草1份 四块瓦1份 洞青叶1份 虎杖1份 五香血藤1份 天花粉2份 生甘草2份 叶下花2份 叶上花2份 虫蒌根2份 大黄粉2份 黄芩2分 五爪龙2份 白芨粉2份 红花1份 苏木粉2份 龙胆草1份 土黄连1份 飞龙掌血2份 绿葡萄根1份 大红袍1份 凡士林适量

　　［功效与适应证］ 消瘀退肿止痛。治各种闭合性损伤肿痛。

　　［制用法］ 研末混和,用适量凡士林调煮成膏。外敷患处。

消肿止痛膏 　（《外伤科学》经验方）

　　［组成］ 姜黄 羌活 干姜 栀子 乳香 没药

　　［功效与适应证］ 祛瘀、消肿、止痛。治损伤初期瘀肿疼痛者。

　　［制用法］ 共研细末。用凡士林调成60%软膏外敷患处。

柴胡疏肝散 　（《景岳全书》）

　　［组成］ 柴胡 芍药 枳壳 甘草 川芎 香附

　　［功效与适应证］ 疏肝理气止痛。治胸胁损伤。

　　［制用法］ 按病情拟定药量,并酌情加减,煎服。

胸伤一方 　（《外伤科学》经验方）

　　［组成］ 柴胡9g 枳壳9g 北杏仁9g 元胡9g 赤芍12g 当归12g 郁金12g 丹参15g 瓜蒌皮15g 甘草6g

　　［功效与适应证］ 行气活血,疏肝宣肺。用于胸胁损伤初期积瘀肿痛。

　　［制用法］ 水煎服。

胸伤二方 　（《外伤科学》经验方）

　　［组成］ 党参12g 当归12g 桔梗9g 白术9g 香附9g 白芍9g 郁金9g 茯苓15g 炙甘草6g

　　［功效与适应证］ 补气养血,宽胸解郁。用于胸胁损伤中、后期气虚胸痛不舒者。

　　［制用法］ 水煎服。

十一画

栀子金花丸 　（《宣明论方》又名大金花丸）

　　［组成］ 黄连 黄柏 栀子 大黄 知母 天花粉

　　［功效与适应证］ 清热解毒,通腑泻热。用于感染发热,大便秘结之里实热证。亦可用于肺胃热盛之吐衄,口舌生疮,牙痛咽肿等。

　　［制用法］ 共为细末,炼蜜为丸,每次服9g。

接骨紫金丹 　（《杂病源流犀烛》）

　　［组成］ 土鳖虫 乳香 没药 自然铜 骨碎补 大黄 血竭 硼砂 当归各等量

　　［功效与适应证］ 祛瘀、续骨、止痛。治损伤骨折,瘀血内停者。

　　［制用法］ 共研细末。每服3～6g,开水或少量酒送服。

接骨续筋药膏 　（《中医伤科学讲义》经验方）

　　［组成］ 自然铜3份 荆芥3份 防风3份 五加皮3份 皂角3份 茜草根3份 续断3份 羌活3份 乳香2份 没药2份 骨碎补2份 接骨木2份 红花2份 赤芍2份 地鳖虫2份 白及4份 血竭4份 硼砂4份

螃蟹末 4 份　饴糖或蜂蜜适量

[功效与适应证]　接骨续筋。治骨折,筋伤。

[制用法]　共为细末,饴糖或蜂蜜调煮外敷。

接骨膏　(《外伤科学》经验方)

[组成]　五加皮 2 份　地龙 2 份　乳香 1 份　没药 1 份　土鳖 1 份　骨碎补 1 份　白及 1 份　蜂蜜适量

[功效与适应证]　接骨,活血、止血。治骨折损伤瘀肿疼痛。

[制用法]　共为细末,蜂蜜或白酒调成厚糊状敷。亦可用凡士林调煮成膏外敷。

接骨丹

[组成]

一、(又名十宝散,《证治全生集》)　真血竭 4.8g　明雄黄 12g　上红花 12g　净儿茶 0.72g　朱砂 3.6g　净乳香 3.6g　当归尾 30g　净没药 4.2g　麝香 0.09g　冰片 0.36g

二、(又名夺命接骨丹,《中医伤科学讲义》经验方)归尾 12g　乳香 30g　没药 30g　自然铜 30g　骨碎补 30g　桃仁 30g　大黄 30g　雄黄 30g　白及 30g　血竭 15g　地鳖虫 15g　三七 15g　红花 15g　儿茶 15g　麝香 15g　朱砂 6g　冰片 6g

[功效与适应证]　活血止痛接骨。用于跌打损伤筋断骨折。

[制用法]　共为细末。每服 2~3g,每日服 2 次。

麻桂温经汤　(《伤科补要》)

[组成]　麻黄　桂枝　红花　白芷　细辛　桃仁　赤芍　甘草

[功效与适应证]　通经活络去瘀。治损伤之后风寒客注而痹痛。

[制用法]　按病情决定剂量,水煎服。

麻子仁丸　(《伤寒论》)

[组成]　麻子仁 500g　芍药 250g　枳实 250g　大黄 500g　厚朴 250g　杏仁 250g

[功效与适应证]　共研细末,炼蜜为丸,每次 9g,每日 1~2 次,温开水送服。亦可水煎服,用量按原方比例酌减。

清气化痰丸　(《医方考》)

[组成]　瓜蒌仁 30g　陈皮 30g　黄芩 30g　杏仁 30g　枳壳 30g　茯苓 30g　胆南星 45g　半夏 45g

[功效与适应证]　清热化痰,下气止咳。用于痰热内结,咳嗽痰黄,粘稠难咯,胸膈痞满。

[制用法]　共研细末,用姜汁为丸,每服 6~9g,温开水送下,亦可水煎服,用量按原方比例酌减。

清心药　(《证治准绳》)

[组成]　当归　丹皮　川芎　赤芍　生地黄　黄芩　黄连　连翘　栀子　桃仁　甘草

[功效与适应证]　祛瘀消肿,清热解毒。用于开放性骨折、脱位及软组织损伤。

[制用法]　水煎服。

清营汤　(《温病条辨》)

[组成]　生地黄 25g　玄参 9g　淡竹叶 12g　金银花 15g　连翘 15g　黄连 6g　丹参 12g　麦冬 9g　犀角 1g(锉细末冲)

[功效与适应证]　清营泄热,养阴解毒。治创伤或骨关节感染后,温热之邪入营内陷,症见高热烦渴,谵语发癫,舌绛而干者。

[制用法]　水煎服。

清营退肿膏　(《中医伤科学讲义》经验方)

[组成]　大黄 2 份　芙蓉叶 2 份　黄芩 1 份　黄柏 1 份　花粉 1 份　滑石 1 份　东丹 1 份　凡士林适量

[功效与适应证]　清热祛瘀消肿。治骨折、软组织损伤初期,或疮疡,焮热作痛。

[制用法]　共为细末,凡士林调煮成膏外敷。

续骨活血汤　(《中医伤科学讲义》经验方)

[组成]　当归尾 12g　赤芍 10g　白芍 10g　生地黄 15g　红花 6g　地鳖虫 6g　骨碎补 12g　煅自然铜 10g　续断 12g　落得打 10g　乳香 6g　没药 6g

[功效与适应证]　祛瘀止血,活血续骨。治骨折及软组织损伤。

[制用法]　水煎服。

续断紫金丹　(《中医伤科学讲义》经验方)

[组成]　酒炒当归 4 份　熟地 8 份　酒炒菟丝子 3 份　骨碎补 3 份　续断 4 份　制首乌 4 份　茯苓 4 份　白术 2 份　丹皮 2 份　血竭 2 份　淮牛膝 5 份　红花 1 份　乳香 1 份　没药 1 份　虎胫骨 1 份　儿茶 2 份　鹿角霜 4 份　煅自然铜 2 份

[功效与适应证]　活血止痛,续筋接骨。治筋伤骨折。

[制用法]　共为细末,每次服 3~5 克,每日 2~3 次。

理气止痛汤　(经验方)

[组成]　丹参 9g　广木香 3g　青皮 6g　炙乳香 5g　枳壳 6g　制香附 9g　川楝子 9g　延胡索 5g　软柴胡 6g　路路通 6g　没药 5g

[功效与适应证]　活血和营,理气止痛。用于气分受伤郁滞作痛诸症。

[制用法]　水煎服。

黄连解毒汤　(《外台秘要》引崔氏方)

[组成]　黄连　黄芩　黄柏　山栀

[功效与适应证]　泻火解毒。治创伤感染,附骨痈疽等。

[制用法]　按病情拟定药量、水煎、一日分两到三次服。

银翘散　(《温病条辨》)

[组成]　银花 30g　连翘 30g　苦桔梗 18g　薄荷 18g　淡竹叶 12g　生甘草 15g　荆芥穗 12g　淡豆豉 15

g　牛蒡子 18g

[功效与适应证]　疏风清热解毒。用于邪毒感染初期发热。

[制用法]　水煎服。

颅内消瘀汤　（经验方）

[组成]　麝香 6g　川芎 6g　血竭 6g　丹参 15g　赤芍 9g　桃仁 9g　红花 9g　乳香 9g　没药 9g　三棱 9g　莪术 9g　香附 9g　土鳖虫 9g

[功效与适应证]　活血祛瘀，理气定痛。用于头部内伤及其他各部损伤有瘀血者。

十 二 画

葛根汤　（《伤寒论》）

[组成]　葛根 15g　麻黄 8g　桂枝 15g　白芍 15g　甘草 5g　生姜 3片　大枣 3枚

[功效与适应证]　解肌散寒。治颈部扭伤兼有风寒乘袭者。

[制用法]　水煎服。煎渣湿热敷颈部。

紫雪丹　（《和剂局方》）

[组成]　石膏　寒水石　滑石　磁石　玄参　升麻　甘草　芒硝　硝石　丁香　朱砂　木香　麝香　犀角　羚羊角　黄金　沉香

[功效与适应证]　清热解毒，宣窍镇痉。治高热烦躁，神昏谵语，发痉发黄，疮疡内陷，疔毒走黄及药物性皮炎等症。或颅脑损伤后高热昏迷。

[制用法]　剂量、制法详见《医方集解》。每服 1～2g，重症可每次服 3g，每日 1～3 次。

象皮膏　（《伤科补要》）

[组成]

第一组：大黄 10 份　川芎 5 份　当归 5 份　生地 5 份　红花 1 份半　川连 1 份半　甘草 2 份半　荆芥 1 份半　肉桂 1 份半　麻油 85 份

第二组：黄古 25 份　白古 25 份

第三组：象皮 2 份半　血竭 2 份半　乳香 2 份半　没药 2 份半　珍珠 1 份　人参 1 份　冰片半份　地鳖 5 份　白及 1 份半　白蔹 1 份半　龙骨 1 份半　海螵蛸 1 份半　百草霜适量

[功效与适应证]　活血生肌，接筋续损。治开放性损伤及各种溃疡腐肉已去，且已控制感染无明显脓性分泌物，期待其生长进而愈合者。

[制用法]　第一组药，用麻油熬煎至枯色，去渣取油。入第二组药，炼制成膏。第三组药分别为细末，除百草霜外，混和后加入膏内搅拌，以百草霜调节稠度，装闭备用。用时直接摊在敷料上外敷。近年来，有把药物分别为末后混和，用凡士林调煮，制成象皮膏油纱，外敷用。

犀角地黄汤　（《千金方》）

[组成]　生地黄 30g　赤药 12g　丹皮 9g　犀角 0.6g（锉细末冲）

[功效与适应证]　清热凉血解毒。治热入血分，疮疡热毒内攻表现吐血、衄血、便血，皮肤瘀癍；高热神昏谵语，烦燥等症。

[制用法]　水煎服。生地黄先煎，犀角锉末冲，或磨汁和服。

散瘀和伤汤　（《医宗金鉴》）

[组成]　番木鳖 15g　红花 15g　生半夏 15g　骨碎补 9g　甘草 9g　葱须 30g　醋 60g（后下）

[功效与适应证]　活血祛瘀止痛。治软组织损伤瘀肿疼痛及骨折关节脱位后期筋络挛痛。

[制用法]　用水煎药，沸后，入醋再煎 5～10 分钟，熏洗患处，每日 3～4 次，每次熏洗都把药液煎沸后用。

舒筋汤

[组成]

一、（《外伤科学》经验方）　当归 10g　白芍 10g　姜黄 6g　宽筋藤 15g　松节 6g　海桐皮 12g　羌活 10g　防风 10g　续断 10g　甘草 6g

二、（经验方）　当归 12g　陈皮 9g　羌活 9g　骨碎补 9g　伸筋草 15g　五加皮 9g　桑寄生 15g　木瓜 9g

[功效与适应证]　祛风舒筋活络。治骨折及关节脱位后期，或软组织病变所致的筋络挛痛。

[制用法]　水煎服。

舒筋丸　（又称舒筋壮力丸，《刘寿山正骨经验》经验方）

[组成]　麻黄 2 份　制马前子 2 份　制乳香 1 份　制没药 1 份　血竭 1 份　红花 1 份　自然铜（煅，醋淬）1 份　羌活 1 份　独活 1 份　防风 1 份　钻地风 1 份　杜仲 1 份　木瓜 1 份　桂枝 1 份　怀牛膝 1 份　贝母 1 份　生甘草 1 份　蜂蜜适量

[功效与适应证]　散寒祛风，舒筋活络。用于各种筋伤患冷痹痛。

[制用法]　共为细末，炼蜜为丸，每丸重 5g。每服 1 丸，日服 1～3 次。

舒筋活血汤（《伤科补要》）

[组成]　羌活 6g　防风 9g　荆芥 6g　独活 9g　当归 12g　续断 12g　青皮 5g　牛膝 9g　五加皮 9g　杜仲 9g　红花 6g　枳壳 6g

[功效与适应证]　舒筋活络。治软组织损伤及骨折脱位后期筋肉挛痛者。

[制用法]　水煎服。

舒筋活络药膏　（《中医伤科学讲义》经验方）

[组成]　赤芍 1 份　红花 1 份　南星 1 份　生蒲黄 1 份半　旋复花 1 份半　苏木 1 份半　生草乌 2 份　生川乌 2 份　羌活 2 份　独活 2 份　生半夏 2 份　生栀子 2 份　生大黄 2 份　生木瓜 2 份　路路通 2 份　饴糖或蜂蜜适量

[功效与适应证]　活血止痛。治跌打损伤肿痛。

[制用法]　共为细末。饴糖或蜂蜜调敷。凡士林调煮亦可。

舒筋止痛水　(《林如高正骨经验》)

[组成]　三七粉18g　三棱18g　红花30g　生草乌12g　生川乌12g　归尾18g　樟脑30g　五加皮12g　木瓜12g　淮牛膝12g　70%酒精1500毫升或高粱酒1000毫升

[功效与适应证]　舒筋活血止痛。用于跌打损伤局部肿痛者。

[制用法]　密封浸泡一个月后备用。将药水涂擦患处,每日2～3次。

舒筋活血洗方(《中医伤科学讲义》经验方)

[组成]　伸筋草9g　海桐皮9g　秦艽9g　独活9g　当归9g　钩藤9g　乳香6g　没药6g　川红花6g

[功效与适应证]　舒筋活血止痛。治损伤后筋络挛缩疼痛。

[制用法]　水煎,温洗患处。

紫荆皮散　(《证治准绳》)

[组成]　紫荆皮　南星　半夏　黄柏　草乌　川乌　当归　川芎　乌药　补骨脂　白芷　刘寄奴　牛膝　桑白皮　各等份

[功效与适应证]　活血消肿止痛。治跌打损伤,伤处浮肿,及一切肿痛未破者。

[制用法]　共为细末,饴糖调敷。

黑虎丹　(验方)

[组成]　冰片15g　炉甘石60g　轻粉30g　炙山甲30g　炙乳香30g　炙没药30g　孩儿茶30g　麝香15g　五倍子30g　腰黄78g　炙全蝎40只　炙大蜘蛛80只　炙蜈蚣40条

[功效与适应证]　祛瘀散坚消肿。用于损伤后肌肉坚硬,筋骨发炎等(皮破不用)。

跌打膏　(《中医伤科学讲义》经验方)

[组成]　乳香150g　没药150g　血竭90g　香油10000g　三七17500g　冰片90g　樟脑90g　东丹5000g

[功效与适应证]　活血祛瘀,消肿止痛。用于跌打损伤,骨折伤筋,肿胀疼痛。

[制用法]　先将乳香、没药、血竭、三七等药用香油浸,继用慢火煎2小时,改用急火煎药至枯去渣,用纱布过滤,取滤液再煎,达浓稠似蜜糖起白烟时,放入东丹,继煎至滴水成珠为宜。离火后加入冰片、樟脑调匀,摊于膏药纸上即成。外贴患处。

跌打养营汤　(《林如高正骨经验》)

[组成]　西洋参3g(或党参15g)　黄芪9g　当归6g　川芎4.5g　熟地15g　白芍9g　枸杞15g　淮山药15g　续断9g　砂仁3g　三七4.5g　补骨脂9g　骨碎补9g　木瓜

9g　甘草3g

[功效与适应证]　补气血,养肝肾,壮筋骨。用于骨折中、后期。

[制用法]　水煎服。

跌打万花油　(亦称万花油,成药)

[组成]　(略)

[功效与适应证]　消肿止痛,解毒消炎。治跌打损伤肿痛,烫伤等。

[制用法]　敷贴:将万花油装在消毒的容器内,再把消毒纱块放到容器内让药油浸泡片刻,即成为万花油纱,可直接敷贴在患处。如是敷在伤口处,每天换药;如无伤口者,1～3天换一次,若是不稳定型骨折,用小夹板固定者,换药时可不解松夹板,由夹板之间的间隙泵入药油,让原有的布料吸上即可。涂擦:把药油直接涂擦在患处。亦可在施行按摩手法时配合使用。

跌打丸　(原名军中跌打丸,《全国中医成药处方集》济南地区经验方)

[组成]　当归1份　土鳖虫1份　川芎1份　血竭1份　没药1份　麻黄2份　自然铜2份　乳香2份

[功效与适应证]　活血破瘀,接骨续筋。治跌打损伤,筋断骨折,瘀血攻心等症。

[制用法]　共为细末。蜜丸,每丸5g,每服1～2丸,每日1～2次。

疏风养血汤　(《伤科补要》)

[组成]　荆芥9g　羌活6g　防风6g　当归12g　川芎12g　白芍9g　秦艽9g　薄荷4g　红花6g　天花粉12g

[功效与适应证]　养血祛风。治损伤后复感风寒者。

[制用法]　水煎服。

温经通络膏　(《中医伤科学讲义》经验方)

[组成]　乳香　没药　麻黄　马前子各等量饴糖或蜂蜜适量

[功效与适应证]　祛风止痛。治骨关节、软组织损伤肿痛,或风寒湿侵注,局部痹痛者。

[制用法]　共为细末,饴糖或蜂蜜调成软膏或凡士林调煮成膏外敷患处。

十 三 画

腰伤一方　(《外伤科学》经验方)

[组成]　当归12g　赤芍12g　续断12g　秦艽15g　木通10g　延胡索10g　枳壳10g　厚朴10g　桑枝30g(先煎)　木香5g(后下)

[功效与适应证]　行气活血,通络止痛。治腰部损伤初期,积瘀肿痛,或兼小便不利者。

[制用法]　水煎服。

腰伤二方　(《外伤科学》经验方)

[组成] 钩藤 12g 续断 12g 杜仲 12g 熟地黄 12g 当归 12g 独活 10g 牛膝 10g 威灵仙 10g 白芍 5g 炙甘草 6g 桑寄生 30g

[功效与适应证] 补养肝肾,舒筋活络。治腰部损伤中、后期,腰部痠痛者。

[制用法] 水煎服。药渣可再煎水熏洗、湿热敷腰部,敷完后,作适当的自主腰部练功活动。

新伤续断汤 《中医伤科学讲义》经验方

[组成] 当归尾 12g 地鳖虫 6g 乳香 3g 没药 3g 丹参 6g 自然铜(醋煅)12g 骨碎补 12g 泽兰叶 6g 延胡索 6g 苏木 10g 续断 10g 桑枝 12g 桃仁 6钱

[功效与适应证] 活血祛瘀,止痛接骨。用于骨损伤初、中期。

[制用法] 水煎服。

碎骨丹 《中医伤科学讲义》经验方

[组成] 骨碎补 4500g 白及片 2000g 陈皮 4500g 茄皮 4500g 虎胫骨 4双 冰片 500g 麝香 250g 三七 4500g 血竭 2000g 地鳖虫 2000g 乳香 4500g 川断 2000g 硼砂 1000g 没药 4500g 雌雄活鸡各二只(捣成泥)

[功效与适应证] 接骨续损。用于骨折。

[制用法] 共为细末,蜂蜜、冷水调成药膏摊贴。

腾药 《刘寿山正骨经验》经验方

[组成] 当归 羌活 红花 白芷 防风 制乳香 制没药 骨碎补 续断 宣木瓜 透骨草 川椒各等量

加减法:手部加桂枝、郁李仁;足部加黄柏、茄根;腿部加牛膝、虎骨;腰部加杜仲、桑寄生;胸部加郁金、茵陈;左肋部加栀子、降香;右肋部加陈皮、枳壳;肩部加川芎、片姜黄;骨折加土鳖虫,自然铜;兼风寒加厚朴,肉桂;理气加葱头、天仙藤;理血加汉三七,木槿花;舒筋加芙蓉叶,金果榄。

[功效与适应证] 活血散瘀,温经通络,消肿止痛,舒筋接骨。用于骨折、脱位、筋伤及陈伤、痹症等适用熏洗者。

[制用法] 上药共为粗末,每用 120g 加入大青盐、白酒各 30g 拌匀,装入白布袋内缝妥,备用。

洗用:煎水熏洗患处。每日 2 次,翌日仍用原汤煎洗,如此复煎,可用数天。

腾用(即热熨):用药两袋,干蒸热后轮换敷在患处,每次持续一小时左右,每日 2 次。用毕后药袋挂在通风阴凉处,翌日再用时,在药袋上洒上少许白酒,每袋可用 4～7 天。

槐花散 《本事方》

[组成] 槐花(炒) 侧伯叶(杵焙) 荆芥穗 枳壳各等量

[功效与适应证] 疏风清热止血。用于损伤后有便中带血。

[制用法] 共研细末。每次 6g,食前服。

十四画

膈下逐瘀汤 《医林改错》

[组成] 当归 9g 川芎 6g 赤芍 9g 桃仁 9g 红花 6g 枳壳 5g 丹皮 9g 香附 9g 延胡索 12g 乌药 9g 五灵脂 9g 甘草 5g

[功效与适应证] 活血祛瘀。治腹部损伤,蓄瘀疼痛。

[制用法] 水煎服。

十五画以上

增液承气汤 《温病条辨》

[组成] 玄参 30g 麦冬 24g 细生地 24g 大黄 9g 芒硝 4.5g

[功效与适应证] 养阴增液,泄热通便。用于热甚津枯之便秘。

[制用法] 水煎服。

增液汤 《温病条辨》

[组成] 玄参 30g 麦冬 25g 生地黄 25g

[功效与适应证] 增液润燥。骨伤病而津液耗损,口干咽燥,大便秘结;或习惯性肠燥便秘。

[制用法] 水煎服。

黎洞丸 《医宗金鉴》

[组成] 牛黄 1份 冰片 1份 麝香 1份 阿魏 5份 雄黄 5份 大黄 10份 儿茶 10份 血竭 10份 乳香 10份 没药 10份 田三七 10份 天竺黄 10份 藤黄 10份(隔汤煮十数次,去浮沫,用山羊血拌晒。如无山羊血,以子羊血代之)

[功效与适应证] 祛瘀生新。治跌打损伤,瘀阻气滞,剧烈疼痛,或瘀血内攻,不省人事,及无名肿毒等症。

[制用法] 共研细末,将藤黄化开为丸,如芡实大,焙干,稍加白蜜,外用蜡皮固封。每次服一丸,开水或酒送服。外用时,用茶卤磨涂。

熨风散 《疡科选粹》

[组成] 羌活 白芷 当归 细辛 芫花 白芍 吴茱萸 肉桂各等量 连须赤皮葱适量

[功效与适应证] 温经散寒,祛风止痛。治流痰,附骨疽及风寒湿痹症所致的筋骨疼痛。

[制用法] 药共为末,每次取适量的末,与适量的连须赤皮葱捣烂混和,醋炒热,布包,热熨患处。

蠲痹汤 《百一选方》

[组成] 羌活 6g 姜黄 6g 当归 12g 赤芍 9g 黄芪 12g 防风 6g 炙甘草 3g 生姜 5片

[功效与适应证] 活血通络,祛风除湿。治损伤后风寒乘虚入络者。

[制用法] 水煎服。